LE FANTÔME
INTÉRIEUR

V.S. RAMACHANDRAN
et SANDRA BLAKESLEE

LE FANTÔME INTÉRIEUR

préface de Oliver Sacks

Traduit de l'anglais (États-Unis)
par Michèle Garène

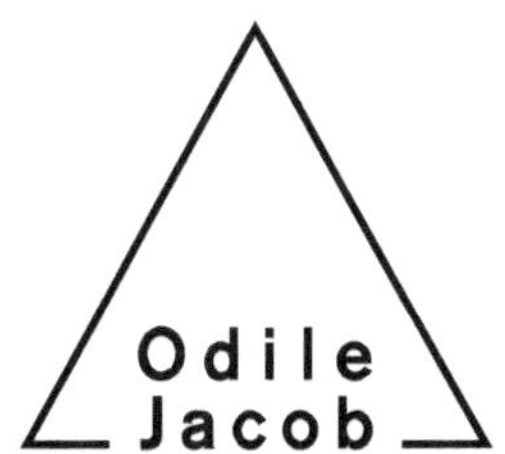

Cet ouvrage a été initialement publié
en langue anglaise (États-Unis) par
William Morrow and Company, Inc.
sous le titre :
Phantoms in the Brain.
Probing the mysteries of human mind.

© 2000, by V.S. Ramachandran and Sandra Blakeslee

Pour la traduction française :
© Éditions Odile Jacob, octobre 2002
15, rue Soufflot, 75005 Paris

ISBN : 978-2-7381-1191-3

www.odilejacob.fr

À ma mère, Meenakshi,
À mon père, Subramanian,
À mon frère, Ravi,
À Diane, Mani et Jayakrishna,
À tous mes anciens professeurs en Inde et en Angleterre,
À Sarasvatî, déesse de l'érudition, de la musique et de la sagesse.

Avant-propos

Les grands neurologues et psychiatres du XIXe siècle et du début du XXe possédaient de vrais talents de conteurs. À la fois neurologue et romancier, Silas Weir Mitchell nous a laissé des descriptions inoubliables de membres fantômes (ou « fantômes sensoriels », comme il les a d'abord baptisés) chez des soldats blessés sur les champs de bataille de la guerre de Sécession. Pour sa part, Joseph Babinski, le grand neurologue français, a décrit un syndrome encore plus extraordinaire : l'anosognosie. En l'occurrence, le patient hémiplégique est non seulement inconscient de sa paralysie, mais il lui arrive souvent d'attribuer à un tiers l'appartenance de sa moitié paralysée. (Il dira de son côté gauche : « C'est celui de mon frère » ou « c'est le vôtre ».)

Le Dr V.S. Ramachandran, l'un des neuroscientifiques les plus passionnants de notre époque, a effectué un travail essentiel sur les membres fantômes – ces fantômes obstinés et parfois obsédants de bras et de jambes perdus depuis des années voire des décennies mais que le cerveau n'a pas oubliés. Un membre fantôme peut vite prendre un caractère pathologique, devenir gênant, « paralysé », déformé, ou insupportablement douloureux – par exemple, un malade aura la désagréable sensation que ses ongles s'enfoncent dans la paume de sa main. La douleur et le fantôme sont peut-être « irréels », mais cela ne résout rien. En effet, ils deviennent d'autant plus difficiles à traiter. Afin de se débarrasser de ces douleurs tenaces, les médecins et leurs patients ont été conduits à prendre des mesures extrêmes et désespérées : raccourcir de plus en plus le moignon, couper des nerfs spinaux, détruire des centres de la douleur dans le cerveau lui-même. Malheureusement, trop souvent, cela ne sert à rien : le fantôme et la douleur fantôme réapparaissent presque toujours.

V.S. Ramachandran a étudié les membres fantômes et a cherché à savoir comment et où ils naissent dans le système nerveux. C'est ce qui lui permet d'aborder ces problèmes apparemment insolubles d'une manière novatrice et originale. On a longtemps pensé que les représentations dans le cerveau, dont celles de l'image corporelle et des fantômes, étaient fixes. Mais V.S. Ramachandran (qui a fait des émules) a démontré que des réorganisations saisissantes de l'image corporelle se produisent très rapidement – en quarante-huit heures, voire moins – après l'amputation d'un membre. D'après lui, les fantômes sont engendrés par ces réorganisations de l'image corporelle dans le cortex sensoriel et peuvent ensuite être entretenus par ce qu'il appelle une paralysie « acquise ». Mais si des changements aussi rapides sont à la base de la genèse d'un fantôme, s'il existe une telle plasticité dans le cortex, est-il possible d'inverser le processus ? Peut-on amener par la ruse le cerveau à « désapprendre » un membre fantôme ?

À l'aide d'un ingénieux appareil de « réalité virtuelle », une simple boîte munie d'un miroir, V.S. Ramachandran a découvert qu'il était possible de venir en aide à un patient rien qu'en lui présentant le reflet de son membre normal qui vient se superposer à son membre fantôme. Cela donne des résultats souvent magiques et instantanés : l'aspect normal du bras entre en concurrence avec la sensation du membre fantôme. C'est ainsi qu'on peut modifier la position d'un membre fantôme déformé, amener un membre fantôme paralysé à bouger, voire le faire disparaître. Avec l'humour qui le caractérise, V.S. Ramachandran parle alors de « la première amputation réussie d'un membre fantôme » et démontre que, si le membre fantôme disparaît, sa douleur doit également s'évanouir, car ne s'incarnant plus dans rien, elle ne peut survivre.

Des « ruses » aussi simples peuvent-elles soulager des patients atteints d'anosognosie ? Là aussi, V.S. Ramachandran a découvert que le miroir peut être utile pour inciter le patient à revendiquer comme sienne la moitié de son corps qu'il niait avant. En revanche, chez certains malades, cette négation d'une moitié du corps est tellement intégrée que le miroir risque de créer une confusion dans leur esprit. Confondant reflet et réalité, ils tâtonnent pour voir s'il n'y a pas quelqu'un « derrière » ou « dans » le miroir. (Ramachandran est le premier à décrire cette « agnosie du miroir ».) Cette volonté de ne rien laisser au hasard, de percer le mystère de ces syndromes est une preuve de la ténacité de V.S. Ramachandran, mais aussi de sa sollicitude pour ses patients.

L'agnosie du miroir et l'anosognosie sont souvent taxées de phénomènes irrationnels par les médecins. V.S. Ramachandran n'a pas ce genre de préjugés. Loin de présenter ces réactions comme délirantes ou sans fondement, il les considère comme des mesures de défense d'urgence édifiées par l'inconscient pour faire face à de soudaines énigmes déroutantes que lui impose le corps. Ce sont selon lui des mécanismes de défense des plus normaux (déni, répression, projection, affabulation, etc.) dans la ligne de ceux que Freud a décrits comme des stratégies universelles de l'inconscient lorsqu'il est obligé de s'accommoder de l'intolérable ou de l'inintelligible. Cette compréhension sort ces patients du domaine de la folie ou de l'anormalité pour les ramener au sein du discours rationnel – à cela près qu'il s'agit de celui de l'inconscient.

V.S. Ramachandran s'intéresse également au syndrome de Capgras, autre phénomène d'erreur d'identification qui conduit le patient à prendre des proches pour des imposteurs. Là aussi, il nous révèle le fondement neurologique de ce syndrome – la privation des indices affectifs habituels et essentiels permettant la reconnaissance, associée à une interprétation assez normale des perceptions à présent dépourvues d'affect. (« Il ne peut être mon père, puisque je ne ressens rien – il doit être une sorte de simulacre. »)

Mais les centres d'intérêt du Dr Ramachandran ne s'arrêtent pas là. Il se penche aussi sur la nature de l'expérience religieuse et les remarquables syndromes « mystiques » associés au dysfonctionnement des lobes temporaux, à la neurologie du rire et des chatouilles et – vaste domaine – à la neurologie de la suggestion et du placebo. Comme le psychologue de la perception Richard Gregory (avec qui il a publié des travaux fascinants sur un éventail de sujets, du remplissage de la tache aveugle aux illusions visuelles en passant par les colorations protectrices), Ramachandran a le chic pour repérer l'essentiel et il est prêt à s'attaquer avec sa curiosité insatiable et son inventivité à presque tout et n'importe quoi. Entre ses mains, tous ces sujets nous ouvrent de nouvelles perspectives sur la manière dont sont constitués notre système nerveux, notre univers, notre moi, de sorte que son travail devient, comme il aime à le dire, une forme « d'épistémologie expérimentale ». Il est à sa manière un philosophe-né au sens du XVIIIe siècle, mais avec toute la connaissance et le savoir-faire de la fin du XXe derrière lui.

Dans sa préface, V.S. Ramachandran nous parle des ouvrages de science du XIXe siècle qu'il a aimé lire lorsqu'il était enfant : *L'Histoire chimique d'une bougie* de Michael Faraday, les œuvres de Dickens, d'Humphry Davy et de Thomas Huxley. À l'époque, on ne faisait pas de distinction entre les écrits universitaires et les ouvrages populaires. Au contraire, on entretenait l'idée qu'un écrit pouvait à la fois être érudit et sérieux tout en restant parfaitement accessible. Ensuite, il a apprécié les œuvres de George Gamow, Lewis Thomas, Peter Medawar, puis de Carl Sagan et de Stephen Jay Gould. Il vient de rejoindre l'aréopage de ces grands auteurs scientifiques avec son livre qui, malgré son indéniable sérieux, reste merveilleusement lisible. C'est l'un des ouvrages de neurologie les plus originaux et les plus accessibles de notre génération.

Oliver SACKS

Préface

Quel que soit le domaine qui vous intéresse, cherchez-y le phénomène le plus étrange et étudiez-le.

John Archibald WHEELER.

Je porte ce livre en moi depuis longtemps, mais je n'avais jamais trouvé le temps de l'écrire. Et puis, il y a quelques années, j'ai prononcé la conférence de la décennie du cerveau à la réunion annuelle de la Société des neurosciences devant une assistance composée de plus de quatre mille scientifiques. J'y ai évoqué nombre de mes travaux, dont mes études sur les membres fantômes, l'image du corps et la nature illusoire du moi. À peine avais-je conclu qu'on me bombardait de questions : Comment l'esprit influence-t-il le corps sain ou malade ? Comment stimuler l'hémisphère droit pour le rendre plus créatif ? L'état d'esprit du malade a-t-il une influence sur la guérison de l'asthme et du cancer ? L'hypnose est-elle un phénomène réel ? Est-ce que vos travaux suggèrent de nouveaux moyens de traiter la paralysie après une attaque ? Et de nombreux étudiants ou confrères et même certains éditeurs m'ont invité à écrire un manuel. La rédaction de manuels n'est pas ma tasse de thé, mais je me suis dit qu'un livre grand public sur le cerveau traitant principalement de mes propres expériences avec des patients neurologiques serait agréable à écrire. Depuis une dizaine d'années, je glane de nouveaux aperçus sur les mécanismes du cerveau humain en étudiant ce type de cas et le besoin de communiquer ces idées est pressant. Quand vous participez à une entreprise aussi exaltante, la tendance naturelle est de vouloir faire partager vos idées. En outre, j'ai le sentiment de le devoir aux contribuables qui, en fin de compte, financent mon travail par le biais des subventions accordées par les instituts nationaux de la santé.

Les livres scientifiques grand public s'inscrivent dans une riche tradition qui remonte à Galilée au XVIIe siècle. Ce fut effectivement la principale méthode employée par le savant pour propager ses idées et, dans ses ouvrages, il lançait souvent des traits acérés à un protagoniste imaginaire, Simplicio, un amalgame de ses professeurs. Presque tous les livres célèbres de Darwin, dont *L'Origine des espèces*, *La Descendance de l'homme et la sélection sexuelle*, *L'Expression des émotions chez l'homme et les animaux* – à l'exception de sa monographie en deux tomes sur les bernaches –, furent écrits pour le profane à la demande de son éditeur, John Murray. On peut en dire autant des nombreux ouvrages de Thomas Huxley, Michael Faraday, Humphry Davy et de bien d'autres savants victoriens. Le livre de Faraday, *L'Histoire chimique d'une bougie*, qui reprend ses causeries de Noël destinées à des enfants, reste un classique du genre.

Je dois avouer que je n'ai pas lu tous ces ouvrages, mais j'ai une lourde dette intellectuelle à l'égard des livres de science grand public, un sentiment dont nombre de mes confrères se font l'écho. Le Dr Francis Crick du Salk Institute m'a confié que *Qu'est-ce que la vie ?*, le livre populaire d'Erwin Schrîdinger qui évoquait l'éventualité que l'hérédité se fonde sur une substance chimique, l'avait profondément marqué et n'était pas étranger au fait qu'il ait décodé le code génétique avec James Watson. De nombreux prix Nobel de physique se sont lancés dans la recherche après avoir lu *Les Chasseurs de microbes* de Paul de Kruif, publié en 1926. Mon intérêt personnel pour la recherche scientifique date du début de mon adolescence à la lecture de George Gamow, Lewis Thomas et Peter Medawar, dont le flambeau a été repris par une nouvelle génération d'écrivains – Oliver Sacks, Stephen Jay Gould, Carl Sagan, Dan Dennett, Richard Gregory, Richard Dawkins, Paul Davies, Colin Blakemore et Steven Pinker.

Il y a environ six ans, j'ai reçu un coup de téléphone de Francis Crick, le co-inventeur de l'ADN, qui m'annonçait qu'il écrivait un livre grand public sur le cerveau, *L'Hypothèse stupéfiante*. Dans son anglais impeccable, Crick m'expliqua qu'il venait d'envoyer le premier jet à son éditrice. Cette dernière avait jugé le manuscrit extrêmement bien écrit, mais elle lui reprochait de renfermer encore un jargon qui ne pourrait être compris que des spécialistes. Elle lui suggérait de le faire relire par des profanes. « L'ennui, Rama, me dit Crick, exaspéré, c'est que je n'en connais pas. Pourriez-vous m'en indiquer ? » Et il ne plaisantait pas ! Sans être dans sa situation, je comprenais très bien le dilemme de Crick. Lorsqu'ils écrivent pour le grand public, les scientifiques professionnels sont toujours sur la corde raide puisqu'ils doivent rendre le livre intelligible pour le lecteur moyen tout en évitant de simplifier à outrance pour ne pas barber les spécialistes. Ma solution a été de largement recourir à des notes, qui ont trois fonctions distinctes : tout d'abord, chaque fois qu'il était nécessaire de simplifier une idée, mon coauteur, Sandra Blakeslee, et moi-même avons recouru à des notes pour nuancer nos remarques, souligner les exceptions et rappeler que, dans certains cas, les résultats sont préliminaires ou controversés. Ensuite, nous nous sommes servis de notes pour nous appesantir sur un point qui n'est qu'effleuré dans le texte – afin de permettre au lecteur d'approfondir un sujet. Les notes dirigent aussi le lecteur vers des références originales et rendent hommage à ceux qui ont travaillé sur des sujets semblables. Que ceux dont les travaux ne sont pas cités me pardonnent, ma seule excuse est qu'une telle omission est inévitable dans un ouvrage pareil (un temps, les notes menaçaient d'être plus longues que le texte lui-même). J'ai essayé d'inclure le plus de références pertinentes dans la bibliographie, même si toutes ne sont pas citées dans le texte.

Ce livre s'appuie sur les histoires vraies de nombreux patients suivis par des services neurologiques. Afin de protéger leur anonymat, j'ai respecté la tradition qui consiste à modifier les noms et les circonstances identifiantes dans chaque chapitre. Certains des cas que je décris sont en fait des synthèses de plusieurs, dont des classiques de la littérature médicale, puisque mon objectif était d'illustrer les aspects saillants du trouble, telles l'héminégligence ou l'épilepsie temporale. Quand je décris des cas classiques (comme l'amnésique connu sous les initiales HM), je renvoie le lecteur aux sources originales pour plus de détails. D'autres histoires se fondent sur ce qu'on appelle des cas uniques qui impliquent des individus manifestant un syndrome rare ou inhabituel.

En neurologie, deux camps se renvoient la balle. Certains

estiment que c'est grâce aux analyses statistiques fournies par un grand nombre de patients qu'on peut en apprendre le plus sur le cerveau. D'autres pensent qu'une seule expérience judicieuse pratiquée avec un patient bien choisi sera plus utile. Ce débat est une perte de temps puisque sa solution est évidente : l'idée est de commencer par des expériences sur des cas uniques, puis de confirmer les constatations par le biais d'études de patients supplémentaires. Prenons une analogie : Imaginez que je fasse entrer un cochon dans votre salon et que je vous affirme qu'il parle. « Ah ! vraiment, me direz-vous. Prouvez-le-moi. » J'agite alors ma baguette magique et le cochon se met à parler. Vous vous exclamez : « Mon Dieu ! C'est incroyable ! » Vous ne risquez guère de me dire : « Allons, ce n'est qu'un cochon. Montrez-m'en d'autres et je vous croirai peut-être. » Pourtant, c'est exactement l'attitude adoptée par de nombreuses personnes dans mon domaine.

Je pense qu'il est juste de dire qu'en neurologie, la plupart des grandes découvertes qui ont passé l'épreuve du temps se fondaient au départ sur des études et des démonstrations de cas uniques. On a plus appris sur la mémoire en consacrant quelques jours à l'étude d'un patient appelé HM qu'en des dizaines d'années de recherches fondées sur des moyennes obtenues grâce à de nombreux sujets. Idem pour la spécialisation hémisphérique (l'organisation du cerveau en un hémisphère gauche et un hémisphère droit, spécialisés dans différentes fonctions) ; on l'a mieux comprise après avoir pratiqué des expériences sur deux patients chez qui les hémisphères gauche et droit étaient déconnectés parce que les fibres reliant les deux avaient été sectionnées.

Dans une science qui n'en est encore qu'à ses balbutiements (comme les neurosciences et la psychologie), les expériences jouent un rôle particulièrement important. L'usage qu'a fait Galilée des premiers télescopes en est un exemple classique. On pense souvent qu'il en fut l'inventeur, mais on se trompe. Vers 1607, un lunetier hollandais, Hans Lipperhey, plaça deux lentilles dans un tube en carton et découvrit que cela permettait aux objets lointains de paraître plus proches. L'appareil devint vite un jouet qui se répandit dans les foires d'Europe, dont celles de France. En 1609, quand Galilée entendit parler de ce gadget, il comprit immédiatement son potentiel. Au lieu d'espionner ses voisins et de s'intéresser à des objets terrestres, il s'est contenté de lever le tube vers le ciel – chose à laquelle personne n'avait encore songé. D'abord, il le braqua sur la Lune et découvrit qu'elle était couverte de cratères, de ravines et de montagnes. Il apprit que lesdits corps célestes, contrairement à la croyance populaire, étaient loin d'être parfaits : ils regorgent de défauts et d'imperfections, aussi visibles par un œil humain que des objets sur Terre. Ensuite, il dirigea le télescope vers la Voie lactée et remarqua aussitôt que loin d'être un nuage homogène (comme on le croyait), elle se composait de millions d'étoiles. Mais sa découverte la plus étonnante se produisit lorsqu'il observa Jupiter, connu pour être une planète ou une étoile errante. Imaginez sa stupéfaction quand, après avoir vu trois points minuscules à côté (qu'il prit au départ pour de nouvelles étoiles), il nota que l'un d'eux avait disparu au bout de quelques jours. Il laissa passer un peu de temps et observa de nouveau Jupiter : non seulement le point manquant avait fait sa réapparition, mais on notait maintenant la présence d'un point supplémentaire – en tout, quatre points au lieu de trois. Il comprit en un éclair que les quatre points étaient des satellites de Jupiter – des lunes comme les nôtres – en orbite autour de la planète. Les implications étaient immenses. D'un coup, Galilée avait prouvé que tous les corps célestes n'étaient pas en orbite autour de la Terre, car on en avait quatre en orbite autour d'une autre planète, Jupiter. Il détrôna ainsi la théorie géocentrique de l'univers, la remplaçant par le point de vue copernicien voulant que le Soleil, et non la Terre, soit au centre de l'univers connu. La preuve irréfutable arriva lorsqu'il braqua son télescope sur Vénus et découvrit qu'elle ressemblait à une lune passant par toutes les phases, exactement comme la nôtre, à cela près qu'il lui fallait un an et non un mois pour ce faire. Une fois de plus, Galilée en déduisit que toutes les planètes étaient en orbite autour du soleil et que Vénus s'interposait entre la Terre et le Soleil. Tout cela grâce à un simple tube en carton équipé de deux lentilles. Ni équations, ni graphiques, ni mesures quantitatives : « juste » une démonstration.

Quand je raconte cet exemple à des étudiants en médecine, j'obtiens souvent la même réaction. D'accord, mais c'était facile à l'époque de Galilée, tandis qu'à l'heure actuelle, toutes les grandes découvertes ont été faites et il n'est plus possible de faire des recherches sans un matériel onéreux et des méthodes quantitatives détaillées. Foutaises ! Encore aujourd'hui, des découvertes incroyables n'attendent que notre bon vouloir. La difficulté, c'est de s'en convaincre. Par exemple, au cours des décennies récentes, on enseignait aux étudiants en médecine que les ulcères étaient une conséquence du stress, créateur d'un excès d'acide qui s'attaquait à la muqueuse de l'estomac et du duodénum, et produisait les cratères ou blessures caractéristiques que nous appelons ulcères. Pendant des dizaines d'années, on a soigné les ulcères à coups d'anti-acides, d'antihistaminiques et de vagotomie (opération consistant à couper le nerf sécréteur d'acide qui innerve l'estomac), voire de gastrotomie (l'ablation d'une partie de l'estomac). C'est alors qu'un jeune interne australien, le Dr Bill Marshall, observa une coupe teintée d'un ulcère humain sous un microscope et remarqua qu'elle grouillait d'*Helicobacter pylori* – une bactérie courante qu'on trouve chez une certaine proportion d'individus sains. Comme il voyait régulièrement ces bactéries dans des ulcères, il finit par se demander si elles n'en étaient pas la cause. Lorsqu'il évoqua cette idée devant ses professeurs, on lui rétorqua : « Allons ! C'est impossible. Nous savons tous que les ulcères sont une conséquence du stress. Ce que vous voyez n'est qu'une infection secondaire consécutive à un ulcère déjà présent. »

Le Dr Marshall n'en décida pas moins de défier les conventions. D'abord, il procéda à une étude épidémiologique, qui montra une forte corrélation entre la répartition de la bactérie *Helicobacter* chez des patients et l'incidence d'ulcères du duodénum. Mais cette découverte ne convainquit pas ses confrères. En désespoir de cause, Marshall avala une culture de la bactérie, pratiqua une endoscopie sur lui-même quelques semaines plus tard et apporta la preuve que son tractus gastro-intestinal était constellé d'ulcères. Il pratiqua ensuite un essai clinique officiel et démontra que des patients atteints d'ulcères que l'on traitait avec une combinaison d'antibiotiques, de bismuth et de métronidazole (Flagyl, un bactéricide) guérissaient beaucoup plus rapidement – et faisaient moins de rechutes – qu'un groupe de contrôle à qui on avait seulement donné des agents bloquant les acides.

J'évoque cet épisode pour souligner qu'un étudiant en médecine ou un interne qui reste ouvert aux idées neuves et qui travaille sans matériel sophistiqué peut révolutionner la pratique de la médecine. C'est dans cet esprit que nous devrions tous travailler parce qu'on ne sait jamais ce que recèle la nature.

J'aimerais également dire un mot sur la spéculation, terme

qui a pris une connotation péjorative chez certains scientifiques. Taxer l'idée de quelqu'un de « pure spéculation » est souvent considéré comme une insulte. C'est dommage. Comme l'a noté le biologiste anglais Peter Medawar, « une conception imaginative de ce qui *pourrait* être vrai est le point de départ de toutes les grandes découvertes scientifiques ». Ironiquement, cela se vérifie parfois même quand la spéculation se révèle fausse. Écoutons Charles Darwin : « Les faux faits sont extrêmement préjudiciables pour le progrès de la science car ils ont souvent la vie dure, mais les fausses hypothèses ne sont guère nuisibles, car tout le monde prend un plaisir salutaire à prouver leur fausseté, et une fois la chose faite, une voie vers l'erreur se ferme et la route vers la vérité s'ouvre souvent simultanément. »

Tout scientifique sait que la meilleure recherche émerge d'une dialectique entre spéculation et scepticisme sain. Idéalement, les deux devraient cohabiter dans le même cerveau, mais ce n'est pas obligatoire. Comme il existe des gens pour représenter les deux extrêmes, toutes les idées finissent par être impitoyablement vérifiées. Beaucoup sont rejetées (comme la fusion froide) et d'autres permettent de bousculer nos idées reçues (comme celui que les ulcères sont causés par des bactéries).

Plusieurs des constatations que vous allez découvrir furent au départ de simples intuitions confirmées ensuite par des expériences (les chapitres sur les membres fantômes, le syndrome de l'héminégligence, la vue aveugle et le syndrome de Capgras). D'autres chapitres décrivent des travaux qui en sont encore à leurs toutes premières phases, dont beaucoup sont franchement spéculatives (le chapitre sur le déni et l'épilepsie temporale). Parfois, je vous conduirai effectivement aux limites de l'enquête scientifique.

Mais je suis convaincu que l'auteur se doit toujours de préciser clairement lorsqu'il donne dans la spéculation et quand ses conclusions sont justifiées par ses observations. Je me suis efforcé de maintenir cette distinction, en ajoutant souvent des réserves, des démentis et des avertissements dans le texte et notamment dans les notes. En préservant l'équilibre entre fait et fantasme, j'espère stimuler votre curiosité intellectuelle et élargir vos horizons plutôt que de vous fournir des réponses toutes faites aux questions soulevées.

Ceux d'entre nous qui étudient le cerveau et le comportement humain vivent une époque passionnante. D'un côté, malgré deux cents ans de recherches, les questions les plus fondamentales à propos du cerveau humain – Comment reconnaissons-nous des visages ? Pourquoi pleurons-nous ? Pourquoi rions-nous ? Pourquoi rêvons-nous ? et Pourquoi apprécions-nous la musique et l'art – restent sans réponse, comme la question vraiment essentielle : Qu'est-ce que la conscience ? De l'autre, l'avènement de nouvelles approches expérimentales et de techniques d'imagerie transformera sans aucun doute notre compréhension du cerveau humain. Quel privilège unique ce sera pour notre génération – et celle de nos enfants – d'assister à ce qui, selon moi, sera la plus grande révolution de l'histoire de la race humaine : nous comprendre nous-mêmes. Cette perspective est à la fois exaltante et angoissante.

Quoi de plus étrange qu'un primate néotène glabre qui a évolué au point de devenir une espèce capable de regarder en arrière et de se poser des questions sur ses origines ? N'est-il pas encore plus étrange que le cerveau puisse non seulement découvrir comment fonctionnent d'autres cerveaux, mais poser également des questions sur sa propre existence : Qui suis-je ? Que se passe-t-il après la mort ? Mon esprit est-il seulement le produit de neurones dans mon cerveau ? Et si tel est le cas, quelle est l'ampleur du libre arbitre ? C'est la qualité récursive de ces questions – tandis que le cerveau lutte pour se comprendre lui-même – qui rend la neurologie fascinante.

CHAPITRE 1

Le fantôme intérieur

Car dedans, dehors, au-dessus, autour, en dessous ce n'est rien d'autre qu'un spectacle magique d'ombres chinoises interprété dans une boîte dont la chandelle est le soleil dans laquelle nous autres fantômes allons et venons.

Je sais, mon cher Watson, que vous partagez ma passion pour tout ce qui est étrange, sort des conventions et de la monotonie de la vie quotidienne.

Sherlock HOLMES.

L'homme assis en face de moi arbore une énorme croix incrustée de joyaux au bout d'une chaîne en or. Il m'entretient de ses conversations avec Dieu, du « véritable sens » du cosmos et de la vérité cachée derrière les apparences. L'univers fourmille de messages spirituels, me dit-il, il suffit de se mettre à l'écoute pour s'en rendre compte. Un coup d'œil à son dossier médical m'apprend qu'il souffre d'une épilepsie du lobe temporal depuis le début de son adolescence, époque à laquelle « Dieu a commencé à [lui] parler ». Ses expériences religieuses ont-elles un rapport avec son état ?

Un sportif amateur a perdu un bras dans un accident de la route, mais continue à sentir bouger un « membre fantôme ». Il peut agiter le bras qui lui manque, « toucher » des objets, voire tendre la main et « saisir » une tasse de café. Le jour où je lui retire brusquement sa tasse, il pousse un cri et grimace de douleur : « Aïe ! Vous me l'avez arrachée des doigts ! »

Une infirmière a une grande tache aveugle dans son champ visuel. Comme si cela ne suffisait pas, elle voit souvent des personnages de dessins animés gambader dans cette tache aveugle, de même que des versions animées de gens qu'elle connaît depuis toujours. Pour elle, je ne suis pas seul derrière mon bureau : Bugs Bunny est assis sur mes genoux.

Une institutrice a eu une attaque qui lui a paralysé le côté gauche, mais elle affirme que son bras gauche n'est pas paralysé. Le jour où je lui demande à qui appartient le bras sur le lit à côté d'elle, elle m'explique que c'est celui de son frère.

Une bibliothécaire de Philadelphie, victime d'une autre sorte d'attaque, a été prise d'un fou rire incontrôlable. Au bout d'une journée de ce régime, elle est littéralement morte de rire. Terminons par Arthur. Victime d'un grave traumatisme crânien à la suite d'un accident de voiture, ce jeune homme prétendait que son père et sa mère avaient été remplacés par des sosies leur ressemblant trait pour trait. Il les reconnaissait, mais ils lui paraissaient bizarres. Comme il fallait bien trouver une explication rationnelle à la situation, il a décidé que ses parents étaient des imposteurs.

Ces gens sont-ils tous fous à lier ? Non ! Les envoyer chez un psychiatre ne résoudrait rien. En fait, ils souffrent tous d'une lésion touchant une zone précise du cerveau qui provoque des changements de comportement étranges mais très caractéristiques. Ils entendent des voix, sentent des membres manquants, sont seuls à observer certains phénomènes, nient l'évidence et multiplient les affirmations délirantes et extraordinaires sur leur entourage et leur environnement. Pourtant, *grosso modo*, ils sont lucides, rationnels et pas plus timbrés que vous et moi.

Ces troubles énigmatiques intriguent le corps médical depuis des lustres, mais ce dernier les qualifie généralement de curiosités – ce seraient des cas à jeter aux oubliettes. La plupart des neurologues chargés de soigner ces malades ne cherchent pas vraiment à expliquer ces comportements. Leur premier objectif est d'atténuer les symptômes et de guérir ; ils ne se soucient pas nécessairement de creuser davantage, ni de chercher à savoir comment fonctionne le cerveau. Les psychiatres inventent souvent des théories *ad hoc* pour expliquer des syndromes étranges, comme si un état bizarre requérait une explication tout aussi bizarre. On met ces symptômes sur le dos de l'éducation du patient (de mauvaises pensées issues de l'enfance) voire sur celui de sa mère (une mauvaise nourricière). *Le Cerveau hanté* part du point de vue inverse. Ces patients, dont nous allons découvrir l'histoire, vont nous guider à travers les rouages du cerveau humain – le vôtre comme le mien. Loin d'être des curiosités, leurs syndromes illustrent des principes fondamentaux du fonctionnement de l'esprit et du cerveau humains normaux, ce qui jette un éclairage sur l'image du corps, le langage, le rire, les rêves, la dépression et autres caractéristiques de la nature humaine. Vous êtes-vous jamais demandé pourquoi certaines blagues font rire et d'autres non, pourquoi vous produisez un son explosif en vous esclaffant, pourquoi vous êtes enclin à croire ou à ne pas croire en Dieu et pourquoi vous avez des sensations érotiques quand on vous suce les orteils ? Il est maintenant possible d'apporter des réponses scientifiques à certaines de ces questions. En effet, grâce à l'examen de ces patients, nous pouvons même aborder de nobles questions « philosophiques » sur la nature du moi : Pourquoi durez-vous en tant qu'individu dans l'espace et le temps, et qu'est-ce qui crée l'homogénéité de l'expérience subjective ? Qu'est-ce que cela signifie de faire un choix ou d'opter pour une ligne d'action ? Et plus globalement, comment l'activité de minuscules brins de protoplasme dans le cerveau mène-t-elle à une expérience consciente ?

Les philosophes adorent débattre de pareils sujets, mais on commence à peine à admettre qu'on peut traiter ces questions par l'expérimentation. En sortant ces patients de la clinique pour les amener dans un laboratoire, il nous est possible de procéder à des expériences qui contribuent à révéler l'architecture profonde de notre cerveau. En fait, nous prenons le relais de Freud en inaugurant ce que l'on pourrait appeler une ère d'épistémologie expérimentale (l'étude de la manière dont le cerveau représente le savoir et la croyance) et de neuropsychiatrie cognitive (l'interface entre les troubles mentaux et physiques du cerveau), et nous pouvons commencer à pratiquer des expériences sur des systèmes de croyance, la conscience, les interactions entre l'esprit et le corps et autres jalons du comportement humain.

Selon moi, il n'y a pas grande différence entre un chercheur en médecine et un limier. Dans les pages qui suivent, je tente de faire partager ce sentiment de mystère qui est au cœur de toutes les recherches scientifiques caractérisant notamment nos tentatives pour comprendre notre propre esprit. Chaque histoire commence par la description d'un patient présentant des symptômes apparemment inexplicables ou bien par une interrogation d'ordre général sur la nature humaine, par exemple le pourquoi du rire ou de la prédisposition de l'être humain à l'aveuglement. Nous suivons ensuite pas à pas les étapes de mon raisonnement devant ces cas. Dans certains, comme pour les membres fantômes, je peux me vanter d'avoir réellement percé le mystère. Dans d'autres – comme dans le chapitre sur Dieu –, la réponse définitive se dérobe encore, même si nous la frôlons. Mais que le cas soit ou non résolu, j'espère donner une idée de l'esprit d'aventure intellectuelle qui accompagne cette recherche et qui fait de la neurologie la plus fascinante de toutes les disciplines. Comme disait Sherlock Holmes à Watson : il se trame quelque chose.

Commençons par le cas d'Arthur qui prenait ses parents pour des imposteurs. La plupart des médecins seraient tentés de conclure qu'il était tout simplement fou, ce qui est effectivement l'explication la plus courante pour ce genre de trouble, du reste reprise dans de nombreux manuels. J'ai montré à Arthur des photos de différentes personnes. En mesurant son niveau de sudation (à l'aide d'un appareil semblable à un détecteur de mensonges), j'ai pu comprendre exactement ce qui s'était détraqué dans son cerveau (cf. Chapitre 9). C'est un thème récurrent dans ce livre : On commence par un ensemble de symptômes qui paraissent bizarres et incompréhensibles pour terminer – du moins dans certains cas – par une description intellectuellement satisfaisante du circuit neuronal dans le cerveau du patient. Ce faisant, nous avons souvent non seulement découvert quelque chose de nouveau sur le fonctionnement du cerveau, mais nous avons simultanément ouvert la voie à des recherches entièrement nouvelles.

Avant d'entrer dans le vif du sujet, laissez-moi vous expliquer ma vision de la science et la raison de mon attirance pour l'étrange. Chaque fois que je donne une conférence devant des profanes, une question fuse : « Quand donc vous autres, spécialistes du cerveau, allez-vous proposer une théorie unique du fonctionnement du cerveau ? On a la théorie de la relativité d'Einstein ou la loi de l'attraction universelle de Newton en physique. Pourquoi pas une théorie du cerveau ? »

Nous n'en sommes pas encore au stade où l'on peut formuler de grandioses théories sur l'esprit et le cerveau, voilà ma réponse. Toute science doit passer par une phase initiale d'expérimentation, d'étude des phénomènes – qui permet de découvrir les lois fondamentales –, avant d'en atteindre une autre, plus complexe, reposant sur la théorie. Pensez à l'évolution des idées sur l'électricité et le magnétisme. Si certains ont eu de vagues notions au sujet des magnétites et des aimants pendant des siècles et se sont servis des deux pour fabriquer des boussoles, le physicien victorien Faraday a été le premier à étudier les aimants de manière systématique. Il a procédé à deux expériences fort simples qui ont eu des résultats étonnants. Dans la première – à la portée de n'importe quel écolier – il a tout simplement répandu de la limaille de fer sur une feuille de papier et placé un aimant en dessous, ce qui lui a permis de découvrir que les grains s'alignaient spontanément le long des lignes de forces magnétiques (c'était la toute première fois que l'on démontrait l'existence de champs en physique). Dans la seconde expérience, Faraday a frotté un aimant au centre d'une bobine de fil, ce qui a produit un courant électrique dans le fil. Ces démonstrations toutes simples – et ce livre foisonne d'exemples de ce genre – ont eu des conséquences profondes [1]. Elles établissaient pour la première fois le lien entre le magnétisme et l'électricité. L'interprétation par Faraday de ces effets est restée qualitative, mais ses expériences ont ouvert la voie aux célèbres équations générales du champ électromagnétique de James Clerk Maxwell des dizaines d'années plus tard.

Aujourd'hui les neurosciences en sont au stade de Faraday, pas à celui de Maxwell, et il est inutile d'essayer de brusquer le mouvement. Bien entendu, je serais ravi qu'on m'apporte la preuve du contraire, et rien ne nous empêche de tenter d'établir des théories formelles sur le cerveau, malgré le risque d'échec. Mais, selon moi, la meilleure stratégie de recherche en l'occurrence est le « bricolage ». Ce mot choque souvent, à croire qu'il est impossible de faire de la science dite sérieuse en jonglant avec des idées et en recourant à ses intuitions sans être guidé par une théorie dominante. Et pourtant !

Aussi loin que je me souvienne, je me suis toujours intéressé à la science. À huit ou neuf ans, j'ai commencé à collectionner les fossiles et les coquillages, et à me passionner pour la taxinomie et l'évolution. Un peu plus tard, j'ai installé un petit labo de chimie sous l'escalier de la maison, et je me suis amusé à regarder « pétiller » des limailles dans de l'acide chlorhydrique et à écouter « exploser » l'hydrogène quand j'y mettais le feu. (La limaille séparait l'hydrogène de l'acide chlorhydrique pour former du chlorure ferrique et de l'hydrogène.) L'idée que l'on puisse apprendre autant d'une simple expérience et que tout dans l'univers se fonde sur ce type d'interactions me fascinait. Je me souviens que lorsqu'un professeur m'a parlé des expériences simples de Faraday, j'ai été épaté que l'on puisse accomplir autant avec si peu. Je nourris depuis une véritable répugnance pour les équipements compliqués : les révolutions scientifiques peuvent exister sans eux puisqu'elles ne requièrent parfois que quelques intuitions judicieuses[2].

Un autre de mes travers est d'avoir été toujours plus attiré par l'exception que par la règle dans toutes les sciences que j'ai étudiées. Au lycée, je me demandais pourquoi l'iode est le seul élément à passer directement de l'état solide à celui de vapeur quand on le chauffe, au lieu de commencer par fondre et connaître une phase liquide. Pourquoi Saturne est-elle la seule des planètes à avoir des anneaux ? Pourquoi seule l'eau se dilate-t-elle quand elle se transforme en glace, alors que tous les autres liquides se contractent en se solidifiant ? Pourquoi certains animaux n'ont-ils pas de sexe ? Pourquoi le têtard peut-il régénérer des membres perdus, contrairement au crapaud adulte ? Est-ce à cause de sa jeunesse ou à cause de sa condition de têtard ? Que se passerait-il si l'on retardait la métamorphose en bloquant l'action des hormones thyroïdes (en mettant, par exemple, quelques gouttes de thio-urée dans l'aquarium) pour se retrouver avec un très vieux têtard ? Le vieux têtard serait-il capable de régénérer un membre manquant ? (Écolier, j'ai fait quelques faibles tentatives pour répondre à cette question, mais la réponse nous échappe toujours, à ma connaissance[3].)

Bien entendu, s'intéresser à des cas aussi étranges n'est pas le seul moyen – ni le meilleur – de faire de la science ; c'est très drôle mais cela ne plaît pas à tout le monde. Reste que c'est une excentricité que je traîne depuis l'enfance et j'ai eu la chance de pouvoir la transformer en atout. La neurologie clinique notamment fourmille d'exemples de ce genre restés ignorés par les instances établies parce qu'ils ne correspondent pas aux idées reçues. J'ai découvert, à mon grand plaisir, que nombre d'entre eux sont des diamants à l'état brut.

Prenons l'exemple des troubles de la personnalité multiples.

Certains cliniciens prétendent que des patients peuvent réellement « modifier » leur vue selon la personnalité endossée – un myope devient presbyte, des yeux bleus virent au marron – ou que la chimie sanguine du patient évolue avec sa personnalité (taux de glucose élevé dans le sang chez l'un, normal chez l'autre). On voit aussi des gens blanchir, du jour au lendemain, après un choc psychologique grave et des religieuses dévotes présenter des stigmates dans une union d'extase avec le Christ. Comment se fait-il qu'au bout de trente ans de recherches, nous ne puissions toujours pas dire avec certitude si ces phénomènes sont réels ou imaginaires ? Comme il se produit visiblement quelque chose d'intéressant, pourquoi ne pas s'intéresser à ces phénomènes ? Sont-ils du même acabit que les enlèvements par des extraterrestres et les cuillers recourbées par des Uri Geller ou s'agit-il d'authentiques anomalies – comme les rayons X ou la transformation bactérienne[4] – susceptibles un jour de provoquer des changements de paradigme et des révolutions scientifiques ?

Pour ma part, j'ai été attiré par la médecine, cette discipline pleine d'ambiguïtés, parce que son mode d'enquête à la Sherlock Holmes me séduisait beaucoup. Diagnostiquer le problème d'un malade relève encore autant de l'art que de la science, puisque cela met en jeu des capacités d'observation, la raison et tous les sens humains. Un de mes professeurs, le Dr K.V. Thiruvengadam, nous apprenait à identifier une maladie rien qu'en reniflant le patient : l'haleine suave de vernis à ongles de la cétose diabétique ; le parfum de pain frais de la fièvre typhoïde ; la puanteur de bière éventée de la scrofule ; l'odeur de poulet fraîchement plumé de la rubéole ; celle, infecte, de l'abcès pulmonaire ou encore l'odeur d'ammoniaque d'un patient atteint d'insuffisance hépatique. (Aujourd'hui un pédiatre pourrait ajouter l'odeur de jus de pamplemousse de la *Pseudomonas* et l'odeur de transpiration des pieds de l'acidémie isovalérique.) Examinez soigneusement les doigts, nous disait le Dr Thiruvengadam, parce qu'un petit changement d'angle entre le lit de l'ongle et le doigt peut annoncer le début d'un cancer du poumon longtemps avant l'émergence de signes cliniques plus inquiétants. L'étonnant, c'est que cet indice parlant – l'hippocratisme – disparaît instantanément sur la table d'opération quand le chirurgien retire la tumeur, mais à ce jour, nous ignorons encore pourquoi ce phénomène se produit. Un autre de mes professeurs, spécialiste de neurologie, insistait pour que nous fassions le diagnostic de la maladie de Parkinson les yeux fermés – rien qu'en écoutant marcher le patient (il traîne les pieds). Cet aspect détection de la médecine clinique est un art en voie de disparition à notre époque de médecine high-tech, mais il m'a donné une idée. En observant soigneusement, en écoutant, en touchant, voire en humant le patient, on peut arriver à un diagnostic raisonnable et ne recourir aux examens de laboratoire que pour confirmation.

Enfin, lorsqu'il ausculte et traite un patient, le médecin a le devoir de se demander : « Que ressentirais-je à sa place ? » Je suis toujours épaté par le courage et la force d'âme de bon nombre de mes patients ou par le fait que, ironiquement, la tragédie elle-même puisse enrichir une vie et lui donner un nouveau sens. Pour cette raison, bien que nombre des récits cliniques que vous allez découvrir soient empreints de tristesse, il s'agit aussi souvent d'histoires qui racontent le triomphe de l'esprit humain sur l'adversité et sont fortement teintées d'optimisme. Par exemple, j'ai un malade, un neurologue de New York, qui, à soixante ans, a fait des crises d'épilepsie du temporal droit. Les crises étaient inquiétantes, bien sûr, mais à sa surprise et à son grand plaisir, il s'est découvert une fascination toute neuve pour la poésie. Il s'est mis à penser en vers, à produire un flot volumineux de poèmes. Il m'a affirmé que cette vision poétique lui donnait un second souffle. C'était comme un nouveau départ au moment où il commençait à se sentir un peu blasé. Doit-on en conclure que nous sommes tous des poètes en puissance comme l'affirment de nombreux gourous et mystiques New Age ? Possédons-nous tous un potentiel intact de vers magnifiques caché dans les replis de notre hémisphère droit ? Si oui, y a-t-il un moyen de déclencher cette aptitude latente, sans faire pour autant des crises d'épilepsie ?

Avant de rencontrer des patients, de résoudre des énigmes et de spéculer sur l'organisation du cerveau, commençons par une courte visite guidée du cerveau humain. Elle restera simple, je vous le promets. Ces poteaux indicateurs anatomiques vous aideront à comprendre les nombreuses explications nouvelles du comportement de patients neurologiques.

Actuellement, c'est presque un cliché de dire que le cerveau humain est la forme de matière à l'organisation la plus complexe dans l'univers, mais il y a du vrai là-dedans. Si l'on découpe une partie, disons, de la couche externe en gyrus qui s'appelle le cortex et qu'on l'étudie au microscope, on verra qu'elle se compose de neurones ou de cellules nerveuses – les unités de fonctionnement de base du système nerveux, lieu des échanges d'informations. À la naissance, un cerveau renferme probablement plus de cent milliards de neurones dont le nombre diminue lentement avec l'âge.

Chaque neurone se compose d'un noyau cellulaire et de dizaines de milliers de minuscules ramifications, les dendrites, qui reçoivent des informations d'autres neurones. Chaque neurone est équipé d'un axone (une projection capable de parcourir de longues distances dans le cerveau) qui lui permet de communiquer des données à d'autres cellules.

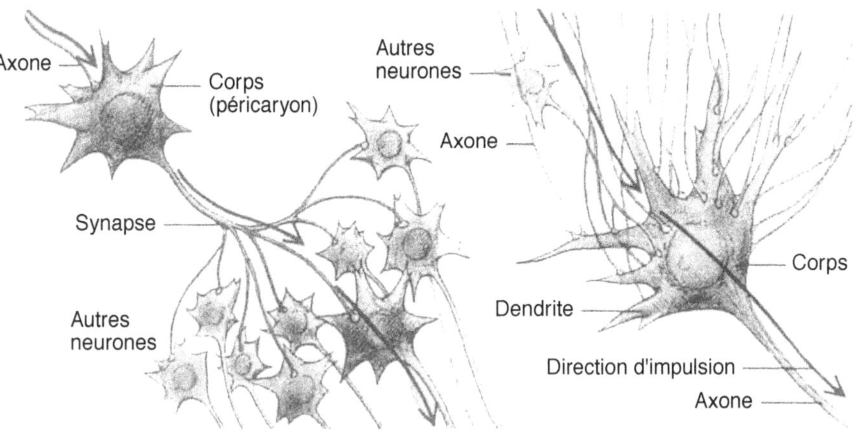

FIGURE 1.1

Si vous regardez la figure 1.1, vous remarquerez que les neurones entrent en contact avec d'autres en des points que l'on appelle synapses. Chaque neurone déploie de un à dix milliers de synapses avec d'autres neurones. Ces synapses peuvent être branchées ou non, excitatrices ou inhibitrices. Cela signifie que certaines synapses envoient du jus pour déclencher des événements, tandis que d'autres en lâchent pour calmer le jeu, dans une danse perpétuelle d'une complexité étonnante. Un morceau de notre cerveau de la taille d'un grain de sable contiendrait cent mille neurones, deux millions d'axones et un milliard de synapses, tous « en conversation ». Vu ces chiffres, on a calculé que le nombre d'états possible du cerveau – le nombre de permutations et de combinaisons d'activité théoriquement possible – excédait celui des particules élémentaires dans l'univers.

Face à une telle complexité, comment espérer comprendre les fonctions du cerveau ? Manifestement, connaître la *structure* du système nerveux est essentiel pour percer la nature de ses fonctions [5] – je commencerai donc par un bref résumé de l'anatomie du cerveau en partant du sommet de la moelle épinière. Cette région qu'on appelle le bulbe rachidien relie la moelle épinière au cerveau et contient des groupes de cellules ou noyaux qui contrôlent des fonctions critiques telles que la pression artérielle, le rythme cardiaque et la respiration. Le bulbe est relié au pont qui projette des fibres dans le cervelet, structure en forme de poing à l'arrière du cerveau qui nous aide à coordonner nos mouvements. Là-dessus reposent les deux énormes hémisphères cérébraux – ces choses qui ressemblent aux deux parties d'une noix. Chaque moitié est divisée en quatre lobes – frontal, temporal, pariétal et occipital – sur le compte desquels on en apprendra davantage dans les chapitres suivants (figure 1.2).

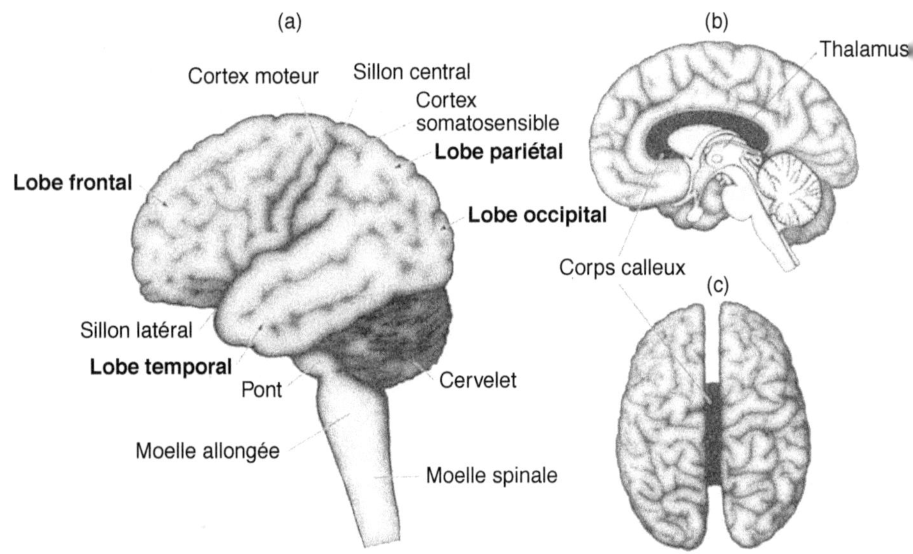

FIGURE 1.2

Anatomie d'un cerveau humain. (a) Vue latérale de l'hémisphère gauche. Remarquez les quatre lobes : frontal, pariétal, temporal et occipital. Le lobe frontal est séparé du pariétal par le sillon central et le lobe temporal du lobe pariétal par le sillon latéral. (b) Surface interne de l'hémisphère gauche. Remarquez le corps calleux (en noir) et le thalamus (en blanc) au milieu. Le corps calleux relie les deux hémisphères. (c) Vue supérieure des deux hémisphères du cerveau. (a) Ramachandran ; (b) et (c) inspirés de Zeki, 1993.

Chaque hémisphère commande les mouvements des muscles (par exemple, ceux du bras et de la jambe) de la partie opposée de notre corps. Notre hémisphère droit fait bouger notre bras gauche et le gauche permet à notre pied droit de taper dans un ballon. Les deux moitiés du cerveau sont reliées par une bande de fibres que l'on appelle le corps calleux. Quand cette bande est sectionnée, les deux côtés ne peuvent plus communiquer ; le résultat est un syndrome qui offre un aperçu du rôle joué par chaque moitié dans la connaissance. La partie externe de chaque hémisphère se compose du cortex : une mince lame de *cellules s'enroulant sur six couches*.

Au beau milieu du cerveau, on trouve les deux thalamus. On pense que, sur le plan de l'évolution, le thalamus est plus primitif que le cortex et on le décrit souvent comme un « relais » parce que toutes les informations sensorielles sauf l'odorat passent par lui, le traversent avant d'atteindre le cortex cérébral externe. Entre le thalamus et le cortex, on trouve d'autres noyaux, les noyaux de la base (avec des noms comme le putamen et le noyau caudé). Enfin, sur le plancher du thalamus, on trouve l'hypothalamus qui semble réguler les fonctions métaboliques, la production d'hormones et diverses pulsions fondamentales telles que l'agressivité, la peur et la sexualité.

Ces données anatomiques sont connues depuis longtemps, mais nous ne savons toujours pas clairement comment fonctionne le cerveau[6]. Autrefois, deux camps s'opposaient – la modularité et le holisme. Le pendule oscille entre ces deux points de vue extrêmes depuis trois siècles. À une extrémité du spectre, on trouve les modularistes, convaincus que différentes parties du cerveau sont très spécialisées. Il existerait donc un module pour le langage, un autre pour la mémoire, un autre pour l'aptitude aux mathématiques, un autre pour la reconnaissance des visages voire un qui permettrait de détecter les tricheurs. En outre, ces modules ou régions seraient largement autonomes. Chacun ferait son travail, sa série de calculs, ou Dieu sait quoi, puis, comme des travailleurs à la chaîne, passe sa production au module suivant, sans beaucoup « communiquer » avec d'autres régions.

À l'autre extrémité du spectre, nous trouvons le holisme, une approche théorique qui rejoint ce que l'on appelle aujourd'hui le connexionnisme. Cette école prétend que le cerveau fonctionnerait comme un tout et que n'importe laquelle de ses parties serait aussi valable qu'une autre. Ce point de vue holistique est justifié par le fait que de nombreuses régions, notamment les corticales, peuvent être recrutées pour des taches multiples. Tout est lié à tout, disent les holistes, de sorte que chercher des modules distincts est une perte de temps.

Au vu de mon travail avec des patients, je serais tenté de dire que ces deux points de vue ne s'excluent pas mutuellement – le cerveau est une structure dynamique qui emploie les deux « modes » dans une interaction merveilleusement complexe. La grandeur du potentiel humain n'est visible que lorsque nous tenons compte de toutes les possibilités, en résistant à la tentation de tomber dans des camps opposés ou de demander si une fonction donnée est localisée ou non [7]. Comme nous allons le voir, il est beaucoup plus utile de s'attaquer à chaque problème dès qu'il surgit plutôt que de se laisser piéger dans une prise de position.

Chaque point de vue sous sa forme extrême est en fait plutôt absurde. Prenons une analogie : supposons que vous regardiez une émission de télévision. Où est-elle localisée ? Dans le phosphore luisant sur l'écran de télé ou dans les électrons qui dansent à l'intérieur du tube cathodique ? Dans les ondes électromagnétiques transmises par l'air ? Sur le film celluloïd ou sur la bande vidéo dans le studio qui émet ? Ou encore dans la caméra braquée sur les acteurs ?

La plupart des gens se rendent compte aussitôt que c'est une question dénuée de sens. On peut donc être tenté de conclure que l'émission n'est localisée (il n'y a de module émission) nulle part – qu'elle imprègne tout l'univers – mais c'est tout aussi absurde. En effet, nous savons qu'elle n'est localisée ni sur la Lune, ni dans mon chat, ni dans la chaise sur laquelle je suis assis (même si quelques-unes des ondes électromagnétiques peuvent atteindre ces lieux). Manifestement, le phosphore, le tube cathodique, les ondes électromagnétiques et le film celluloïd ou la bande jouent un rôle bien plus important dans ce scénario qui s'appelle l'émission que ne le font la Lune, une chaise ou mon chat.

Cet exemple montre bien qu'une fois qu'on a compris ce qu'est vraiment un programme télévisé, la question de savoir s'il est localisé ou non devient secondaire, supplantée par la question de savoir comment cela marche. Mais il est aussi clair que l'examen du tube et du canon cathodiques peut fournir des pistes sur la manière dont le poste de télévision marche et reçoit l'émission, tandis que l'examen de la chaise sur laquelle vous êtes assis ne vous éclairera en rien là-dessus. La localisation n'est donc pas un mauvais point de départ, tant que nous évitons l'écueil de penser qu'elle contient toutes les réponses.

Il en va de même pour de nombreux débats actuels autour de la fonction cérébrale. Le langage est-il localisé ? Et la vision des couleurs ? Et le rire ? Une fois qu'on comprendra mieux ces fonctions, la question de savoir « où » aura moins d'importance que celle de savoir « comment ». Pour l'instant, un tas de preuves empiriques étaie l'idée qu'il existe effectivement des parties spécialisées ou des modules du cerveau pour diverses capacités mentales. Mais le vrai secret pour comprendre le cerveau, c'est non seulement de révéler la structure et la fonction de chaque module, mais aussi de découvrir comment ils interagissent pour engendrer le spectre entier des aptitudes que nous appelons la nature humaine.

C'est là qu'interviennent les patients aux états neurologiques bizarres. De même que le chien qui n'a pas aboyé pendant qu'on commettait le crime a mis Sherlock Holmes sur la piste de l'assassin, de même, le comportement bizarre de ces patients peut nous aider à percer le mystère de la façon dont diverses parties du cerveau créent une représentation utile du monde extérieur et engendre l'illusion d'un moi qui dure dans l'espace et le temps.

Pour vous donner une idée de cette manière d'aborder la science, prenons quelques cas pittoresques – et les enseignements qu'on peut en tirer – empruntés à une littérature neurologique plus ancienne.

Il y a plus d'un demi-siècle, une femme d'une cinquantaine d'années est allée consulter son médecin. Apparemment normale, elle s'exprimait avec aisance et n'avait manifestement aucun problème. Mais elle avait une plainte extraordinaire – de temps à autre, sa main gauche se plaquait contre sa gorge et cherchait à l'étrangler. Elle était souvent obligée de se servir de sa main droite pour arracher sa gauche à sa proie, la ramener sur le côté – un peu comme Peter Sellers dans le rôle du Dr Folamour. Il lui arrivait parfois d'être forcée de s'asseoir sur la main aux pulsions meurtrières.

Bien entendu, son praticien décréta qu'elle était mentalement dérangée ou hystérique et il l'envoya chez plusieurs psychiatres. Ces derniers ne pouvant rien pour elle, ils l'expédièrent chez le Dr Goldstein qui avait la réputation de savoir diagnostiquer des cas difficiles. Goldstein l'examina et établit qu'elle n'était ni psychotique, ni mentalement dérangée, ni hystérique. Elle ne souffrait pas de déficits neurologiques évidents, telles une paralysie ou une exagération des réflexes. Il ne tarda pas à proposer une explication à son comportement : comme vous et moi, cette femme possédait deux hémisphères cérébraux, chacun étant spécialisé dans différentes aptitudes mentales et commandant les mouvements du côté opposé du corps. Rappelons que les deux hémisphères sont reliés par une bande de fibres appelée le corps calleux qui permet aux deux parties de communiquer et de rester synchrones. Mais contrairement à la plupart d'entre nous, l'hémisphère droit de cette femme (qui commandait sa main gauche) semblait souffrir de tendances suicidaires latentes – un réel besoin irrépressible de se tuer. Au début ces besoins ont pu être maîtrisés par des « freins » – des messages inhibiteurs envoyés par l'hémisphère gauche, plus rationnel, par le biais du corps calleux. Mais si elle avait souffert, comme le soupçonnait Goldstein, d'une lésion du corps calleux à la suite d'une attaque, cette inhibition avait disparu. Le côté droit de son cerveau et sa main gauche meurtrière étaient à présent libres de chercher à l'étrangler.

Cette explication n'est pas aussi tirée par les cheveux qu'on pourrait le croire, puisqu'on sait depuis un moment que l'hémisphère droit a tendance à être plus versatile que le gauche sur le plan émotionnel. Les victimes d'une attaque à l'hémisphère gauche sont souvent inquiètes, déprimées ou angoissées quant à leurs espoirs de guérison. Pourquoi ? Apparemment, en cas de lésion de l'hémisphère gauche, leur hémisphère droit prend le relais et se fait de la bile pour tout et n'importe quoi. Au contraire, les victimes d'une lésion à l'hémisphère droit ont tendance à être joyeusement indifférentes à la difficulté de leur situation. L'hémisphère gauche conserve son sang-froid. (Cf. Chapitre 7.)

Le diagnostic de Goldstein dut passer pour de la science-fiction. Mais peu après sa visite à son cabinet, la femme mourut brutalement, probablement d'une seconde attaque (non, pas en s'étranglant elle-même). Une autopsie confirma les soupçons de Goldstein : avant l'apparition de son comportement digne du Dr Folamour, elle avait eu une attaque grave dans son corps calleux, de sorte que le côté gauche de son cerveau ne pouvait pas « communiquer » avec le côté droit, ni exercer sur lui son contrôle habituel. Goldstein avait démasqué la nature double de la fonction cérébrale, en démontrant que les deux hémisphères ont effectivement des spécialisations différentes.

Prenons maintenant le sourire. Voilà un acte simple que nous faisons tous les jours en société. Vous souriez en rencontrant un ami cher. Mais que se passe-t-il s'il braque sur vous un appareil photo et vous demande de sourire sur commande ? Au lieu d'une expression naturelle, il obtiendra une grimace hideuse. Paradoxalement, un acte qu'on effectue sans effort des dizaines de fois par jour devient d'une extraordinaire difficulté lorsqu'on est simplement prié de le faire. Normal, me direz-vous, c'est parce qu'on est gêné. Mais plantez-vous donc devant un miroir et essayez de sourire, vous obtiendrez la même grimace – il faut donc chercher une autre explication.

Si ces deux sourires sont différents, c'est que différentes régions cérébrales s'en chargent et que seule l'une contient un « circuit sourire » spécialisé. Le sourire spontané est produit par les noyaux de la base, des grappes de cellules que l'on trouve entre le cortex supérieur (qui abrite la pensée et la planification) et le thalamus, plus ancien sur le plan de l'évolution. Quand on rencontre un visage ami, le message visuel envoyé par ce visage finit par atteindre le centre émotionnel du cerveau ou système limbique pour être transmis aux noyaux de la base, lesquels orchestrent la séquence des mouvements des muscles faciaux nécessaires à la production d'un sourire naturel. Quand ce circuit est activé, votre sourire est authentique. Cette cascade d'événements, une fois déclenchée, se produit en une fraction de seconde sans l'intervention des parties pensantes du cortex.

Que se passe-t-il si l'on vous demande de sourire devant un appareil photo ? L'instruction verbale du photographe est reçue et comprise par les centres pensants supérieurs du cerveau, dont le cortex auditif et les centres du langage. De là elle est renvoyée à l'avant du cerveau au cortex moteur, qui est spécialisé dans la production de mouvements qualifiés de volontaires, tels que jouer du piano ou se coiffer. Malgré son apparente simplicité, le sourire implique l'orchestration minutieuse de dizaines de muscles minuscules dans un ordre donné. Pour le cortex moteur (qui n'est pas spécialisé dans la production de sourires naturels), c'est un exploit aussi difficile que de jouer du Rachmaninov sans avoir jamais pris de leçons de piano. L'échec est inévitable. Votre sourire est forcé, raide, sans le moindre naturel.

Les patients souffrant de lésions cérébrales apportent les preuves de l'existence de deux « circuits du sourire » différents. Chez la victime d'une attaque touchant le cortex moteur droit – la région cérébrale spécialisée qui contribue à orchestrer des mouvements complexes du côté gauche du corps –, des problèmes surgissent à gauche. Prié de sourire, ce patient produit un rictus, un sourire forcé sans naturel, qui est encore plus hideux ; il s'agit d'un demi-sourire qui ne touche que le côté droit de son visage. Mais quand ce même patient voit un ami cher ou un parent, son visage s'éclaire d'un énorme sourire jusqu'aux oreilles. La raison en est que ses noyaux basaux n'ont pas été abîmés par l'attaque, de sorte que le circuit spécial chargé de la production de sourires symétriques reste intact[8].

Très rarement, on rencontre un patient qui a eu apparemment une petite attaque, que personne y compris lui-même ne remarque jusqu'à ce qu'il essaie de sourire. Tout à coup, son entourage est stupéfait de voir qu'une seule moitié de son visage s'éclaire. Et pourtant quand son neurologue lui demande de sourire, il produit un sourire symétrique, mais pas naturel – l'exact contraire du patient précédent. En fait, l'attaque, infime, n'a touché les noyaux de la base que d'un côté du cerveau.

Le bâillement fournit d'autres preuves de l'existence de circuits spécialisés. Comme on l'a dit, de nombreuses victimes d'attaque sont paralysées du côté droit ou gauche de leur corps, selon la place de la lésion cérébrale. Les mouvements volontaires du côté opposé ont disparu de manière permanente. Et pourtant, quand ce genre de patient bâille, il tend simultanément les deux bras. À son grand étonnement, son bras paralysé reprend soudain vie ! Il bouge parce qu'une voie cérébrale différente contrôle le mouvement du bras pendant le bâillement – une voie étroitement liée aux centres respiratoires dans le tronc cérébral.

Parfois une minuscule lésion cérébrale – touchant des poussières de cellules sur des milliards – peut produire des problèmes qui paraissent disproportionnés. Par exemple, peut-être pensez-vous que la mémoire fait appel à l'ensemble du cerveau. Le mot « rose » évoque beaucoup d'associations : des images d'une roseraie, la première rose qu'on vous ait offerte, le parfum de la fleur, la douceur de ses pétales, une dénommée Rose, etc. Aussi simple soit-il, le concept de « rose » a de nombreuses associations riches, ce qui suggère que l'ensemble du cerveau doit certainement participer à la fixation de chaque trace mnésique.

Mais la malheureuse histoire d'un malade qu'on appellera HM laisse entendre qu'il en va autrement[9]. Comme HM souffrait d'une forme d'épilepsie particulièrement réfractaire, ses médecins décidèrent de pratiquer l'ablation des tissus « malades » des deux côtés de son cerveau, dont deux petites structures, appelées l'hippocampe, qui commandent la fixation des nouveaux souvenirs. Nous ne le savons que parce que, après l'opération, HM était incapable de mémoire immédiate, alors qu'il pouvait se rappeler tout ce qui avait précédé l'opération. Les médecins qui traitent à présent l'hippocampe avec un plus grand respect ne l'enlèveraient plus sciemment des deux côtés du cerveau.

Bien que je n'aie jamais travaillé directement avec HM, j'ai souvent vu des patients qui manifestaient des formes semblables d'amnésie résultant d'un alcoolisme chronique ou d'hypoxie (privation d'oxygène dans le cerveau à la suite d'une opération). Converser avec eux représente une expérience étrange. Prenons un exemple. J'ai affaire à un patient qui paraît intelligent, s'exprime normalement et peut même discuter philosophie. Si je lui demande d'additionner ou de soustraire, il s'acquitte sans problème de cette tâche. Il n'est perturbé ni sur le plan émotionnel ni sur le plan psychologique et peut évoquer avec aisance sa famille et ses diverses activités.

Mettons que je l'abandonne un instant. À mon retour, je ne vois dans son regard aucun éclair de reconnaissance : à croire qu'il ne m'a jamais croisé de toute son existence.

– Vous vous rappelez qui je suis ?

– Non.

Je lui montre un stylo.

– Qu'est-ce que c'est ?

– Un stylo à encre.

– De quelle couleur est-il ?

– Rouge.

Je glisse le stylo sous le coussin d'un fauteuil voisin :

– Qu'est-ce que je viens de faire ?

Il répond du tac au tac :

– Vous avez mis le stylo sous ce coussin.

Là, je change de sujet. Je reprends l'évocation de sa famille, par exemple. Soixante secondes plus tard, je reviens à la charge :

– Je viens de vous montrer quelque chose. Vous rappelez-vous ce que c'était ?

– Non, fait-il, perplexe.

– Vous rappelez-vous que je vous ai montré un objet ? Vous rappelez-vous où je l'ai mis ?

– Non.

Il ne gardait aucun souvenir du stylo caché sous le coussin une minute plus tôt.

Ces patients sont en fait figés dans le temps au sens où ils se souviennent seulement d'événements antérieurs à l'incident qui a touché leur cerveau. Ils gardent des souvenirs précis de leur premier match de base-ball, de leur premier rendez-vous et de leur bac, mais rien de ce qui succède à la blessure ne semble être enregistré. Par exemple, si après l'accident, ils tombent sur le journal de la semaine précédente, ils le lisent tous les jours comme s'il venait juste de sortir des presses. Ils peuvent dévorer à l'infini le même polar, en prenant chaque fois plaisir à l'intrigue et au dénouement surprise. Je peux leur raconter la même histoire drôle une demi-douzaine de fois et chaque fois que j'arrive à la chute, ils rient de bon cœur (soit dit en passant, mes étudiants en font autant).

Ces malades nous apprennent quelque chose de très important – à savoir qu'une minuscule structure du cerveau appelée l'hippocampe est absolument essentielle à la fixation de nouvelles traces mnésiques dans le cerveau (bien qu'en fait les vraies traces mnésiques n'y soient pas stockées). Ils illustrent la puissance de l'approche modulaire : en contribuant à réduire le champ d'investigation, si vous voulez comprendre la mémoire, regardez l'hippocampe. Et pourtant, comme nous allons le voir, étudier l'hippocampe seul n'expliquera jamais tous les aspects de la mémoire. Pour comprendre comment on retrouve des souvenirs en un instant, comment on les modifie, comment on les classe (parfois comment on les censure !), il faut étudier l'interaction de l'hippocampe avec d'autres structures cérébrales telles que les lobes frontaux, le système limbique (qui s'occupe des émotions) et les structures du tronc cérébral (qui vous permettent de vous intéresser de façon sélective à des souvenirs précis).

Le rôle de l'hippocampe dans la formation des souvenirs est clairement établi, mais existe-t-il des régions cérébrales spécialisées dans certaines aptitudes plus ésotériques telles que le sens des nombres qui est propre aux humains ? Récemment,

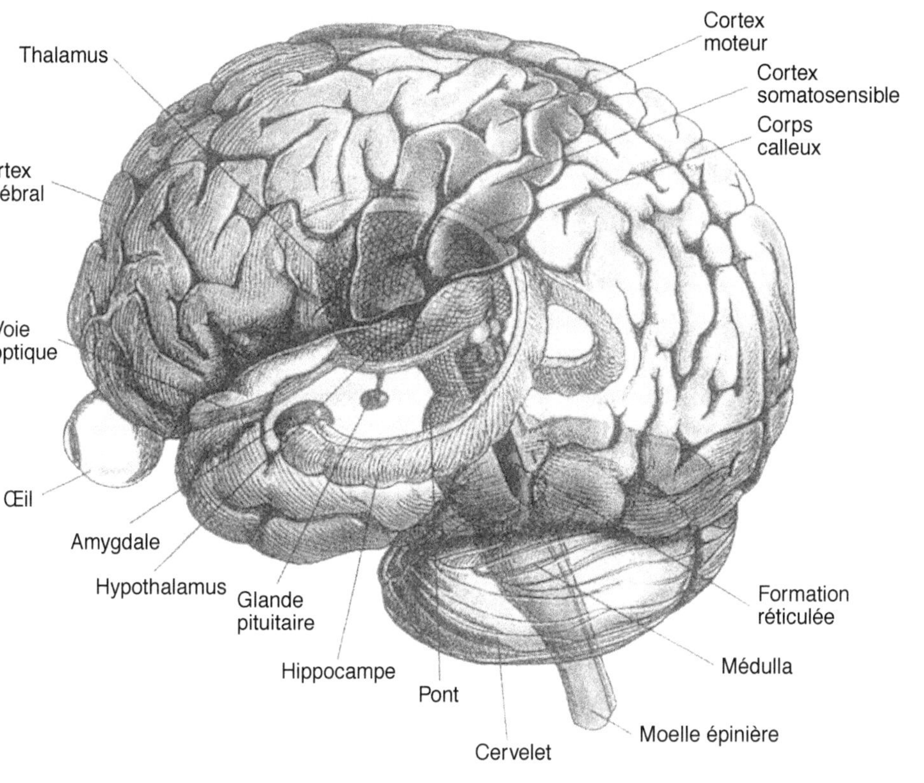

FIGURE 1.3

Représentation artistique d'un cerveau où, par un jeu de transparence du cortex, on peut voir les structures internes. On peut voir le thalamus (sombre) au milieu et, entre lui et le cortex, des grappes de cellules que l'on appelle le noyau caudé (non montré). Enchâssé dans la partie frontale du lobe temporal, on voit la tonsille en forme d'amande, la « porte » vers le système limbique. Dans le lobe temporal, on peut voir également l'hippocampe (siège de la mémoire). Outre la tonsille, on peut voir d'autres parties du système limbique comme l'hypothalamus (sous le thalamus). Les voies limbiques sont le siège de l'émotion. Les hémisphères sont attachés à la moelle épinière par le tronc cérébral (composé de la moelle allongée, du pont et du mésencéphale) et sous les lobes occipitaux, on trouve le cervelet qui s'occupe surtout de la coordination des mouvements. Brain, Mind and Behavior, *de Bloom et Laserson (1988),* Educational Broadcasting Corporation. *Avec l'autorisation de W.H. Freeman and Company.*

j'ai rencontré Bill Marshall, un homme victime d'une attaque une semaine plus tôt. En voie de guérison, il n'était que trop heureux d'évoquer sa vie et son état médical. Il m'a parlé de sa famille, a nommé chacun de ses enfants et m'a fourni une foule de détails sur ses petits enfants. Il s'exprimait bien, il était intelligent – ce qui n'est pas le cas de tout le monde aussi peu de temps après une attaque.

– Quel métier exerciez-vous ? lui demandai-je.

– J'étais pilote dans l'armée de l'air.

– Quel genre d'avion pilotiez-vous ?

Il nomma l'appareil et ajouta :

– C'était l'objet fabriqué par l'homme le plus rapide de la planète à l'époque.

Il me précisa alors sa vitesse et m'expliqua qu'il datait d'avant l'introduction des moteurs à réaction.

– Très bien, Bill, pouvez-vous soustraire 7 de 100 ? Combien fait 100 moins 7 ?

– Oh ! 100 moins 7 ?

– Oui.

– Voyons. 100 moins 7 ?

– Oui, 100 moins 7.

– Bien, dit Bill. 100. Vous voulez que j'ôte 7 à 100. 100 moins 7.

– Oui.

– 96 ?

– Non.

– Oh !

– Essayons autre chose. Combien fait 17 moins 3 ?

– 17 moins 3 ? Vous savez, je ne suis pas très doué pour ce genre de choses.

– Bill, la réponse sera-t-elle un nombre plus petit ou plus grand ?

– Oh, plus petit, dit-il (ce qui montrait qu'il savait ce qu'était une soustraction).

– Bien, combien fait 17 moins 3 alors ?

– 12 ?

Je commençais à me demander si Bill n'avait pas un problème avec la nature des nombres.

– Qu'est-ce que l'infini ?

– Oh, c'est le plus grand nombre qui existe.

– Quel est le plus grand nombre : 101 ou 97 ?

Réponse immédiate :

– 101.

– Pourquoi ?

– Parce qu'il y a davantage de chiffres.

Cela signifiait que Bill comprenait encore, du moins implicitement, des concepts numériques compliqués tels que la numération de position. Même s'il était incapable de soustraire 3 de 17, sa réponse n'était pas totalement absurde. Il avait répondu 12, ni 75, ni 200, ce qui sous-entendait qu'il était encore capable de faire des fourchettes d'estimation.

J'ai alors décidé de lui raconter une petite histoire : « Au muséum, un visiteur s'arrête devant un énorme squelette de dinosaure. Il demande à un vieux gardien assis dans un coin :

– Dites-moi, quel âge ont ces os de dinosaures ?

– Soixante millions d'années et trois ans, monsieur.

– Soixante millions d'années et trois ans ? J'ignorais qu'on pouvait être aussi précis en matière de datation des os de dinosaures. Qu'entendez-vous par soixante millions et trois ans ?

– Eh bien, j'ai commencé à travailler ici il y a trois ans et, à l'époque, on m'a dit que les os avaient soixante millions d'années. »

À la chute Bill éclata de rire. Manifestement, il en comprenait bien plus long sur les nombres qu'on ne l'aurait cru. Il faut un esprit averti pour saisir cette blague.

– Pourquoi trouvez-vous cela drôle ?

– Eh bien, les *critères de comparaison ne conviennent pas.*

Bill comprend la blague et l'idée d'infini, mais il est incapable de soustraire 3 de 17. Cela signifie-t-il que nous possédons tous un centre des nombres dans la région du gyrus angulaire gauche (l'endroit lésé par l'attaque de Bill) de notre cerveau pour additionner, soustraire, multiplier et diviser. Je ne crois pas. Mais il est clair que cette région – le gyrus angulaire – est d'une manière ou d'une autre nécessaire pour les tâches de calcul mais ne l'est pas pour d'autres aptitudes telles que la mémoire immédiate, le langage ou l'humour. Paradoxalement, elle n'est pas non plus nécessaire pour comprendre les concepts numériques sous-tendant ces calculs. Nous ignorons encore comment fonctionne le circuit mathématique dans le gyrus angulaire, mais au moins nous savons où chercher [10].

De nombreux patients atteints de *dyscalculie* comme Bill ont un trouble neuronal associé que l'on appelle l'agnosie digitale : ils ne peuvent plus nommer les doigts que le neurologue désigne ou touche. Est-ce une parfaite coïncidence que les opérations arithmétiques et la désignation des doigts occupent des régions adjacentes du cerveau ou cela a-t-il un lien avec le fait que nous apprenons tous à compter sur nos doigts ? Si on peut observer chez certains de ces patients qu'une fonction survit (la désignation des doigts) tandis que l'autre (ajouter et soustraire) a disparu, cela ne remet pas en cause l'argument selon lequel les deux pourraient être étroitement liées et qu'elles occupent la même niche anatomique dans le cerveau. Il est possible, par exemple, que les deux fonctions soient physiquement proches et qu'elles aient dépendu l'une de l'autre durant la phase d'apprentissage, mais qu'à l'âge adulte, chacune puisse survivre sans l'autre. En d'autres termes, un enfant pourrait avoir besoin de remuer ses doigts inconsciemment pour compter, tandis que vous et moi n'en avons pas forcément besoin.

Ces exemples historiques et ces cas empruntés à mes notes étayent le point de vue selon lequel des circuits spécialisés ou modules existent effectivement. Nous en rencontrerons d'autres exemples dans ce livre. Mais d'autres questions aussi intéressantes demeurent et nous les explorerons aussi. Comment fonctionnent les modules et comment « communiquent »-ils pour engendrer une expérience consciente ? Ce circuit compliqué présent dans le cerveau est-il inscrit dans nos gènes ou est-il acquis progressivement à la suite de nos premières expériences ? (C'est le vieux débat de l'inné contre l'acquis qui dure depuis des siècles sans que nous ayons encore l'ombre d'une réponse.) Même si certains circuits sont câblés dès la naissance, doit-on en déduire qu'ils ne peuvent être altérés ? Quelle proportion du cerveau adulte est modifiable ? Pour le découvrir, rencontrons Tom, l'un des premiers à m'avoir aidé à explorer ces questions plus vastes.

CHAPITRE 2

Savoir où se gratter

J'ai formé le dessein de conter les métamorphoses des êtres en des formes nouvelles.

Ovide.

Tom Sorenson garde un souvenir très vif des circonstances affreuses qui lui ont valu de perdre son bras. Il rentrait d'un entraînement de football, fatigué et affamé par l'exercice, quand une voiture arrivant en sens inverse lui coupa la route. Dans un hurlement de freins, Tom perdit le contrôle de son véhicule, en fut éjecté et atterrit dans les ficoïdes glaciales sur le bas-côté. En fendant l'air, Tom jeta un coup d'œil par-dessus son épaule et découvrit que sa main était restée dans la voiture, « agrippée » au siège – dissociée de son corps comme l'accessoire d'un film d'horreur.

Tom a eu le bras gauche coupé juste au-dessus du coude. Âgé de dix-sept ans, il était à trois mois de son diplôme de fin d'études secondaires.

Dans les semaines suivantes, bien qu'il fût conscient d'avoir perdu son bras, Tom sentait encore sa présence fantomatique sous son coude. Il pouvait remuer les doigts, tendre la main et saisir des objets. En fait, son bras fantôme semblait être capable de tous les gestes que le vrai aurait faits automatiquement, comme parer des coups, amortir une chute ou tapoter le dos de son petit frère. Et puisque Tom était gaucher, son bras fantôme se tendait vers l'appareil chaque fois que le téléphone sonnait.

Tom n'était pas fou. Son impression d'avoir toujours son bras est un exemple classique de membre fantôme – un bras ou une jambe qui survit dans l'esprit de patients longtemps après qu'ils les ont perdus à la suite d'un accident ou d'une amputation. Certains, au réveil d'une anesthésie, refusent de croire celui qui leur annonce qu'il a fallu sacrifier leur bras, parce qu'ils *sentent* encore très nettement sa présence[1]. C'est seulement lorsqu'ils soulèvent le drap qu'ils comprennent, choqués, que le membre a réellement disparu. En outre, certains de ces patients souffrent affreusement à cause de ces fantômes, au point d'envisager le suicide. Non seulement la douleur est tenace, mais elle est incurable ; personne n'a la moindre idée de la façon dont elle survient, ni comment la traiter.

En tant que médecin, je savais que la douleur du membre fantôme posait un grave problème clinique. Une douleur chronique touchant une partie réelle du corps comme l'arthrite ou les lombalgies est déjà difficile à soigner, mais comment espérer la traiter dans un membre inexistant ? En tant que scientifique, je me demandais aussi la raison de ce phénomène : pourquoi un bras persisterait-il dans l'esprit du patient longtemps après qu'on en a pratiqué l'amputation ? Pourquoi l'esprit n'accepte-t-il tout simplement pas la perte avant de « refaçonner » l'image du corps ? Bien sûr, cela se produit chez une poignée de patients, mais cela prend généralement des années, voire des décennies. Pourquoi des décennies – et non une semaine ou une journée ? J'ai pris conscience que l'étude de ce phénomène devrait non seulement nous aider à comprendre comment le cerveau affronte une perte soudaine et massive, mais nous permettrait également d'aborder le débat plus fondamental de l'inné et de l'acquis – la mesure dans laquelle notre image corporelle, de même que d'autres aspects de notre esprit, sont dus à la génétique et, au contraire, modifiés par l'expérience.

Dès le XVIᵉ siècle, c'est le chirurgien Ambroise Paré qui a remarqué la persistance de la sensation dans les membres longtemps après l'amputation et ce phénomène a donné lieu à tout un folklore. Après avoir perdu son bras droit pendant l'attaque ratée de Santa Cruz de Tenerife, Lord Nelson a été victime de douleurs lancinantes dans son membre fantôme tout en ayant la sensation très nette que ses ongles s'enfonçaient dans sa paume disparue. L'amiral en a conclu que son membre fantôme était « une preuve tangible de l'existence de l'âme ». En effet, si un bras continue à exister après son amputation, pourquoi la personne entière ne survivrait-elle pas à l'anéantissement physique du corps ? Cela démontrait, affirmait Nelson, l'existence de l'esprit longtemps après qu'il s'est débarrassé de sa parure.

Silas Weir Mitchell[2], l'éminent médecin de Philadelphie, a inventé l'expression de « membre fantôme » après la guerre de Sécession. En cette époque antérieure aux antibiotiques, il n'était pas rare que la gangrène se déclare à la suite d'une blessure et les chirurgiens sciaient les membres infectés de milliers de soldats. Ces derniers rentrèrent chez eux avec leurs fantômes, ce qui a déclenché une nouvelle vague de spéculations quant à leurs causes. Weir Mitchell lui-même fut si surpris par le phénomène qu'il publia sous un pseudonyme le premier article sur ce sujet dans un magazine populaire baptisé *Lippincott's Journal* plutôt que dans une revue médicale afin d'échapper aux railleries de ses confrères. En effet, quand on y pense, les membres fantômes constituent un phénomène à donner la chair de poule.

Depuis Weir Mitchell, on a beaucoup glosé sur ce sujet, proposé des explications allant du sublime au ridicule. Il n'y a pas si longtemps, le *Canadian Journal of Psychiatry* affirmait encore que les membres fantômes n'étaient que la manifestation d'une tendance à prendre ses désirs pour des réalités. Les auteurs de l'article prétendaient que, comme le patient désire désespérément retrouver son bras, il sent un fantôme – de même qu'on peut avoir des rêves récurrents au sujet d'un parent récemment décédé ou voir son « fantôme ». Cet argument est un pur non-sens comme nous allons le voir.

Une seconde explication plus populaire des fantômes consiste à dire que les terminaisons nerveuses effilochées et recroquevillées dans le moignon (les névromes) qui desservaient la main avant ont tendance à s'enflammer et à s'irriter, incitant ainsi les centres cérébraux supérieurs à croire à tort que le membre manquant est toujours là. Bien que cette théorie laisse de nombreuses questions en suspens, comme c'est une explication simple et pratique, la plupart des médecins s'y accrochent encore.

Les cas fascinants se comptent littéralement par centaines

dans les anciennes revues médicales. Certains des phénomènes décrits ont été confirmés de façon répétée et réclament encore une explication, tandis que d'autres semblent sortir tout droit de l'imagination fertile de l'auteur. Certaines histoires prêtent à rire, comme celle du patient qui s'est retrouvé avec un bras fantôme juste après son amputation. Rien d'étrange jusque-là. C'est alors qu'il a eu une sensation étrange de tiraillement dans son membre fantôme. Il consulta son médecin qui ne sut lui expliquer le pourquoi du phénomène. Il se demanda alors le sort qu'avait connu son bras. Le médecin l'envoya chez le chirurgien qui lui répondit que les membres coupés échouaient généralement à la morgue. Le malade se renseigna à la morgue où on lui expliqua qu'on expédiait les membres à l'incinérateur ou bien dans un service de pathologie. C'était le cas du sien. Comme le service croulait sous les bras, on l'avait enterré dans le jardin de l'hôpital. Déterré, il fut découvert grouillant de vers. « Ah ! se dit le malade, peut-être est-ce l'explication de mes drôles de sensations. » Il incinéra son bras, et la douleur fantôme cessa aussitôt.

Ces histoires font sourire, mais elles ne dissipent guère le mystère des membres fantômes. Si on a largement étudié des patients présentant ce syndrome depuis le début du siècle, on note dans le corps médical une tendance à les considérer comme des curiosités cliniques énigmatiques, et on n'a quasiment pas pratiqué d'expériences sur eux. L'une des raisons en est qu'historiquement, la neurologie clinique est une science descriptive plutôt qu'expérimentale. Les neurologues du XIXe siècle et du début du XXe étaient d'astucieux observateurs et on apprend beaucoup de la lecture de leurs études de cas. Mais étrangement, ils ne sont pas passés à la phase suivante, pourtant évidente, qui aurait consisté à pratiquer des expériences afin de découvrir ce qui se passait dans le cerveau de ces patients ; leur science était aristotélicienne plutôt que galiléenne[3]. Vu l'énorme succès rencontré par la méthode expérimentale dans presque toutes les autres sciences, ne serait-il pas grand temps de l'importer en neurologie ?

Comme la plupart des médecins, j'ai toujours été intrigué par les membres fantômes. Outre les jambes et les bras fantômes – courants chez les amputés –, j'ai aussi rencontré des femmes qui avaient des seins fantômes après une mastectomie et même un patient à l'appendice fantôme : la douleur spasmodique caractéristique de l'appendicite ne s'atténuant pas après l'ablation chirurgicale, il refusait de croire que le chirurgien l'avait enlevé ! Pendant mes études de médecine, j'étais aussi dérouté que les patients eux-mêmes et les manuels que j'ai consultés n'ont réussi qu'à *épaissir* le mystère. J'ai lu l'histoire d'un patient qui avait des érections fantômes après l'amputation de son pénis, d'une femme qui souffrait de crampes menstruelles fantômes après une hystérectomie, et d'un homme qui avait un nez et un visage fantômes après que son nerf trijumeau eut été sectionné dans un accident.

Toutes ces expériences cliniques attendaient, dans un coin de ma tête quand, il y a six ans environ, un article a réveillé mon intérêt. Signé par le Dr Tim Pons du NIH, il m'a propulsé dans une direction de recherche entièrement nouvelle et a attiré Tom dans mon laboratoire. Mais avant de poursuivre, penchons-nous sur l'anatomie du cerveau – voyons notamment comment diverses parties du corps sont représentées dans le cortex. Cela nous aidera à comprendre ce que le Dr Pons a découvert et ensuite comment surgissent les membres fantômes.

Des nombreuses images étranges qui m'ont marqué pendant mes études de médecine, aucune n'est peut-être aussi vivace que celle du petit homme difforme que l'on voit drapé sur la surface du cortex cérébral dans la figure 2.1 – l'homoncule de Penfield. L'homoncule est la représentation saugrenue par l'artiste de la manière dont différents points de la surface du corps sont inscrits sur la surface du cerveau – l'aspect volontairement grotesque du dessin veut souligner le fait que certaines parties du corps comme les lèvres et la langue sont nettement surreprésentées.

Cette carte a été établie à partir d'informations glanées dans de vrais cerveaux humains. Dans les années 1940 et 1950, le brillant neurochirurgien canadien Wilder Penfield a pratiqué des opérations du cerveau sur des patients sous anesthésie locale. (Il n'y a pas de récepteurs de la douleur dans le cerveau, bien qu'il s'agisse d'une masse de tissu nerveux.) Souvent, comme une grande partie du cerveau était mise à nu pendant l'opération, Penfield en profitait pour pratiquer des expériences encore inédites. Il a stimulé des régions précises des cerveaux des patients avec une électrode et leur a simplement demandé ce qu'ils sentaient. L'électrode suscita toutes sortes de sensations, d'images, voire de souvenirs, ce qui a

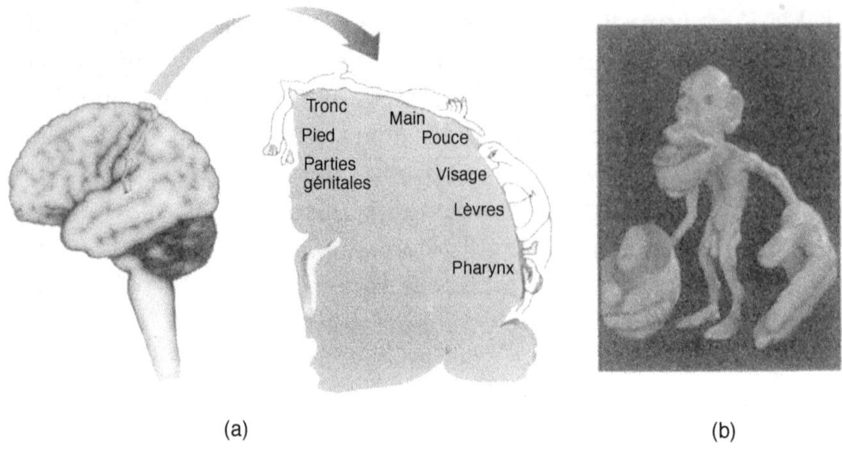

FIGURE 2.1

(a) La représentation de la surface du corps sur la surface du cerveau humain (la découverte de Wilder Penfield) derrière le sillon central. Il existe de nombreuses cartes de ce genre, mais, pour plus de clarté, une seule est présentée ici. L'homoncule (« petit homme ») est à l'envers, et ses pieds sont coincés contre la face interne du lobe pariétal, près de son sommet, alors que le visage se place en bas près du fond de la surface externe. Le visage et la main occupent une partie disproportionnée de la carte. Remarquez aussi que la zone du visage est sous celle de la main au lieu d'être là où elle le devrait – près du cou – et que les parties génitales sont représentées sous le pied. Cela pourrait-il être une explication du fétichisme du pied ?

(b) Un modèle fantaisiste de l'homoncule de Penfield en trois dimensions – le petit homme dans le cerveau – montrant la représentation des parties du corps. Notez la surreprésentation grossière de la bouche et des mains. (Avec l'autorisation du British Museum, Londres.)

permis de dresser une carte des zones du cerveau qui en étaient responsables.

Entre autres, Penfield a découvert une bande étroite s'étendant de bas en haut des deux côtés du cerveau où son électrode produisait des sensations localisées dans diverses parties du corps. Au sommet du cerveau, dans le sillon qui sépare les deux hémisphères, la stimulation électrique suscitait des sensations dans les parties génitales. Non loin, les stimuli déclenchaient des sensations dans les pieds. En descendant cette bande, Penfield a découvert des zones qui reçoivent des sensations des jambes et du tronc, de la main (une grande région avec une représentation très proéminente du pouce), le visage, les lèvres et enfin le thorax et le larynx. Cet « homoncule sensitif », comme on l'appelle à présent, forme une représentation très déformée du corps sur la surface du cerveau, les parties particulièrement importantes occupant des espaces d'une taille disproportionnée. Par exemple, la zone correspondant aux lèvres et aux doigts occupe autant d'espace que celle qui est liée au tronc entier. C'est sans doute parce que nos lèvres et nos doigts sont extrêmement sensibles au toucher, tandis que notre tronc, qui l'est beaucoup moins, requiert moins d'espace cortical. En gros, cette carte est inversée mais méthodique : le pied est représenté en haut et les bras tendus en bas. Toutefois, si on y regarde de plus près, on voit que la carte n'est pas entièrement continue. Le visage ne se trouve pas près du cou, où on l'attendrait, mais sous la main. Les parties génitales, au lieu d'être entre les cuisses, sont localisées sous le pied [4].

On peut représenter ces zones avec une précision encore plus grande chez d'autres animaux, notamment les singes. Le chercheur insère une longue aiguille fine en acier ou en tungstène dans le cortex somatosensible du singe – la bande de cerveau décrite plus haut. Si l'extrémité de l'aiguille se trouve juste à côté du corps cellulaire d'un neurone et si ce dernier est actif, il générera de minuscules courants électriques qui seront captés et amplifiés par l'électrode de l'aiguille. Comme il est possible d'afficher le signal sur un oscilloscope, cela permet de surveiller l'activité de ce neurone.

Par exemple, si vous placez une électrode dans le cortex somatosensible du singe et que vous touchez une partie précise du corps du singe, la cellule va *décharger*. Chaque cellule a son territoire sur la surface du corps – son bout de peau, si on veut – auquel elle réagit. On appelle cela le champ récepteur de la cellule. Une carte de la surface totale du corps existe dans le cerveau, chaque moitié du corps étant représentée sur le côté opposé du cerveau.

Si les animaux font logiquement des sujets d'expérience chez qui examiner en détail la structure et la fonction des régions sensorielles du cerveau, ils posent un problème évident : ils ne sont pas doués de la parole. Ils ne peuvent donc pas, contrairement aux patients de Penfield, raconter ce qu'ils ressentent à l'expérimentateur. On perd donc une dimension importante quand on recourt à des animaux dans ce genre d'expériences.

Malgré cette limitation évidente, on peut beaucoup apprendre en pratiquant les bons types d'expérience. Revenons, par exemple, au problème de l'inné et de l'acquis : ces cartes du corps sur la surface du cerveau sont-elles fixes, ou peuvent-elles évoluer avec l'expérience quand nous passons de l'état de nourrisson à l'enfance, puis à l'adolescence et à la vieillesse ? Et même si ces cartes sont déjà là à la naissance, dans quelle mesure peuvent-elles être modifiées chez l'adulte[5] ?

Voilà le type d'interrogations qui a incité Tim Pons et ses collègues à se lancer dans leurs recherches. Ils ont pris comme cobayes des singes ayant subi une radicotomie dorsale – une opération consistant à sectionner toutes les racines nerveuses vectrices de l'information sensorielle entre un bras et la moelle spinale[6]. Onze ans après l'opération, ils ont anesthésié les animaux, leur ont ouvert le crâne et ont enregistré les signaux émis par la carte somatosensorielle. Comme le bras paralysé du singe n'envoyait pas de messages au cerveau, on ne s'attendait à obtenir de signaux ni en touchant la main inerte du singe, ni en enregistrant à partir de la « zone main » du cerveau. Il devait y avoir une grande plaque de cortex silencieux correspondant à la main affectée.

En effet, quand les chercheurs ont caressé la main inerte, ils n'ont enregistré aucune activité dans cette région. Mais à leur grande surprise, ils ont découvert que lorsqu'ils touchaient la gueule du singe, les cellules du cerveau correspondant à la main « morte » se déchaînaient. (Comme les cellules correspondant au visage, mais là c'était normal.) Il est apparu que l'information sensorielle venant du visage du singe allait non seulement vers la zone faciale du cortex, comme chez un animal normal, mais qu'elle avait aussi envahi le territoire de la main paralysée !

Les implications de cette découverte sont étonnantes : cela signifie qu'on peut modifier la carte, le circuit cérébral d'un animal adulte et les connexions sur des distances d'un centimètre ou plus.

L'article de Pons fournissait-il une explication des membres fantômes ? Que « ressentait » exactement le singe quand on lui caressait le visage ? Comme son cortex « main » était également excité, percevait-il des sensations venant de sa main inerte comme de son visage ? Ou bien utilisait-il des centres cérébraux supérieurs pour réinterpréter correctement les sensations comme venant du visage seul ? Bien sûr, le singe n'a pas pu nous éclairer là-dessus.

Quand on sait qu'il faut des années pour dresser un singe à exécuter des taches même très simples, autant abandonner l'idée de le voir un jour signaler quelle partie de son corps est touchée. Mais était-il vraiment nécessaire de recourir à un singe ? Pourquoi ne pas répondre à la même question en touchant le visage d'un patient humain qui a perdu un bras ? J'ai téléphoné à mes confrères en chirurgie orthopédique, les Dr Mark Johnson et Rita Finkelstein, pour leur demander s'ils n'avaient pas quelqu'un à me recommander.

C'est ainsi que j'ai rencontré Tom. Bien qu'un peu timide et réticent au départ, ce dernier n'a pas tardé à être impatient de participer à notre expérience. J'ai pris soin de ne pas lui parler de nos attentes afin de ne pas l'influencer. Bien qu'un peu déprimé par des « démangeaisons » et des douleurs dans ses doigts fantômes, il était enjoué et apparemment heureux d'avoir survécu à son accident.

Une fois Tom confortablement assis dans mon laboratoire au sous-sol, je lui ai bandé les yeux pour l'empêcher de voir où je le touchais. Puis, avec un banal coton-tige, j'ai entrepris de caresser différentes parties de la surface de son corps en lui demandant s'il sentait quelque chose. (Mon stagiaire qui assistait à la scène m'a pris pour un dingue.)

Je lui ai tapoté la joue :

– Qu'est-ce que vous sentez ?

– Vous me touchez la joue.

– Rien d'autre ?

– Vous savez, c'est drôle, dit Tom. Vous touchez mon pouce fantôme.

J'ai placé le bâtonnet sur sa lèvre supérieure.

– Et là ?

– Vous touchez mon index. Et ma lèvre supérieure.

– Vraiment ? Vous en êtes sûr ?

– Oui. J'ai des sensations aux deux endroits.

– Et là ? dis-je en effleurant sa mâchoire inférieure.

– C'est mon petit doigt manquant.

J'ai bientôt découvert une carte complète de la main fantôme de Tom – sur son visage ! J'ai compris que ce que je voyais était peut-être un corrélat perceptif direct de l'actualisation de la carte que Tim Pons avait observée chez ses singes. Il n'y a effectivement pas d'autre moyen d'expliquer pourquoi toucher une zone aussi éloignée du moignon – en l'occurrence, le visage – engendrerait des sensations dans la main fantôme ; le secret tient à la représentation des parties du corps dans le cerveau, où le visage est juste à côté de la main[7].

J'ai poursuivi l'expérience. Quand je touchais le torse de Tom, son épaule droite, sa jambe droite ou ses reins, il avait des sensations seulement dans ces endroits et non dans son bras fantôme. Mais j'ai également découvert une seconde « carte » superbement dessinée de sa main manquante – dans son bras gauche à quelques centimètres au-dessus de la ligne d'amputation (figure 2.2). Frotter la surface de la peau sur cette seconde carte suscitait également des sensations très localisées sur les doigts : le pouce, etc.

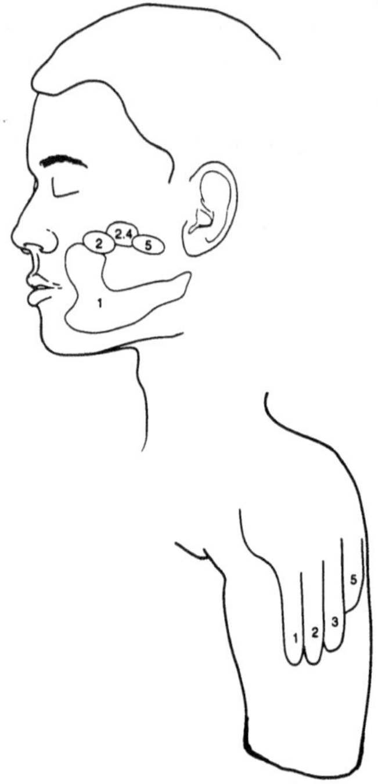

FIGURE 2.2
Les points sur la surface du corps qui produisaient des sensations dans la main fantôme (le bras gauche de ce patient avait été amputé dix ans avant nos expériences). Notez qu'il existe une carte complète des doigts (de 1 à 5) sur le visage et une seconde sur le bras. L'influx sensoriel de ces deux bouts de peau active apparemment à présent l'aire main du cerveau (soit dans le thalamus, soit dans le cortex). Si bien que lorsqu'on touche ces points, on a l'impression que les sensations viennent aussi de la main manquante.

Pourquoi deux cartes et non une seule ? Si vous regardez de nouveau l'homoncule de Penfield, vous verrez que la zone de la main dans le cerveau est flanquée de la zone du visage en dessous et du bras et de l'épaule au-dessus. L'amputation avait mis un terme à tout influx venant de la zone de la main de Tom et, par conséquent, les fibres sensorielles partant de son visage – qui normalement n'activent que l'aire du visage dans son cortex – envahissaient à présent le territoire vacant de la main et commençaient à conduire les cellules à cet endroit. Ainsi, quand je touchais le visage de Tom, il avait aussi des sensations dans sa main fantôme. Mais si l'invasion du cortex de la main vient aussi de fibres sensorielles qui innervent normalement la région du cerveau au-dessus du cortex de la main (c'est-à-dire des fibres qui viennent du bras et de l'épaule), alors toucher des points sur le bras devait aussi susciter des sensations dans la main fantôme. Et effectivement j'ai pu dresser la carte de ces points dans le bras de Tom au-dessus de son moignon. Ce genre d'agencement est précisément celui auquel on s'attendrait : un groupe de points sur le visage qui suscitent des sensations dans le membre fantôme et un second dans le bras, correspondant aux deux parties du corps représentées de chaque côté (au-dessus et en dessous) de la représentation de la main dans le cerveau[8].

Il est rare en science (notamment en neurologie) que l'on puisse émettre une prédiction simple comme celle-ci et la confirmer grâce à quelques minutes d'exploration à l'aide d'un bâtonnet. L'existence de deux groupes de points suggère fortement que l'actualisation de la carte observée chez les singes de Pons se produit aussi dans le cerveau humain. Mais il reste un doute tenace : comment être sûr que ces changements se produisent vraiment – que la carte évolue vraiment chez des gens comme Tom ? Pour obtenir une preuve plus tangible, nous avons exploité une technique d'imagerie neurale moderne, la magnétoencéphalographie, MEG, dont le principe est le suivant : si vous touchez différentes parties du corps, l'activité électrique localisée évoquée dans la carte de Penfield peut être mesurée comme des changements des champs magnétiques sur le cuir chevelu. Le principal avantage de cette technique, c'est qu'elle est non effractive ; il n'est pas nécessaire d'ouvrir le cuir chevelu du patient pour jeter un coup d'œil dans son cerveau.

Avec la MEG, il est relativement facile en une seule séance de deux heures de représenter toute la surface du corps sur celle du cerveau de toute personne disposée à s'asseoir sous l'aimant. Bien entendu, la carte qui en résulte est très semblable à celle de l'homoncule de Penfield d'origine, et on note très peu de variantes d'une personne à l'autre dans la configuration générale de la carte. Mais quand nous avons fait subir des MEG à quatre amputés du bras, nous avons découvert que les cartes avaient beaucoup changé, comme nous l'avions prédit. Par exemple, un coup d'œil à la figure 2.3 révèle que la zone de la main (hachurée) manque dans l'hémisphère droit et qu'elle a été envahie par les afférences sensorielles du visage (en blanc) et du bras (en gris). Ces observations, que j'ai faites en collaboration avec un étudiant en médecine, Tony Yang, et les neurologues Chris Gallen et Floyd Bloom, étaient en fait la première démonstration directe que ce genre de changements de grande échelle dans l'organisation du cerveau pouvait se produire chez des humains adultes.

Les implications donnent le vertige. Avant tout, elles suggèrent que des cartes cérébrales peuvent changer, parfois avec une rapidité étonnante. Cette découverte contredit carrément l'un des dogmes les plus largement acceptés en neurologie – la nature fixe des connexions dans le cerveau humain adulte. On a toujours supposé qu'une fois ce circuit, dont la carte de Penfield, mis en place pendant la vie fœtale ou dans la petite enfance, on ne peut pas grand-chose pour le modifier à l'âge adulte. On évoque souvent cette absence présumée de plasticité du cerveau adulte pour expliquer le faible taux de récupération des fonctions après une blessure cérébrale et la difficulté bien connue de soigner les troubles neurologiques. Mais les données fournies par Tom montrent que, contrairement à ce qu'on enseigne dans les manuels, de nouvelles voies, hautement précises et efficaces sur le plan fonctionnel peuvent apparaître dans le cerveau humain dès la quatrième semaine après la blessure. Il ne faut pas nécessairement en conclure que cette découverte donnera lieu à de nouveaux traitements révolutionnaires pour des syndromes neurologiques, mais cela permet un certain optimisme.

Ces découvertes peuvent également contribuer à expliquer l'existence même de membres fantômes. L'explication médicale la plus populaire, comme on l'a vu, est que des nerfs qui innervaient jadis la main se mettent à innerver le moignon. En outre, ces terminaisons nerveuses effilochées forment de petits amas de tissu cicatriciel, des névromes, qui peuvent être très douloureux. Quand les névromes sont irrités, dit la théorie, ils renvoient des influx à la zone de la main initiale dans le cerveau, de sorte que le cerveau est induit en erreur, amené à tort à penser que la main est toujours là : d'où le membre fantôme et la notion que la douleur qui l'accompagne survient parce que les névromes sont douloureux.

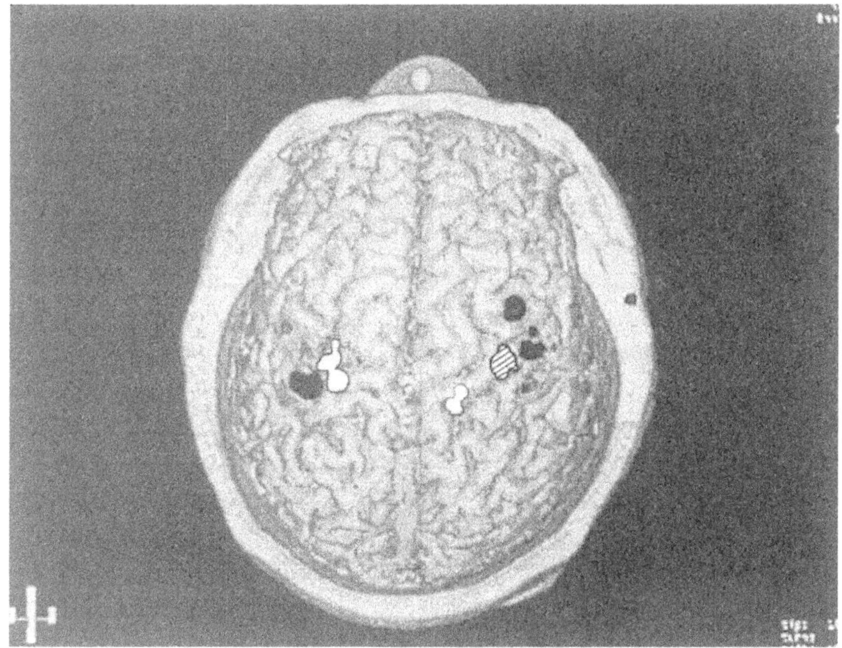

FIGURE 2.3
Image de magnétoencéphalographie superposée sur une image de résonance magnétique du cerveau d'un patient dont le bras droit a été amputé au-dessus du coude. Le cerveau est vu du dessus. L'hémisphère droit montre une activation normale des zones de la main (hachurée), du visage (en noir) et du bras (en blanc) du cortex correspondant à la carte de Penfield. Dans l'hémisphère gauche, il n'y a pas d'activation correspondant à la main droite manquante, mais l'activité du visage et du bras s'est « étendue » à cette zone.

En se fondant sur ce raisonnement fragile, des chirurgiens ont mis au point différents traitements pour la douleur du membre fantôme qui consistent à sectionner et à enlever des névromes. Certains patients connaissent un soulagement temporaire, mais le plus étonnant, c'est que les douleurs reviennent généralement pour de bon. Pour les soulager, les chirurgiens procèdent parfois à une deuxième voire à une troisième amputation (ce qui raccourcit de plus en plus le moignon), mais quand on y pense, c'est absurde. Pourquoi une seconde amputation aiderait-elle ? On s'attend plutôt à l'apparition d'un second fantôme, et c'est justement ce qui se produit généralement. C'est sans fin.

Certains chirurgiens pratiquent même des radicotomies postérieures pour traiter la douleur du membre fantôme, en coupant les nerfs sensitifs allant dans la moelle épinière. Parfois cela marche, parfois, non. D'autres tentent l'opération encore plus radicale qui consiste à couper les faisceaux spino-thalamiques dans le cordon antérolatéral de la moelle épinière elle-même – ce qu'on appelle une chordotomie – pour empêcher les influx d'atteindre le cerveau, mais cela reste souvent inefficace. Ou ils iront jusqu'au thalamus, relais du cerveau qui traite les signaux avant qu'ils ne soient envoyés dans le cortex pour se rendre compte qu'ils n'ont pas soulagé le malade. Ils peuvent toujours chasser le fantôme de plus en plus loin dans le cerveau, ce n'est pas comme ça qu'ils le trouveront.

Pourquoi ? Une des raisons en est à coup sûr que le fantôme n'existe dans aucune de ces régions, mais dans des zones plus centrales du cerveau, où s'est produite l'actualisation de la carte. En gros, le fantôme émerge non du moignon, mais du visage et de la mâchoire, parce que chaque fois que Tom sourit ou remue son visage et ses lèvres, les influx nerveux activent la zone « main » de son cortex, créant l'illusion que sa main est encore là. Stimulé par tous ces signaux trompeurs, le cerveau de Tom a littéralement une hallucination de son bras et peut-être est-ce là justement l'essence d'un membre fantôme. Si tel est le cas, le seul moyen de s'en débarrasser serait de pratiquer l'ablation de sa mâchoire. (Si on y réfléchit, cela n'avancerait pas non plus à grand-chose. Il se retrouverait probablement avec une mâchoire fantôme. Ce serait également sans fin.)

Cependant, l'actualisation de la carte ne peut tout expliquer. Tout d'abord, elle n'explique pas pourquoi Tom et d'autres patients ont la sensation d'être capables de bouger volontairement leur membre fantôme ni pourquoi ce dernier peut changer de position. D'où viennent ces sensations de mouvement ? Ensuite, elle n'explique pas non plus ce qui préoccupe avant tout médecins et patients, à savoir la genèse du membre fantôme. Nous explorerons ces deux sujets dans le prochain chapitre.

Quand nous pensons aux sensations relatives à la peau, c'est généralement le sens du toucher qui nous vient à l'esprit. En fait, des voies nerveuses distinctes servant de médium aux sensations de chaleur, de froid et de douleur naissent aussi sur la surface de la peau. Ces sensations ont leurs propres zones-cibles ou cartes dans le cerveau, mais les voies qu'elles empruntent peuvent former des entrelacs complexes avec d'autres. Si c'est le cas, une telle actualisation pourrait-elle aussi se produire dans ces voies plus anciennes sur le plan de l'évolution indépendamment de celle qui se produit pour le toucher ? En d'autres termes, l'actualisation de la carte observée chez Tom et chez les singes de Pons est-elle particulière au toucher ou bien signale-t-elle un principe très général – se produirait-elle pour des sensations telles que la chaleur, le froid, la douleur ou la vibration ? Et si tel était le cas, verrait-on des exemples d'erreurs de branchement accidentelles de sorte qu'au toucher, on pourrait avoir une sensation de chaleur ou de douleur ? Ou resteraient-elles distinctes ? Comment des millions de connexions nerveuses dans le cerveau s'associent-elles si précisément pendant le développement – dans quelle mesure cette précision est-elle préservée lorsqu'elles sont réorganisées après une blessure –, voilà une question d'un grand intérêt pour les scientifiques cherchant à comprendre le développement des voies dans le cerveau.

Pour enquêter là-dessus, j'ai lâché une goutte d'eau chaude sur le visage de Tom. Il l'a immédiatement sentie à cet endroit-là, mais a aussitôt signalé que sa main fantôme connaissait une sensation de chaleur. Quand l'eau lui coula accidentellement sur le visage, il s'exclama, extrêmement surpris, qu'il sentait l'eau chaude dégouliner le long de son bras fantôme. Il m'a montré ce qui se passait à l'aide de sa main normale. Cela fait un bout de temps que je travaille dans des cliniques neurologiques, mais je n'avais jamais rien vu d'aussi remarquable – un patient localisant systématiquement de manière erronée une sensation complexe comme un « écoulement d'eau ».

Ces expériences impliquent que de nouvelles connexions très précises et très organisées peuvent se former dans le cerveau adulte en quelques jours. Mais elles ne nous disent pas comment ces nouvelles voies émergent, ni quels sont les mécanismes sous-jacents au niveau cellulaire.

Deux possibilités me viennent à l'esprit. Tout d'abord, la réorganisation pourrait impliquer un bourgeonnement – la croissance de fait de nouvelles branches à partir de fibres nerveuses qui innervent normalement la région du visage vers des cellules dans la zone du cortex correspondant à la main. Si cette hypothèse s'avérait, elle serait parfaitement remarquable puisqu'il est difficile de voir comment un bourgeonnement hautement spécialisé pourrait se produire sur des distances relativement longues (dans le cerveau plusieurs millimètres pourraient aussi bien être un kilomètre) et sur une période aussi courte. En outre, même si bourgeonnement il y a, comment les nouvelles fibres « sauraient »-elles où aller ? On peut imaginer un méli-mélo de connexions, mais non des voies à l'organisation précise.

La seconde possibilité est qu'il existe en fait une redondance énorme de connexions dans le cerveau adulte normal mais que la plupart des « doublures » ne fonctionnent pas ou n'ont pas de fonction évidente. Comme des troupes de réserve, elles ne sont peut-être appelées à agir qu'en cas de besoin. Ainsi, même dans des cerveaux adultes normaux et sains, il y aurait des influx nerveux du visage vers la carte du visage dans le cerveau ainsi que vers la carte de la main. Si c'est le cas, il nous faut supposer que cet influx occulte ou caché est ordinairement inhibé par les fibres sensorielles arrivant de la main réelle. Mais quand on enlève la main, cet influx silencieux venant de la peau du visage est démasqué et autorisé à s'exprimer de sorte que toucher le visage active maintenant la zone main et fait naître des sensations dans la main fantôme. Ainsi, chaque fois que Tom siffle, il sent un chatouillis dans son bras fantôme.

Nous n'avons pour l'instant aucun moyen de faire clairement la distinction entre ces deux théories, même si mon intuition me dit que les deux mécanismes interviennent. Après tout, nous avons observé l'effet chez Tom en moins de quatre semaines et cela paraît trop court pour un bourgeonnement. Le Dr David Borsook [9], mon confrère au Massachusetts General Hospital, a observé des effets semblables chez un patient dans les vingt-quatre heures suivant une amputation. Il est inconcevable qu'un bourgeonnement ait lieu en aussi peu de temps. On obtiendra une réponse définitive là-dessus en suivant simultanément les changements de perception et les changements cérébraux (à l'aide de l'imagerie) chez un patient sur plusieurs jours. Si Borsook et moi avons raison, l'image complètement statique de ces cartes qu'on obtient en regardant des diagrammes de manuel est très trompeuse et il nous faut repenser complètement la signification des cartes du cerveau. Loin de signaler un emplacement précis sur la peau, chaque neurone de la carte est dans un état d'équilibre dynamique avec d'autres neurones voisins ; sa signification dépend largement de ce que font (ou ne font pas) d'autres neurones dans le voisinage.

Ces découvertes soulèvent une question évidente : si on perd une autre partie du corps que la main, ce même genre d'actualisation de la carte se produira-t-il ? À la publication de mes études sur Tom, j'ai reçu de nombreuses lettres et coups de téléphone d'amputés désireux d'en savoir plus. Certains d'entre eux avaient entendu dire que les sensations fantômes étaient imaginaires et ils se disaient soulagés d'apprendre que ce n'était pas vrai. (Les patients trouvent toujours réconfortant de savoir qu'il existe une explication logique à leurs symptômes autrement inexplicables ; rien n'est plus insultant que de s'entendre dire que la douleur est « entièrement dans votre tête ».)

Un jour, j'ai reçu un coup de fil d'une jeune femme de Boston. « Docteur Ramachandran, me dit-elle, je suis étudiante à l'hôpital Beth Israël et j'étudie depuis plusieurs années la maladie de Parkinson. Récemment j'ai décidé de passer à l'étude des membres fantômes.

– Merveilleux. Ce sujet est resté ignoré pendant trop longtemps. Dites-moi ce que vous étudiez.

– L'année dernière, j'ai eu un terrible accident dans la ferme de mon oncle. J'ai perdu ma jambe gauche sous le genou et j'ai un membre fantôme depuis. Mais je vous appelle pour vous remercier parce que votre article m'a permis de comprendre ce qui se passe. (Elle s'éclaircit la voix.) Il m'arrive une chose vraiment étrange depuis mon amputation. Chaque fois que je fais l'amour, j'ai des sensations bizarres dans mon pied fantôme. Je n'ai osé en parler à personne. Mais quand j'ai vu vos diagrammes montrant que, dans le cerveau, le pied est à côté des parties génitales, j'ai aussitôt compris... »

Elle avait fait l'expérience, en le comprenant mieux que la plupart d'entre nous, du phénomène de l'actualisation de la carte. Dans la carte de Penfield, le pied est à côté des parties génitales. Donc, un unijambiste stimulé dans ses parties génitales connaîtra des sensations dans sa jambe fantôme. Voilà à quoi on s'attendrait si les influx nerveux de la zone génitale devaient envahir le territoire libéré par le pied.

Le lendemain, le téléphone a de nouveau sonné. Cette fois, c'était un ingénieur de l'Arkansas.

– Docteur Ramachandran ?

– Lui-même.

– J'ai lu un article sur votre travail dans le journal, c'est vraiment passionnant. J'ai perdu ma jambe sous le genou il y a environ deux mois, mais il reste encore quelque chose qui m'échappe. J'ai besoin de vos lumières.

– De quoi s'agit-il ?

– Eh bien, c'est un peu embarrassant.

J'ai deviné ce qui allait suivre.

– Docteur, chaque fois que j'ai des rapports sexuels, j'ai des sensations dans mon pied fantôme. Comment l'expliquez-vous ? Mon médecin dit que cela ne tient pas debout.

– Écoutez. Il est possible que les parties génitales se trouvent juste à côté du pied dans les cartes cérébrales du corps. Ne vous inquiétez pas pour cela.

Il eut un rire nerveux :

– Tout ça, c'est très bien, docteur. Mais vous ne comprenez toujours pas. Voyez-vous, j'ai un orgasme dans le pied. Et de ce fait, il est beaucoup plus important qu'avant parce qu'il n'est plus restreint à mes parties génitales.

Les patients n'inventent pas ce genre d'histoires. Quatre-vingt-dix-neuf pour cent du temps, ils disent la vérité, et si cela paraît incompréhensible, c'est généralement parce que nous ne sommes pas assez futés pour comprendre ce qui se passe dans leur cerveau. Ce monsieur me disait qu'il lui arrivait de connaître davantage de plaisir depuis son amputation. Cela sous-entendait que non seulement la sensation tactile mais aussi les sensations érotiques du plaisir étaient passées dans son pied. (Un confrère m'a suggéré d'intituler ce livre « L'homme qui prenait son pied pour un pénis ».)

Cela m'a conduit à m'interroger sur l'origine des fétichismes du pied chez les gens normaux, un sujet qui – bien que non essentiel dans notre vie mentale – intrigue tout le monde. (Le livre de Madonna, *Sex*, consacre un chapitre entier au pied.) L'explication traditionnelle du fétichisme du pied vient, bien entendu, de Freud. Selon lui, le pénis ressemble au pied, d'où le fétichisme. Mais si c'est le cas, pourquoi pas une autre partie allongée du corps ? Pourquoi pas un fétichisme de la main ou du nez ? Selon moi, cela s'explique simplement parce que, dans le cerveau, le pied est voisin des parties génitales. Peut-être nombre de soi-disant êtres normaux ont-ils quelques inversions de branchement, ce qui expliquerait pourquoi on aime bien qu'on nous suce les orteils. Les voies de la science sont souvent tortueuses et imprévisibles, mais je n'aurais jamais cru que je commencerais par chercher une explication aux membres fantômes et que je finirais par expliquer aussi le fétichisme du pied.

Étant donné ces hypothèses, d'autres prédictions suivent[10]. Que se passe-t-il quand le pénis est amputé ? On traite parfois le cancer du pénis par une amputation, et nombre des patients concernés se retrouvent avec un pénis fantôme – voire des érections fantômes ! Dans ce cas, on s'attendrait à ce que la stimulation des pieds soit ressentie dans le pénis fantôme. Un tel patient tirerait-il un plaisir particulier de la pratique des claquettes ?

Et la mastectomie ? Un neurologue italien, le Dr Salvatore Aglioti, a récemment découvert qu'une certaine proportion des femmes ayant subi une mastectomie ont des seins fantômes. Il s'est donc demandé quelles parties du corps étaient représentées à côté des seins. En stimulant des régions voisines sur le torse, il a découvert que des parties du sternum et de la clavicule, quand on les touchait, produisaient des sensations dans le téton fantôme. En outre, cette actualisation de la carte se produisait deux jours après l'opération.

Aglioti a également découvert à sa grande surprise qu'un tiers des femmes ayant subi des mastectomies évoquaient des picotements, des sensations érotiques dans leurs tétons fantômes lorsqu'on stimulait les lobes de leurs oreilles. Mais cela ne se produisait que dans le sein fantôme, pas dans le réel de l'autre côté. Il s'est dit que dans une des cartes du corps (il y en a d'autres que celle de Penfield), le téton et l'oreille devaient être voisins. On en vient à se demander pourquoi de nombreuses femmes disent avoir des sensations érotiques quand on leur tripote les oreilles pendant les préliminaires sexuels. Est-ce une coïncidence ou bien cela a-t-il un rapport avec l'anatomie du cerveau ? (Même dans la carte de Penfield initiale, les parties génitales de la femme sont juste à côté des tétons.)

Un exemple moins excitant d'actualisation de la carte pour l'oreille vient du Dr A.T. Caccace. Ce neurologue m'a parlé d'un phénomène extraordinaire appelé l'acouphène du regard. Les gens qui en sont atteints ont un problème étrange. Lorsqu'ils regardent vers la gauche (ou vers la droite), ils entendent un tintement. S'ils regardent droit devant eux, rien ne se produit. Les médecins connaissent ce syndrome depuis longtemps sans pouvoir l'expliquer. Pourquoi cela se passe-t-il quand on tourne les yeux ? Pourquoi cela se produit-il ?

Après avoir lu le cas de Tom, le Dr Caccace a été frappé par les similitudes entre les membres fantômes et l'acouphène du regard, car il savait que ses patients avaient été victimes d'une lésion du nerf auditif – le conduit principal reliant l'oreille interne au tronc cérébral. Une fois dans le tronc cérébral, le nerf auditif s'attache au noyau auditif, voisin d'une autre structure du nom de nerf moteur oculaire commun. Cette deuxième structure voisine envoie des ordres aux yeux, leur donnant l'instruction de bouger. Eurêka ! l'énigme est résolue[11]. À cause de la lésion du patient, le noyau auditif ne reçoit plus d'influx d'une oreille. Les axones du centre du mouvement de l'œil dans le cortex envahissent le noyau auditif si bien que chaque fois que le cerveau envoie l'ordre de bouger les yeux, cet ordre est envoyé par inadvertance au noyau du nerf auditif et se traduit par un tintement.

L'étude des membres fantômes offre des aperçus fascinants de l'architecture du cerveau, son extraordinaire capacité de développement et de renouveau[12]. Elle pourrait même expliquer pourquoi se faire du pied est si agréable. Toutefois, environ la moitié des gens ayant des membres fantômes connaissent aussi la manifestation la plus désagréable du phénomène – la douleur du membre fantôme. La vraie douleur, comme celle du cancer, est déjà difficile à traiter ; imaginez le défi que cela représente de soigner une douleur dans un membre qui n'existe même pas ! On ne peut pas faire grand-chose pour l'instant pour soulager cette souffrance, mais peut-être l'actualisation de la carte observée chez Tom peut-elle expliquer pourquoi elle survient. Nous savons, par exemple, qu'une douleur fantôme irréductible peut apparaître des semaines ou des mois après l'amputation. Lorsque le cerveau s'adapte et que les cellules font lentement de nouvelles connexions, peut-être se glisse-t-il une légère erreur dans l'actualisation, de sorte qu'une partie de l'influx sensoriel venant des récepteurs du toucher se relie accidentellement aux zones de la douleur dans le cerveau ? Si cela devait se produire, chaque fois que le patient sourit ou se frotte accidentellement la joue, les sensations de toucher seraient vécues comme une douleur insupportable. Ce n'est presque certainement pas toute l'explication de la douleur fantôme (comme nous allons le voir dans le prochain chapitre), mais c'est un bon point de départ.

Un jour Tom sortait de mon cabinet quand je n'ai pu m'empêcher de lui poser une question évidente. Pendant les quatre dernières semaines, avait-il remarqué l'une de ces sensations dans sa main fantôme quand on touchait son visage – lorsqu'il se rasait chaque matin, par exemple ?

– Non, me répondit-il, mais parfois ma main fantôme me démange affreusement et je ne sais jamais quoi faire. Mais maintenant, ajouta-t-il en se tapotant la joue en m'adressant un clin d'œil, je sais exactement où gratter.

CHAPITRE 3

Chasser le fantôme

Vous ne vous identifiez jamais à l'ombre projetée par votre corps, ni à son reflet, ni au corps vu en rêve ou dans votre imagination. Pourquoi donc vous identifiriez-vous à ce corps vivant ?

SHANKARA, *Écrits védiques.*

Un journaliste demanda un jour au célèbre biologiste J.B.S. Haldane ce que ses études lui avaient appris de Dieu : « S'Il existe, le Créateur doit porter un amour immodéré aux coléoptères », répondit-il. En effet, les coléoptères comptent plus d'espèces différentes que n'importe quel autre groupe de créatures vivantes. De même, un neurologue pourrait conclure que Dieu est un cartographe. Il doit vouer un amour immodéré aux cartes, puisque, où qu'on regarde dans le cerveau, elles abondent. Par exemple, on en compte plus de trente différentes pour la seule vision. Idem pour les sensations tactiles ou somatiques – toucher, sens arthrocinétique et kinesthésique –, il existe plusieurs cartes, dont, comme nous l'avons vu au chapitre précédent, le célèbre homoncule de Penfield, une carte drapée sur une bande verticale du cortex sur des deux côtés du cerveau. Ces cartes restent relativement stables durant la vie, contribuant ainsi à garantir que la perception est généralement exacte et fiable. Comme nous l'avons vu, elles ne cessent aussi d'être actualisées et perfectionnées selon les caprices de l'influx sensoriel. Rappelez-vous. Quand le bras de Tom a été amputé, le grand morceau de cortex correspondant à sa main manquante a été « repris » par des influx sensoriels de son visage. Si je touche le visage de Tom, le message sensoriel va à présent vers deux zones – l'aire faciale initiale (comme il se doit) mais aussi l'aire de la main. Ce genre de modification des cartes cérébrales peut expliquer l'apparition du membre fantôme de Tom peu après l'amputation. Chaque fois qu'il sourit ou active spontanément ses nerfs faciaux, l'activité stimule son « aire main », ce qui le conduit à penser à tort que sa main est toujours là.

Il doit y avoir autre chose. Tout d'abord, cela n'explique pas pourquoi tant de gens ayant des membres fantômes affirment pouvoir bouger volontairement leurs membres « imaginaires ». Quelle est la source de cette illusion de mouvement ? Ensuite, cela n'explique pas le fait que ces patients ressentent parfois une douleur intense dans le membre manquant, phénomène qu'on appelle la douleur fantôme. Enfin, que dire d'une personne née sans bras ? L'actualisation de la carte se produit-elle aussi dans son cerveau ou bien l'aire main du cortex ne se développe-t-elle tout simplement jamais parce qu'elle n'a jamais eu de bras ? Aurait-elle l'impression d'avoir un membre fantôme ? Peut-on naître avec des membres fantômes ?

L'idée paraît grotesque, mais s'il est une chose que j'ai apprise avec le temps, c'est que la neurologie regorge de surprises. Quelques mois après la publication de notre premier rapport sur les membres fantômes, j'ai rencontré Mirabelle Kumar, une étudiante indienne de vingt-cinq ans que m'envoyait le Dr Sathyajit Sen, conscient de mon intérêt pour les membres fantômes. Mirabelle était née sans bras. Elle n'avait que deux courts moignons au bout de ses épaules. La radio révéla que ces moignons contenaient la tête de l'humérus (l'os du bras), mais il n'y avait trace ni d'un radius, ni d'un cubitus. Même les os minuscules des mains manquaient, bien qu'on pût observer une trace d'ongles rudimentaires dans le moignon.

Mirabelle est entrée dans mon bureau par une chaude journée d'été, le visage empourpré après avoir monté trois étages à pied. Cette jeune femme séduisante et enjouée affichait également une expression qui annonçait que la pitié n'était pas de mise avec elle.

Après l'avoir invitée à s'asseoir, je lui ai posé des questions simples : d'où venait-elle, où avait-elle fait ses études, à quoi s'intéressait-elle, etc. Elle perdit rapidement patience :

– Écoutez ! Que voulez-vous savoir exactement ? Si j'ai des membres fantômes, n'est-ce pas ? Allons droit au but, d'accord ?

– Eh bien, oui, en fait, nous faisons des expériences sur des membres fantômes. Nous nous intéressons à...

– Oui. Parfaitement. Je n'ai jamais eu de bras. Je n'ai jamais eu que ça. (S'aidant adroitement de son menton, elle retira ses prothèses, les lâcha sur mon bureau et brandit ses moignons.) Et pourtant, j'ai toujours eu la sensation d'avoir des membres fantômes. Dès l'enfance.

J'étais sceptique. Mirabelle se racontait-elle des histoires ? Peut-être éprouvait-elle un profond désir de conformité, de normalité. Je commençais à prendre des accents freudiens. Comment être sûr qu'elle ne fabulait pas ?

– Comment savez-vous que vous avez des membres fantômes ?

– Pendant que je vous parle, ils s'agitent. Ils désignent des objets, comme les vôtres.

Je me penchai vers elle, captivé.

– Ils présentent aussi une autre particularité : Ils ne sont pas aussi longs qu'ils devraient l'être. Il leur manque environ quinze à vingt centimètres.

– Comment le savez-vous ?

– Eh bien, quand je mets mes prothèses, mes membres fantômes sont beaucoup plus courts qu'elles, me dit Mirabelle en me regardant droit dans les yeux. Mes doigts fantômes devraient se trouver à la hauteur des doigts artificiels, comme un gant, mais mon bras est trop court d'environ quinze centimètres. C'est agaçant, gênant. Je finis généralement par demander au prothésiste de réduire la longueur de mes bras artificiels, mais il prétend qu'ils auraient l'air bizarrement courts. Alors nous cherchons un compromis. Il me donne des membres plus courts que la moyenne, mais pas courts au point de paraître déplacés. (Elle désigna une des prothèses posées sur mon bureau.) Elles sont un peu plus courtes que des bras normaux, mais personne ne s'en rend compte.

Ce fut pour moi une preuve que Mirabelle ne prenait pas ses désirs pour des réalités. Si elle tenait tant à ressembler aux autres, pourquoi réclamerait-elle des bras plus courts que la normale ? Il devait se passer quelque chose dans son cerveau qui faisait naître cette conscience vivace des membres fantômes.

Mirabelle précisa encore :

– Quand je marche, docteur, mes bras fantômes ne se balancent pas comme des bras normaux, comme les vôtres. Ils restent figés sur les côtés, comme ceci. (Elle se leva, laissant pendre ses moignons.) Mais quand je parle, mes bras fantômes gesticulent. En fait, ils bougent à l'instant même.

Ce n'est pas aussi mystérieux qu'on pourrait le croire. La région du cerveau responsable du balancement des bras quand on marche est très différente de celle qui contrôle les gestes. Peut-être que le circuit nerveux commandant le balancement des bras ne peut survivre très longtemps sans un feed-back continu des membres. Il disparaît ou ne parvient pas à se développer quand les bras manquent. Mais le circuit nerveux commandant la gesticulation – activé pendant qu'on s'exprime – est peut-être déterminé génétiquement pendant le développement. (Le circuit correspondant doit probablement précéder le langage parlé.) Le circuit nerveux qui génère ces commandes dans le cerveau de Mirabelle semble avoir survécu intact, bien qu'elle n'ait jamais reçu aucun feed-back ni visuel, ni kinesthésique de ces « bras ». Bien que son corps ne cesse de lui répéter qu'elle n'a pas de bras, cela ne l'empêche pas de continuer à gesticuler.

Cela suggère que le circuit nerveux commandant l'image corporelle de Mirabelle doit avoir une origine en partie génétique qui ne dépend pas exclusivement des expériences motrices et tactiles. Certains articles médicaux anciens prétendent que des patients qui naissent privés de certains membres ne connaissent pas de fantômes. Mais ce que j'ai vu chez Mirabelle implique que chacun de nous a une image interne du corps et des membres à la naissance – une image capable de survivre indéfiniment, malgré des informations contradictoires venant des sens [1].

Outre ces gesticulations spontanées, Mirabelle peut également bouger volontairement ses bras fantômes, et cela se vérifie aussi chez des patients amputés à l'âge adulte. Comme Mirabelle, la plupart de ces patients peuvent « saisir » des objets, désigner quelque chose, faire au revoir de la main, donner une poignée de main, ou faire des gestes compliqués avec le membre fantôme. Ils savent que cela paraît dingue puisqu'ils savent très bien que leur bras n'est plus là, mais ces expériences sensorielles sont très réelles pour eux.

Je ne mesurais pas à quel point jusqu'à ma rencontre avec John McGrath, un amputé du bras qui me téléphona après avoir vu un reportage à la télévision sur les membres fantômes. Sportif amateur accompli, John avait perdu son bras gauche juste en dessous du coude trois ans avant. « Quand je joue au tennis, mon bras fantôme fait ce qu'il est censé faire. Il va vouloir lancer la balle en l'air quand je sers, ou chercher à m'équilibrer quand je renvoie une balle difficile. Il essaie toujours de décrocher le téléphone. Il fait même signe d'apporter l'addition au restaurant. »

John avait une main fantôme qui donnait l'impression d'être directement rattachée au moignon sans bras entre les deux. Toutefois, si on plaçait, par exemple, une tasse à trente ou soixante centimètres du moignon, John pouvait essayer de l'atteindre. À ce moment-là, il avait l'impression que sa main fantôme faisait un zoom avant pour saisir la tasse.

J'ai eu une idée. Et si je demandais à John de tendre la main vers la tasse ? Et si je la lui retirais avant qu'il ne la « touche » avec sa main fantôme ? Son membre fantôme allait-il s'étirer, comme le bras en caoutchouc d'un personnage de dessin animé, ou bien s'arrêterait-il là où s'arrête normalement le bras ? Jusqu'où allais-je pouvoir éloigner la tasse avant que John me signale qu'elle devenait hors de portée ? Pourrait-il décrocher la Lune ? Ou bien les limites physiques qui s'appliquent à un bras réel s'appliquent-elles aussi au fantôme ?

J'ai placé une tasse devant John et je lui ai demandé de la prendre. Lorsqu'il m'a annoncé qu'il tendait la main, j'ai retiré la tasse.

– Ah ! hurla-t-il. Ne faites pas ça.

– Que se passe-t-il ?

– Je venais d'enrouler mes doigts autour de l'anse quand vous avez tiré. Vous m'avez fait mal !

Allons ! J'arrache une vraie tasse de doigts fantômes et la personne hurle ! Les doigts étaient illusoires, bien sûr, mais la douleur était réelle – en fait si intense que je n'ai pas osé répéter l'expérience.

Mon expérience avec John m'a conduit à m'interroger sur le rôle de la vision pour étayer l'expérience du membre fantôme. Pourquoi le simple fait de « voir » la tasse tirée en arrière déboucherait-il sur une douleur ? Avant de répondre à cette question, il faut savoir pourquoi on devrait ressentir un mouvement dans un membre fantôme. Si vous fermez les yeux et que vous bougez le bras, vous pouvez bien sûr sentir sa position et son mouvement à cause des récepteurs des articulations et des muscles. Mais ni John ni Mirabelle ne possèdent ces récepteurs. Ils n'ont pas de bras. D'où viennent donc ces sensations ?

L'ironie a voulu que je découvre la première clé de ce mystère en prenant conscience que de nombreux patients dotés de membres fantômes – environ un tiers d'entre eux – ne sont pas capables de les bouger. Leurs explications varient : « J'ai le bras coulé dans du ciment, docteur. » Ou encore : « Il est immobilisé dans un bloc de glace. » « J'essaie de le bouger, mais je ne peux pas, me dit Irene, une de nos patientes. Il refuse d'obéir. » Avec son bras intact, Irene montra la position de son bras fantôme, figé dans une drôle de position tordue. Il était ainsi depuis une bonne année. Elle craignait toujours de le « cogner » quand elle franchissait une porte et d'avoir encore plus mal.

Comment un membre fantôme – inexistant – peut-il être paralysé ? On dirait un oxymore.

En étudiant les dossiers, j'ai découvert que nombre de ces patients avaient présenté jadis une pathologie des nerfs entre le bras et la moelle épinière. Ils avaient vraiment eu un bras paralysé, en écharpe ou dans le plâtre pendant quelques mois avant de finir par être amputés parce que leur bras inerte constituait une gêne. On leur avait conseillé l'amputation, dans une tentative peu judicieuse pour éliminer la douleur ou corriger des défauts de posture dus au membre paralysé. Il n'est guère étonnant qu'après leur opération, ces patients aient eu la sensation d'un membre fantôme, mais à leur grande consternation, le membre fantôme restait coincé dans la même position qu'avant l'amputation, comme si le souvenir de la paralysie survivait dans le membre fantôme.

Nous sommes donc confrontés à un paradoxe. Mirabelle n'a jamais eu de bras, mais elle peut remuer ses bras fantômes. Irene n'a perdu son bras que depuis un an, mais elle est incapable de le bouger d'un iota. Que faut-il en penser ?

Pour répondre à cette question, regardons de plus près l'anatomie et la physiologie des systèmes moteur et sensoriel dans le cerveau humain. Pensons à ce qui se passe quand nous fermons les yeux et que nous gesticulons. Nous avons une sensation très vive de notre corps, de la position de nos membres et de leurs mouvements. Deux éminents neurologues anglais,

Lord Russell Brain et Henry Head ont inventé l'expression « image du corps » pour rendre compte de cet ensemble d'expériences intérieures – l'image interne et le souvenir d'un corps dans l'espace et le temps. Pour créer et maintenir cette image du corps à tout instant donné, vos lobes pariétaux associent des informations provenant de nombreuses sources : les muscles, les articulations, les yeux et les centres moteurs.

Quand vous décidez de bouger la main, la série d'événements menant à ses mouvements naît dans les lobes frontaux – notamment dans la bande verticale de tissu cortical que l'on appelle le cortex moteur. Cette bande se situe juste en avant du sillon qui sépare le lobe frontal du lobe pariétal. Comme l'homoncule sensoriel qui occupe la région juste à l'arrière de ce sillon, le cortex moteur contient une « carte » inversée du corps entier – sauf qu'il s'occupe plutôt d'envoyer des signaux aux muscles que d'en recevoir de la peau.

Les expériences montrent que le cortex moteur primaire s'occupe surtout de mouvements simples comme de remuer les doigts ou de faire claquer ses lèvres. L'aire voisine, que l'on appelle *le cortex prémoteur*, semble être chargée de savoir-faire plus complexes comme d'agiter la main ou d'empoigner une rampe. *Cette aire motrice complémentaire* est une sorte de maître des cérémonies qui transmet des instructions précises à propos de la séquence de mouvements requis au cortex moteur. Les influx nerveux qui dirigeront alors ces mouvements voyagent du cortex moteur en longeant la moelle épinière jusqu'aux muscles du côté opposé du corps, ce qui vous permet d'agiter la main ou de vous mettre du rouge à lèvres.

Chaque fois qu'un « ordre » est envoyé de *l'aire motrice complémentaire* au cortex moteur, il va dans les muscles qui finissent par bouger[2]. En même temps, des copies identiques du signal d'ordre sont transmises à deux autres aires importantes de « traitement » – le cervelet et les lobes pariétaux – pour les informer de l'action envisagée.

Une fois ces signaux d'ordre envoyés aux muscles, une boucle de rétrocontrôle se met en branle. Ayant reçu l'ordre de bouger, les muscles exécutent le mouvement. À leur tour, les signaux venant des fuseaux neuromusculaires et des articulations sont renvoyés vers le cerveau, via la moelle épinière, informant le cervelet et les lobes pariétaux que « oui, l'ordre est correctement exécuté ». Ces deux structures vous aident à comparer votre intention avec l'exécution, agissant comme un thermostat dans une boucle d'asservissement, et modifiant les ordres moteurs selon le besoin (en freinant s'ils sont trop rapides ou en accélérant s'ils sont trop lents). Les intentions se transforment ainsi en mouvements parfaitement coordonnés.

Revenons à nos patients pour voir le rapport avec l'expérience des membres fantômes. Quand John décide de remuer son bras fantôme, la partie frontale de son cerveau envoie encore un message d'ordre, puisque cette zone particulière du cerveau de John ne « sait » pas que son bras manque – bien que John « l'individu » en soit parfaitement conscient. Les ordres continuent à être contrôlés par le lobe pariétal et sont ressentis comme des mouvements. Mais il s'agit des mouvements fantômes d'un bras fantôme.

Ainsi l'expérience du membre fantôme semble dépendre de signaux venant d'au moins deux sources. La première est l'actualisation de la carte ; rappelez-vous que les influx sensoriels venant du visage et du bras activent des aires cérébrales qui correspondent à la « main ». Ensuite, chaque fois que le centre d'ordre moteur envoie des signaux au bras manquant, une description de ces ordres est également envoyée au lobe pariétal contenant notre image du corps. La convergence des informations issues de ces deux sources donne une image dynamique et vibrante du bras fantôme à tout instant donné – une image constamment actualisée tandis que le bras « bouge ».

Dans le cas d'un vrai bras, il existe une troisième source d'information, à savoir les influx nerveux des articulations, des ligaments et des fuseaux neuromusculaires de ce bras. Bien entendu le bras fantôme n'a pas ces tissus et leurs signaux, mais étrangement cela ne semble pas empêcher le cerveau d'être convaincu à tort que ce membre bouge – du moins pendant les premiers mois ou premières années suivant l'amputation.

Cela nous ramène à une question antérieure. Comment un membre fantôme peut-il être paralysé ? Pourquoi reste-t-il « figé » après l'amputation ? Il est possible que, lorsque le vrai membre est paralysé, immobilisé dans une écharpe ou une attelle, le cerveau envoie ses ordres habituels – « remue ce bras », « bouge cette jambe ». L'ordre est surveillé par le lobe pariétal, mais cette fois il ne reçoit pas le feed-back visuel convenable. Le système visuel dit : « Non, ce bras ne bouge pas. » L'ordre est de nouveau envoyé – « bras, bouge ». Le feed-back visuel revient, informant à répétition le cerveau que le bras ne bouge pas. Finalement, le cerveau apprend que le bras ne bouge pas et une sorte de « paralysie acquise » s'imprime dans le circuit cérébral. On ignore à quel endroit exact cela se produit, mais cela peut être en partie dans les centres moteurs et en partie dans les régions pariétales concernées par l'image du corps. Quelle que soit l'explication physiologique, quand le bras finit par être amputé, l'individu est coincé avec cette image du corps corrigée : un fantôme paralysé.

Si on peut apprendre la paralysie, est-il possible de la désapprendre ? Et si Irene envoyait un message « bouge » à son bras fantôme et que, chaque fois, elle récupère un signal visuel lui disant qu'il bouge, que oui, il obéit à son ordre ? Mais comment peut-elle obtenir un feed-back visuel puisqu'elle n'a pas de bras ? Est-il possible d'amener ses yeux par la ruse à voir un fantôme ?

J'ai songé à la réalité virtuelle. Peut-être pourrions-nous créer l'illusion virtuelle qu'elle a récupéré son bras et que ce dernier obéit à ses ordres. Mais cette technologie qui coûte plus d'un demi-million de dollars aurait épuisé mon budget de recherches en un seul achat. C'est alors que j'ai eu l'idée d'utiliser un banal miroir pour l'expérience.

Pour permettre à des patients comme Irene de voir bouger leurs membres inexistants, nous avons construit une boîte de réalité virtuelle. On fabrique cette boîte en plaçant un miroir vertical à l'intérieur d'un carton dont on a retiré le couvercle. L'avant de la boîte est muni de deux trous dans lesquels le patient enfonce sa « bonne main » (disons, la droite) et sa main fantôme (la gauche). Comme le miroir est au milieu du carton, la main droite est à présent à droite du miroir et la main fantôme à gauche. On demande alors au patient de regarder le reflet de sa main normale dans le miroir et de la bouger légèrement jusqu'à ce qu'il semble se superposer à la position ressentie de sa main fantôme. Il a ainsi créé l'illusion d'observer deux mains alors qu'en fait, il ne voit que le reflet de sa main intacte. S'il envoie à présent des ordres moteurs aux deux bras pour qu'ils fassent des mouvements symétriques, comme s'il dirigeait un orchestre ou applaudissait, il « voit » bien entendu sa main fantôme bouger aussi. Son cerveau reçoit le feed-back visuel que la main fantôme bouge correctement en réponse à son ordre. Cela contribuera-t-il à rétablir le contrôle volontaire de son fantôme paralysé ?

Le premier explorateur de ce monde nouveau fut Philip

Martinez. En 1984, Philip fut éjecté de sa moto alors qu'il roulait à soixante-dix kilomètres à l'heure sur l'autoroute de San Diego. Il traversa le terre-plein central, atterrit au pied d'un pont en béton et, en se relevant un peu sonné, eut la présence d'esprit de vérifier s'il n'était pas blessé. Son casque et sa veste en cuir lui avaient permis d'éviter le pire, mais son bras gauche avait été gravement abîmé près de son épaule. Comme les singes du Dr Pons, il souffrait d'une luxation brachiale – les nerfs desservant son bras avaient été arrachés de la colonne vertébrale. Il dut porter son bras gauche, complètement paralysé, en écharpe pendant un an. Finalement, les médecins conseillèrent l'amputation. Le bras était plus encombrant qu'autre chose et il ne refonctionnerait jamais.

Dix ans plus tard, Philip entrait dans mon bureau. Âgé d'une trentaine d'années, il touchait une indemnité d'invalidité et s'était fait une réputation assez impressionnante de joueur de billard. Ses amis l'appelaient le « bandit manchot ».

Philip avait entendu parler de mes expériences avec les membres fantômes dans la presse locale. Il était désespéré. En effet, son coude, son poignet et ses doigts fantômes le faisaient affreusement souffrir. En dix ans, Philip n'avait jamais réussi à bouger son bras fantôme. Il était toujours figé dans une position inconfortable. Souffrait-il de paralysie acquise ? Si tel était le cas, pouvions-nous utiliser notre boîte de réalité virtuelle pour ressusciter visuellement le membre fantôme et rétablir ses mouvements ?

J'ai prié Philip de glisser sa main droite dans la boîte, du côté droit du miroir, et d'imaginer que sa main gauche (le fantôme) se trouvait à gauche :

– Bougez simultanément vos bras droit et gauche.

– Impossible. Je peux bouger le droit, mais le gauche est figé. Chaque matin, au réveil, j'essaie de bouger mon bras fantôme parce qu'il est dans une drôle de position et que j'ai l'impression que ça soulagerait peut-être la douleur. Mais je n'ai jamais été fichu de produire l'ombre d'un mouvement.

– D'accord, mais essayez tout de même.

Philip tourna un peu son épaule pour « insérer » son bras fantôme inerte dans la boîte. Il fourra ensuite sa main droite de l'autre côté du miroir et tenta de faire des mouvements synchrones. Les yeux fixés sur le miroir, il s'écria : « Oh mon Dieu ! Mon Dieu, docteur ! C'est incroyable. Époustouflant ! » Il sautait sur place comme un gamin. « On m'a recollé le bras gauche. J'ai l'impression de faire un retour en arrière. Tous mes souvenirs reviennent. Je peux de nouveau bouger le bras. Je sens mon coude, mon poignet bouger. Tout rebouge. »

J'ai attendu qu'il se calme un peu.

– Bien, Philip, maintenant fermez les yeux.

– Oh, la barbe ! fit-il, visiblement déçu. Il est de nouveau figé. Je sens bouger ma main droite, mais il n'y a pas de mouvement dans le membre fantôme.

– Ouvrez les yeux.

– Oui. Il rebouge.

C'était comme si Philip avait été victime d'une inhibition temporaire ou d'un blocage des circuits nerveux chargés normalement d'activer le fantôme et que le feed-back visuel avait vaincu ce blocage. Plus étonnant encore, les sensations des mouvements du bras étaient instantanément ressuscitées [3], bien qu'elles fussent restées absentes pendant dix ans.

La réaction de Philip, passionnante, venait un peu étayer mon hypothèse sur la paralysie acquise, mais en rentrant chez moi ce soir-là, je me suis dit : « Bon, d'accord, ce type bouge de nouveau son bras fantôme. Mais cela ne l'avancera guère si on y réfléchit un instant – exactement le genre de phénomènes ésotériques sur lesquels on nous accuse parfois de travailler nous autres, chercheurs en médecine. » Amener quelqu'un à bouger un bras fantôme ne me vaudrait aucune récompense.

Peut-être que la paralysie acquise était-elle un phénomène plus répandu [4]. Cela pouvait arriver à des gens ayant de vrais membres paralysés à la suite d'une attaque, par exemple. Pourquoi perd-on l'usage d'un bras après une attaque ? Quand un vaisseau sanguin irriguant le cerveau se bouche, les fibres allant de la partie frontale du cerveau jusqu'à la moelle épinière sont privées d'oxygène et s'abîment, laissant le bras paralysé. Mais au début d'une attaque, le cerveau enfle, causant provisoirement la mort de certains nerfs tandis que d'autres sont simplement sonnés et « déconnectés », pour ainsi dire. Pendant ce temps, quand le bras ne fonctionne pas, le cerveau reçoit un feed-back visuel : « Non, ce bras ne bouge pas. » Quand l'œdème se résorbe, il est possible que le cerveau du patient se retrouve victime d'une forme de paralysie acquise. Pourrait-on utiliser le truc du miroir pour surmonter au moins cette composante de la paralysie due à l'apprentissage ? (Manifestement un miroir ne servira à rien pour guérir une paralysie due à une véritable destruction de fibres.)

Mais avant de mettre en place ce genre de thérapie novatrice pour les victimes d'attaques, il fallait que nous nous assurions que cela débouche sur davantage qu'une illusion temporaire de mouvement dans le membre fantôme. (Rappelez-vous que lorsque Philip fermait les yeux, la sensation de mouvement dans son bras fantôme disparaissait.) Et si le patient s'exerçait avec la boîte afin de recevoir un feed-back visuel continu pendant plusieurs jours ? Était-il envisageable que le cerveau « désapprenne » sa perception de la lésion et que les mouvements reviennent de manière permanente ?

Le lendemain, j'ai demandé à Philip s'il était disposé à emporter la boîte chez lui pour s'exercer.

– Bien sûr. J'en serais ravi. Je trouve cela génial de pouvoir bouger de nouveau mon bras, même si ce n'est que momentané.

Philip rentra donc chez lui avec la boîte au miroir.

Une semaine plus tard, je l'ai appelé.

– Comment ça se passe ?

– Fabuleux. J'utilise la boîte pendant dix minutes par jour. Je mets ma main dedans, je l'agite et je vois l'effet que cela fait. Ma petite amie et moi, nous jouons avec. C'est très agréable. Mais quand je ferme les yeux, cela ne marche toujours pas. Et si je ne me sers pas du miroir, je n'obtiens rien. Je sais que vous voudriez voir mon bras fantôme remuer de nouveau, mais sans le miroir, c'est impossible.

Trois semaines plus tard, Philip me rappelait, très agité.

– Docteur, il a disparu !

– Quoi ?

– Mon bras fantôme a disparu.

– Qu'est-ce que vous racontez ?

– Le bras fantôme que je traîne depuis dix ans. Il n'existe plus. Je n'ai plus qu'une main accrochée à l'épaule.

Ma réaction immédiate fut de me dire que je venais de modifier de manière permanente l'image du corps de quelqu'un à l'aide d'un miroir. Quel retentissement cela aurait-il sur son état mental et son bien-être ?

– Cela vous ennuie ?

– Non, pas du tout. Au contraire. Vous vous rappelez la douleur insupportable que j'avais au coude ? Elle me torturait plusieurs fois par semaine. Eh bien, maintenant, je n'ai plus de coude et plus de douleur non plus. Mais j'ai toujours mes doigts accrochés à l'épaule et ils me font encore mal. (Il s'interrompit, apparemment pour que je comprenne bien.) Malheureuse-ment, reprit-il, votre boîte à miroir ne marche plus parce que mes doigts sont beaucoup trop hauts. Pouvez-vous en changer la conception pour éliminer mes doigts ?

Philip avait l'air de me prendre pour une sorte de magicien.

Je n'étais pas sûr de pouvoir accéder à sa requête, mais j'ai compris que c'était probablement le premier exemple dans l'his-toire médicale d'« amputation » réussie d'un membre fan-tôme ! L'expérience suggère que lorsque le lobe pariétal droit de Philip s'est vu présenter des signaux contradictoires – un feed-back visuel lui disant que son bras bougeait de nouveau alors que ses muscles lui disaient que son bras n'était pas là – son esprit a recouru à une sorte de déni. Le seul moyen pour son cerveau assiégé d'affronter cet étrange conflit sensoriel a été de dire : « Et merde ! il n'y a pas de bras. » Énorme bonus, Philip a également perdu la douleur associée à son coude fantôme, car il est peut-être impossible de connaître une douleur désin-carnée dans un membre fantôme inexistant. On ne sait pas trop pourquoi ses doigts n'ont pas disparu, mais peut-être est-ce parce qu'ils sont surreprésentés – comme les énormes lèvres sur la carte de Penfield – dans le cortex somatosensible et devien-nent ainsi plus difficiles à nier.

Les mouvements et la paralysie de membres fantômes sont déjà difficiles à expliquer, mais le plus déconcertant est encore la douleur atroce que de nombreux patients ressentent dans le membre fantôme peu après l'amputation, et Philip m'avait confronté à ce problème. Quel concours de circonstances bio-logiques pouvait provoquer l'apparition de la douleur dans un membre non existant ? Il existe plusieurs possibilités.

La douleur pourrait être causée par du tissu cicatriciel ou des névromes – de petites grappes recroquevillées de tissu ner-veux dans le moignon. L'irritation de ces amas et des termi-naisons nerveuses effilochées pourrait être interprétée par le cerveau comme une douleur dans le membre manquant. Quand on procède à l'ablation chirurgicale des névromes, parfois la douleur disparaît, du moins provisoirement, pour revenir sou-vent insidieusement.

La douleur pourrait également être une conséquence de la réactualisation de la carte. Gardez à l'esprit que l'actualisation de la carte est généralement contrainte : Cela signifie tout sim-plement que le sens du toucher suit des voies du toucher, et la sensation de chaleur, des voies de chaleur, etc. (Comme nous l'avons remarqué, quand j'effleurais le visage de Tom avec un bâtonnet, il avait l'impression que je touchais son membre fantôme. Quand je verse de l'eau glacée sur sa joue, il a une sensation de froid sur sa main fantôme et quand je réchauffe l'eau, il a une sensation de chaleur sur sa main fantôme comme sur son visage.) L'actualisation ne serait donc pas le fruit du hasard. Les fibres correspondant à chaque sens doivent « savoir » où aller chercher leurs cibles. Ainsi chez la plupart des gens, dont vous, moi et les amputés, il n'y a pas inversion de branchements.

Imaginez ce qui se passerait si une légère erreur survenait pendant le processus d'actualisation – un petit pépin dans le mécanisme –, de sorte que l'influx du toucher se raccorde accidentellement aux centres de la douleur. Le patient pourrait faire l'expérience d'une douleur grave chaque fois qu'on effleurerait des régions autour de son visage ou de son bras (plutôt que des névromes). Ces contacts banals pourraient provoquer une douleur insupportable, tout cela parce que quelques fibres se trouvent au mauvais endroit, préposées à la mauvaise tâche.

Une réactualisation anormale pourrait aussi causer de la douleur de deux autres manières. Quand nous faisons l'expérience de la douleur, des voies spéciales sont activées simultanément pour transporter la sensation et l'amplifier ou l'amortir selon le besoin. C'est ce *contrôle d'intensité* qui nous permet de moduler nos réactions devant la douleur selon les circonstances (ce qui pourrait expliquer pourquoi l'acupuncture marche ou que des femmes de certaines cultures ne ressentent pas de douleur pendant l'accouchement). Parmi les amputés, il est entièrement possible que ces mécanismes de contrôle d'intensité se soient détraqués à la suite de l'actualisation de la carte – causant une réverbération comme par écho et une amplification de la douleur. Ensuite, l'actualisation de la carte est en soi un processus anormal ou pathologique, du moins lorsqu'il se produit sur une grande échelle, comme après la perte d'un membre. Il est possible que les synapses du toucher ne soient pas rebranchés convenablement et que leur activité soit chaotique. Les centres supérieurs du cerveau prendraient ce schéma anormal pour un tas d'âneries, ce qui serait perçu comme de la douleur. En vérité, nous ne savons pas vraiment comment le cerveau traduit des schémas d'activité nerveuse en expérience consciente, qu'il s'agisse de douleur, de plaisir ou de couleur.

Enfin, certains patients prétendent que la douleur qu'ils ressentaient dans leurs membres juste avant l'amputation persiste comme une sorte de souvenir de la douleur. Par exemple, des soldats qui ont vu des grenades leur exploser dans les mains racontent souvent que leur main fantôme est figée dans une position, agrippée à la grenade, prête à la lancer. La douleur dans la main est insoutenable – celle-là même qu'ils ont ressentie à l'instant de l'explosion, gravée de manière indélébile dans leur cerveau. À Londres, j'ai rencontré une femme qui m'a raconté avoir souffert d'engelures au pouce pendant plusieurs mois dans son enfance. Son pouce s'est ensuite gangrené et il a été amputé. Elle a à présent un pouce fantôme et souffre d'engelures chaque fois que le temps se rafraîchit. Une autre femme m'a décrit une douleur arthritique dans ses articulations fantômes. Elle connaissait ce problème avant l'amputation de son bras, mais cela a continué malgré l'absence de vraies articulations, la douleur s'accentuant quand il fait humide et froid comme cela se produisait avant l'amputation.

Un de mes professeurs à la faculté de médecine m'a raconté une histoire dont il m'a juré qu'elle était vraie. Un confrère, éminent cardiologue, s'est retrouvé avec une crampe pulsatile à la jambe à cause de la maladie de Léo Buerger – laquelle produit une contraction des artères et une douleur pulsatile intense dans les muscles du mollet.

Malgré de nombreuses tentatives de traitement, rien ne soulageait la douleur. En désespoir de cause, le médecin décida de se faire amputer de la jambe. Il ne pouvait plus vivre avec cette douleur. Il consulta un confrère chirurgien et fixa la date de l'opération, mais il surprit le chirurgien en lui faisant part d'une requête particulière : « Après avoir amputé ma jambe, pourriez-vous me la remettre dans un bocal de formol ? » Son confrère accéda à cette requête excentrique. L'opéré plaça le bocal de formol sur son bureau « Ah ! s'exclama-t-il. Je peux enfin rire en regardant cette jambe de malheur. J'en ai fini avec elle. »

Mais ce fut la jambe qui devait rire la dernière. Les douleurs pulsatiles revinrent dans la jambe fantôme.

De nombreuses anecdotes de ce genre circulent, illustrant l'étonnante spécificité des souvenirs de la douleur et de leur tendance à faire surface quand un membre est amputé. Si c'est le cas, on peut imaginer être capable de réduire l'incidence de la douleur après l'amputation par la simple injection d'un anesthésique local dans le membre avant l'opération. (Cela a été tenté avec un certain succès.)

La douleur est la moins bien comprise de toutes les expériences sensorielles. Cette source de grande frustration pour le malade comme pour le médecin peut apparaître sous de nombreux déguisements différents. Une plainte particulièrement énigmatique revient souvent : de temps à autre, la main fantôme se resserre en poing et les ongles s'enfoncent dans la paume avec la rage d'un boxeur prêt à envoyer un coup fatal.

Robert Townsend est un homme intelligent, un ingénieur de cinquante-cinq ans dont le cancer lui a valu de perdre le bras gauche à quinze centimètres au-dessus du coude. Quand je l'ai vu plusieurs mois après l'amputation, sa main fantôme se crispait souvent en un spasme involontaire. « On dirait que mes ongles s'enfoncent dans ma paume fantôme. La douleur est insupportable. » Même en se concentrant, il n'arrivait pas à ouvrir sa main invisible pour se débarrasser du spasme.

Nous nous sommes demandé si l'utilisation de la boîte au miroir pouvait aider Robert à éliminer ses spasmes. Comme Philip, Robert regarda dans la boîte, plaça sa bonne main afin d'en superposer le reflet et sa main fantôme et, après avoir serré sa main normale en poing, tenta de desserrer simultanément les deux mains. La première fois, Robert s'exclama qu'il pouvait sentir le poing fantôme s'ouvrir avec le bon, rien qu'avec le feed-back visuel. Mieux encore, la douleur disparut. La main fantôme resta détendue pendant plusieurs heures jusqu'à ce qu'un nouveau spasme se produise spontanément. Sans le miroir, son poing fantôme palpitait de douleur pendant une bonne quarantaine de minutes. Robert rapporta la boîte chez lui et tenta de nouveau l'expérience chaque fois que le spasme se produisait. S'il n'utilisait pas la boîte, il ne parvenait pas à desserrer le poing, même en essayant de toutes ses forces. Avec le miroir, la main se détendait aussitôt.

Nous avons essayé ce traitement avec une douzaine de patients et il marche pour la moitié d'entre eux. Ils ont emporté la boîte chez eux et chaque fois que le spasme se produit, ils glissent leur bonne main dans la boîte, l'ouvrent et éliminent ainsi le spasme. Mais est-ce une cure ? Difficile à dire. La douleur est connue pour être sensible à l'effet placebo (le pouvoir de suggestion). Peut-être le cadre du laboratoire ou la simple présence d'un spécialiste charismatique des membres fantômes suffit-il à éliminer la douleur et cela n'a-t-il rien à voir avec les miroirs. Nous avons testé cette éventualité sur un patient en lui donnant un paquet de piles inoffensif qui génère un courant électrique. Chaque fois que les spasmes et les positions anormales survenaient, il devait tourner le cadran de son « simulateur électrique transcutané » jusqu'à ce qu'il sente un picotement dans son bras gauche (le bon). Nous lui avons dit que cela rétablirait immédiatement les mouvements volontaires de son bras fantôme et soulagerait ses spasmes. Nous lui avons également expliqué que la procédure avait réussi avec d'autres patients dans la même situation.

– Vraiment ? J'ai hâte d'essayer.

Deux jours plus tard, il revenait, visiblement agacé.

– Cela ne sert à rien. Je l'ai essayé cinq fois et cela ne donne rien. Je l'ai mis à plein régime bien que vous me l'ayez déconseillé.

Cet après-midi-là, avec le miroir, il a pu aussitôt ouvrir sa main fantôme. Éliminés les spasmes comme la sensation d'ongles s'enfonçant dans sa chair ! C'est assez époustouflant si on y réfléchit. Voilà un homme sans main et sans ongles. Comment des ongles non existants peuvent-ils s'enfoncer dans une paume non existante et faire un mal de chien ? Pourquoi un miroir éliminerait-il le spasme fantôme ?

Considérez ce qui se passe dans votre cerveau quand les ordres moteurs sont envoyés par le cortex moteur et prémoteur pour serrer le poing. Une fois votre main serrée, des signaux de feed-back issus des muscles et des articulations de votre main sont renvoyés vers le cerveau par le biais de la moelle pour lui dire : « Ralentis, ça suffit. » Une pression supplémentaire et cela ferait mal. Ce feed-back proprioceptif freine, automatiquement, avec une rapidité et une précision étonnantes.

Si le membre est manquant, ce feed-back amortisseur n'est pas possible. Le cerveau continue donc à envoyer le message : « Serre davantage, encore. » L'influx moteur est encore plus amplifié (jusqu'à un niveau qui excède de loin tout ce que nous pourrions connaître) et l'excédent ou le « sentiment d'effort » peut en soi être vécu comme une douleur. Le miroir marche peut-être en fournissant un feed-back visuel pour desserrer la main, de sorte que le spasme est aboli.

Pourquoi cette sensation d'ongles qui s'enfoncent ? Pensez aux nombreuses occasions où vous avez serré le poing et senti vos ongles s'enfoncer dans votre chair. Ces occasions ont peut-être créé un lien souvenir dans votre cerveau (que les psychologues appellent un lien hebbien) entre l'ordre moteur de serrer et la sensation caractéristique d'ongles qui s'enfoncent, de sorte que vous pouvez facilement appeler cette image dans votre esprit. Même si vous pouvez évoquer facilement cette image, vous ne sentez pas la sensation et vous ne vous dites pas que cela fait mal. Pourquoi ? Parce que, selon moi, vous avez une vraie paume et la peau de votre paume vous dit qu'il n'y a pas de douleur. Vous pouvez l'imaginer, mais non la sentir parce que vous avez une main normale qui renvoie un vrai feed-back et que la réalité sort généralement vainqueur de l'affrontement entre illusion et réalité.

Toutefois, l'amputé n'a pas de paume. La paume n'envoie pas de signaux d'annulation pour empêcher l'émergence de ses souvenirs de douleur emmagasinés. Quand Robert imagine que ses ongles s'enfoncent dans sa main, il ne reçoit pas de signaux contradictoires de la surface de sa peau lui disant : « Robert, allons, il n'y a pas de douleur à cet endroit-là. » Effectivement, si les ordres moteurs eux-mêmes sont liés à la sensation d'ongles qui s'enfoncent, il est concevable que l'amplification de ces ordres mène à une amplification correspondante des signaux de douleur associés. Cela pourrait expliquer pourquoi la douleur est si vive.

Les implications sont extrêmes. Même des sensations sensorielles éphémères comme celles du poing serré et des ongles qui s'enfoncent dans la chair s'inscrivent comme des traces permanentes dans le cerveau et ne surgissent que dans certaines circonstances – vécues dans ce cas comme une douleur de membre fantôme. En outre, ces idées impliquent que la douleur est une *opinion* sur l'état de santé de l'organisme plutôt qu'une simple réponse réflexe à une blessure. Il n'existe pas de ligne directe entre les récepteurs de la douleur et les « centres de la douleur » dans le cerveau. Au contraire, il y a tant d'interactions entre différents centres cérébraux, comme ceux qui s'occupent de la vue et du toucher, que la simple apparition visuelle d'un poing qui se détend peut en fait repartir dans les voies moteur et toucher du patient, lui permettant de sentir son poing s'ouvrir, tuant ainsi une douleur illusoire dans une main inexistante.

Si la douleur est une illusion, quelle est l'influence de sens comme la vue sur nos expériences subjectives ? Pour le découvrir, j'ai soumis deux de mes patients à une expérience un peu diabolique. Quand Mary est entrée dans le labo, je lui ai demandé de mettre sa main droite fantôme, paume en bas, dans la boîte au miroir. Je lui ai ensuite demandé d'enfiler un gant gris sur sa bonne main gauche et de la placer de l'autre côté de la boîte, dans une position de reflet. Après m'être assuré qu'elle était à l'aise, j'ai donné l'instruction à l'un de mes étudiants de se cacher sous une table recouverte d'une longue nappe et de mettre sa main gauche gantée du côté de la boîte où se trouvait la bonne main de Mary, au-dessus de la sienne, sur une fausse plate-forme. Quand Mary a regardé dans la boîte, elle a vu non seulement la main gauche gantée de l'étudiant (qui ressemblait exactement à sa propre main gauche) mais aussi son reflet dans le miroir, comme si elle regardait sa propre main droite fantôme portant un gant. Quand l'étudiant serrait le poing ou touchait son pouce de son index, Mary sentait bouger son membre fantôme. Comme chez nos deux patients précédents, la vue suffisait à faire croire à son cerveau que son membre fantôme bougeait.

Que se passerait-il si on incitait Mary à penser que ses doigts occupaient des positions anatomiquement impossibles ? La boîte permettait l'illusion. Mary mit de nouveau sa main droite fantôme, paume en dessous, dans la boîte. Mais l'étudiant fit quelque chose de différent. Au lieu de placer sa main gauche de l'autre côté de la boîte, dans un reflet exact de la main fantôme, il a introduit sa main droite, paume en haut. Comme la main était gantée, elle ressemblait exactement à la main droite fantôme de Mary « paume en dessous ». Puis, l'étudiant a touché sa paume de son index. En regardant dans la boîte, Mary eut l'impression que son index fantôme était recourbé en arrière pour toucher l'arrière de son poignet – dans la mauvaise direction[5] ! Comment réagirait-elle ?

En voyant son doigt recourbé, Mary s'exclama : « On aurait pu penser que cela ferait un drôle d'effet, docteur, mais il n'en est rien. J'ai l'impression que le doigt est recourbé en arrière, comme il n'est pas censé l'être. Mais cela ne donne pas de sensation bizarre ni douloureuse. »

Un autre sujet, Karen, grimaça et dit que son doigt fantôme recourbé lui faisait mal : « J'avais l'impression qu'on m'agrippait le doigt et qu'on tirait dessus. J'ai ressenti une douleur fulgurante. »

Ces expériences sont importantes parce qu'elles contredisent purement et simplement la théorie d'après laquelle le cerveau se compose de plusieurs modules autonomes se comportant comme une chaîne de production. Popularisée par des chercheurs en intelligence artificielle, l'idée que le cerveau se comporte comme un ordinateur – chaque module se chargeant d'une tâche hautement spécialisée et envoyant sa production au module suivant – est très répandue. Selon ce point de vue, le traitement sensoriel implique une cascade d'informations à voie unique allant des récepteurs sensoriels sur la peau et d'autres organes des sens vers des centres cérébraux supérieurs.

Cependant, mes expériences avec ces patients m'ont appris que ce n'est pas ainsi que le cerveau fonctionne. Ses connexions sont extraordinairement labiles et dynamiques. Les perceptions sont le résultat de renvois de signaux entre différents niveaux de la hiérarchie sensorielle, voire entre différents sens. Le fait que l'influx visuel puisse éliminer le spasme d'un bras inexistant et effacer ensuite le souvenir de douleur associé illustre de manière vivace combien ces interactions sont extensives et profondes.

Étudier des patients ayant des membres fantômes m'a ouvert de nouvelles perspectives sur les rouages du cerveau qui dépassent de loin les simples questions que je me posais il y a quatre ans quand Tom est entré dans mon bureau. Nous avons réellement vu (directement et indirectement) comment de nouvelles connexions se forment dans le cerveau adulte, comment interagissent les informations issues de différents sens, comment l'activité de cartes sensorielles est liée à l'expérience sensorielle et plus globalement comment le cerveau ne cesse de mettre à jour son modèle de réalité en réponse à des influx sensoriels nouveaux.

Cette dernière observation jette un nouvel éclairage sur le fameux débat inné/acquis en nous permettant de poser la question suivante : les membres fantômes viennent-ils surtout de facteurs non génétiques comme l'actualisation de la carte ou bien les névromes du moignon, ou représentent-ils la persistance fantomatique d'une « image du corps » innée, génétiquement déterminée ? La réponse semble être que le fantôme est issu d'une interaction complexe entre les deux. Je vais donner cinq exemples qui en sont une illustration.

Dans le cas des amputés sous le coude, les chirurgiens vont parfois diviser le moignon en un appendice ressemblant à des pinces de homard, plutôt qu'à un crochet en métal standard. Après l'opération, les gens vont apprendre à se servir de ces pinces pour saisir des objets, les tourner et manipuler le monde extérieur. Le plus déconcertant, c'est qu'ils vont avoir l'impression que leur main fantôme (à quelques centimètres de la chair réelle) est aussi coupée en deux – avec un doigt fantôme ou plus sur chaque pince, imitant les mouvements de l'appendice. Je connais un exemple où un patient a subi l'amputation de ses pinces pour se retrouver avec une main fantôme divisée de façon permanente – une preuve frappante qu'un scalpel peut disséquer un membre fantôme. Après l'opération initiale qui a divisé son moignon, le cerveau de ce patient a dû refaçonner son image du corps pour inclure les deux pinces – sinon pourquoi sentirait-il des pinces fantômes ?

Les deux autres histoires informent en divertissant. Une petite fille née sans avant-bras et qui avait des mains fantômes quinze centimètres sous ses moignons se servait fréquemment de ses doigts *fantômes* pour calculer et résoudre des problèmes arithmétiques. Une jeune fille de seize ans née avec la jambe droite plus courte de cinq centimètres que la gauche et qui a subi une amputation sous le genou à l'âge de six ans avait l'impression d'avoir quatre pieds ! Outre un bon pied et le pied fantôme attendu, elle avait acquis deux pieds fantômes supplémentaires, l'un au niveau exact de l'amputation et un second, complet avec mollet, touchant le sol, là où il aurait dû se trouver si le membre n'avait été congénitalement plus court[6]. Si des chercheurs se sont servis de cet exemple pour illustrer le rôle des facteurs génétiques dans la détermination de l'image du corps, on pourrait aussi bien l'utiliser pour souligner des influences non génétiques, car pourquoi nos gènes détermineraient-ils trois images distinctes d'une jambe ?

Un quatrième exemple qui illustre l'interaction complexe entre les gènes et l'environnement reprend notre observation que de nombreux amputés connaissent des mouvements fantômes vivaces, volontaires et involontaires, mais que chez la plupart ces mouvements finissent par disparaître. Ces mouvements sont vécus au départ parce que le cerveau continue à envoyer des ordres moteurs au membre manquant (en les surveillant) après l'amputation. Mais tôt ou tard, l'absence de confirmation visuelle conduit le cerveau du patient à rejeter ces signaux et les mouvements cessent d'être ressentis. Toutefois, si cette explication est correcte, comment interpréter la présence continue de mouvements chez des gens comme Mirabelle qui est née sans bras ? Je ne peux que formuler l'hypothèse qu'un adulte normal a eu toute une vie de feed-back visuel et kinesthésique, processus qui amène le cerveau à attendre ce genre de feed-back même après l'amputation. Le cerveau est « déçu » si ses attentes ne sont pas remplies – ce qui finit par mener à une perte de mouvements volontaires, voire à une perte totale du membre fantôme lui-même. Mais les zones sensorielles du cerveau de Mirabelle n'ont jamais reçu un tel feed-back. Par conséquent, il n'y a pas de dépendance acquise au feed-back sensoriel et ce manque pourrait expliquer pourquoi la sensation de mouvements a persisté, sans modification, pendant vingt-cinq ans.

Le dernier exemple vient de mon propre pays, l'Inde, où je me rends chaque année. La lèpre si redoutée y est encore assez répandue et conduit souvent à une mutilation et une perte progressives des membres. À la léproserie de Vellore, on m'a expliqué que les patients qui perdent leurs bras n'ont pas de membres fantômes et j'ai pu le vérifier moi-même. L'explication standard est que le patient « apprend » progressivement à intégrer le moignon dans son image du corps à l'aide du feed-back visuel, mais si c'est vrai, comment expliquer la présence continue de membres fantômes chez des amputés ? Peut-être la perte *progressive* du membre ou la présence simultanée de dégâts nerveux progressifs causés par la bactérie de la lèpre joue-t-elle un rôle essentiel ? Cela pourrait donner plus de temps à leur cerveau pour ajuster leur image corporelle à la réalité. Ce qui est encore plus bizarre, c'est que lorsqu'un lépreux fait une gangrène dans son moignon et que les tissus malades sont amputés, il acquiert un membre fantôme. Mais ce n'est pas un fantôme du vieux moignon, mais de la main complète ! Tout se passe comme si le cerveau avait une représentation double, l'une de l'image du corps initiale créée génétiquement et une image actuelle mise à jour capable d'intégrer des changements ultérieurs. Pour une raison étrange, l'amputation dérange l'équilibre et ressuscite l'image du corps initiale, qui a toujours cherché à retenir l'attention[7].

Je mentionne ces exemples bizarres parce qu'ils impliquent que les membres fantômes naissent d'une interaction complexe de variables à la fois génétiques et ressenties dont les contributions relatives ne peuvent être démêlées que par le biais d'enquêtes empiriques systématiques. Comme pour la plupart des débats entre l'acquis et l'inné, demander quelle est la variable la plus importante ne sert à rien – malgré les affirmations contraires extravagantes qu'on trouve dans les livres de tests de QI. (En fait, la question n'a pas plus de sens que de se demander si l'humidité de l'eau est surtout une conséquence des molécules d'hydrogène ou des molécules d'oxygène qui constituent H_2O !) Mais la bonne nouvelle, c'est qu'en faisant le bon type d'expériences, on peut commencer à les séparer, à chercher comment ils interagissent et finir par mettre au point de nouveaux traitements pour les douleurs fantômes. Il paraît extraordinaire d'envisager que l'on puisse utiliser une illusion visuelle pour éliminer la douleur, mais il ne faut pas oublier que la douleur elle-même est une illusion – entièrement construite dans notre cerveau comme n'importe quelle autre expérience sensorielle. Utiliser une illusion pour en effacer une autre ne paraît pas si étonnant que ça après tout.

Les expériences dont je viens de parler nous ont aidés à comprendre ce qui se passe dans le cerveau de patients ayant des membres fantômes et nous ont fourni des indices sur la manière dont nous pourrions soulager leur douleur. Mais il y a un message plus profond en l'occurrence : notre propre corps est un fantôme, un fantôme que notre cerveau a provisoirement construit par simple commodité. Vous ne me croyez pas ? Laissez-moi vous démontrer la malléabilité de votre image du corps et la manière dont vous pouvez la modifier profondément en quelques secondes. Deux de ces expériences seront faisables sans accessoires, mais la troisième requiert une visite au magasin de farces et attrapes.

Pour vivre la première illusion, vous aurez besoin de deux assistantes. (Je les appellerai Julie et Mina.) Asseyez-vous sur une chaise, les yeux bandés, et demandez à Julie de prendre place sur une autre chaise devant vous, faisant face à la même direction que vous. Demandez à Mina de se tenir à votre droite et donnez-lui les instructions suivantes : « Prends ma main droite et guide mon index jusqu'au nez de Julia. Tapote son nez à répétition d'une manière aléatoire, comme du morse. En même temps, sers-toi de ta main gauche pour me frotter le nez au même rythme. Les deux mouvements doivent être parfaitement synchrones. »

Au bout de trente à quarante secondes, avec un peu de chance, vous aurez l'étrange illusion de toucher votre nez là-bas ou bien que votre nez, détaché, s'étend à environ un mètre de votre visage. Plus les mouvements sont aléatoires et imprévisibles, plus l'illusion sera frappante. Pourquoi cette illusion extraordinaire ? Je dirais que votre cerveau « remarque » que les sensations de frottement et de tapotement venant de votre index droit sont parfaitement synchrones avec les frottements et les tapotements sur votre nez. Il se dit alors : « Le tapotement sur mon nez est identique aux sensations sur mon index droit. Pourquoi ? Selon toute probabilité, c'est une coïncidence nulle, donc l'explication la plus plausible est que mon index doit me tapoter le nez. Mais je sais aussi que ma main est à soixante centimètres de mon visage. Il s'ensuit que mon nez doit être là-bas, à soixante centimètres de distance[8]. »

J'ai tenté cette expérience sur vingt personnes et cela marche sur environ la moitié (j'espère que cela marchera sur vous). Pour moi, le plus étonnant est que cela marche – que votre certitude d'avoir un nez normal, que votre image de votre corps et de votre visage édifiées en une vie soient niées en quelques secondes d'une stimulation sensorielle adéquate. Cette simple expérience montre non seulement la malléabilité de l'image du corps, mais elle illustre aussi le principe le plus important à la base de toute perception – que les mécanismes de la perception s'occupent surtout d'extraire des corrélations statistiques du monde pour créer un modèle à l'utilité temporaire.

La deuxième illusion qui exige une assistante donne encore plus le frisson[9]. Commencez par acheter une fausse main en caoutchouc dans une boutique de farces et attrapes. Construisez ensuite un « mur » en carton de soixante sur soixante et posez-le sur une table devant vous. Mettez votre main droite derrière le carton pour ne plus la voir et posez la fausse devant. Ensuite demandez à votre assistante de frotter des endroits identiques sur votre main et la fausse de manière synchrone pendant que vous regardez la fausse. Au bout de quelques secondes, vous aurez l'impression que la sensation de frottement vient de la fausse main. L'expérience est étrange parce que vous savez pertinemment que la main est en caoutchouc, mais cela n'empêche pas votre cerveau de lui attribuer des sensations. Cette illusion illustre une fois de plus combien votre image du corps est éphémère et facile à manipuler.

Projeter ses sensations sur une fausse main est déjà surprenant, mais avec mon étudiant Rick Stoddard, j'ai découvert que vous pouvez avoir l'impression que des sensations de toucher viennent de tables et de chaises qui ne présentent aucune ressemblance avec les parties du corps humain. Une expérience d'autant plus facile qu'elle ne requiert que l'assistance d'un ami. Asseyez-vous à votre bureau et cachez votre main gauche sous la table. Demandez à votre ami de tapoter et de frotter la surface de la table de sa main droite (sous vos yeux), et de frotter et tapoter simultanément de sa main gauche votre main cachée. Il est essentiel que vous ne voyiez pas les mouvements de sa main gauche parce que cela détruirait l'effet (utilisez un carton ou un rideau si besoin est). Au bout d'une minute ou deux, vous allez commencer à avoir l'impression que des tapotements et des frottements viennent de la surface de la table, bien que votre conscience sache que c'est absurde. Une fois encore, l'improbabilité purement statistique des deux suites de tapotements et de frottements – l'une vue sur la surface de la table et l'autre sur votre main – conduit le cerveau à conclure que la table fait à présent partie de votre corps. L'illusion est si fascinante que les rares fois où j'ai frotté la table bien plus longuement que la main cachée du sujet, ce dernier s'est exclamé qu'il avait l'impression que sa main « s'allongeait » ou « s'étirait » dans des proportions absurdes.

Ces illusions sont plus qu'un gag à réaliser lors d'une soirée entre amis. L'idée que vous pouvez en fait *projeter* vos sensations sur des objets extérieurs est extrême et me rappelle des phénomènes tels que des expériences hors-corps voire vaudou (piquez la poupée et « sentez » la douleur). Mais comment être sûr que le volontaire ne donne pas dans la métaphore en disant « je sens mon nez là-bas » ou « la table est comme ma propre main » ? Après tout, j'ai souvent l'impression que ma voiture fait partie de mon image du corps étendue, au point que je pique une colère si on l'égratigne. En conclurais-je que la voiture est devenue une partie de mon corps ?

Ce ne sont pas des questions faciles à traiter. Pour découvrir si les étudiants s'identifiaient vraiment à la surface de la table, nous avons mis au point une expérience simple qui exploite la réponse épidermique galvanique. Si je vous frappe avec un marteau ou que je vous menace de vous lâcher une grosse pierre sur le pied, les zones visuelles de votre cerveau vont envoyer des messages à votre système limbique (le centre des émotions) pour préparer votre corps à prendre des mesures d'urgence (en résumé, vous dire de fuir le danger). Votre cœur se met à pomper davantage de sang et vous vous mettez à transpirer pour dissiper la chaleur. Cette réaction de mise en alerte peut être surveillée en mesurant les changements de résistance de la peau provoqués par la transpiration. Si vous regardez un cochon, un journal ou un stylo, on ne note pas de réactions, mais si vous regardez quelque chose d'évocateur – une photo de Mapplethorpe, la page centrale de *Playboy* ou un gros rocher en équilibre précaire au-dessus de votre pied –, vous enregistrerez une énorme réaction.

J'ai donc relié les volontaires étudiants à un appareil de REG pendant qu'ils regardaient fixement la table. J'ai ensuite frotté simultanément la main cachée et la surface de la table pendant quelques secondes jusqu'à ce que l'étudiant ait l'impression que la table était sa propre main. Ensuite j'ai frappé la surface de la table avec un marteau sous les yeux de l'étudiant. Aussitôt, il y a eu un énorme changement de REG comme si je venais d'écraser les doigts de l'étudiant. (Quand j'ai tenté l'expérience de contrôle consistant à frotter la table et la main avec un décalage, le sujet n'a pas vécu l'illusion et il n'y a pas eu de REG). C'était comme si la table venait d'être reliée au système limbique de l'étudiant et d'être intégrée dans son image du corps, au point que la douleur et la menace infligées au faux sont ressenties comme des menaces contre son propre corps, comme le montre le REG. Si cet argument est correct, il n'est peut-être pas si idiot que ça de vous demander si vous vous identifiez à votre voiture. Fichez-lui donc un coup de poing pour voir si votre REG change. En fait, cette technique peut nous permettre de comprendre des phénomènes psychologiques indéfinissables tels que l'empathie et l'amour que l'on ressent pour un enfant ou un conjoint. Si vous êtes profondément amoureux de quelqu'un, est-il possible que vous soyez devenu une partie de cette personne ? Peut-être vos âmes – et pas seulement vos corps – sont-elles entrelacées.

Réfléchissez un instant à ce que cela implique. Toute votre vie, vous êtes parti du principe que votre « moi » était relié à un seul corps qui reste stable et permanent au moins jusqu'à la mort. En fait, la loyauté de votre moi à votre propre corps est si évidente que vous n'y avez jamais réfléchi, sans parler de la mettre en cause. Pourtant, ces expériences suggèrent l'exact contraire – que votre image du corps, malgré son apparence de stabilité, est une construction interne provisoire qui peut être profondément modifiée à l'aide de quelques trucs simples. C'est purement et simplement une coquille que vous avez provisoirement créée pour transmettre vos gènes à vos descendants.

son apparence de stabilité, est une construction interne provisoire qui peut être profondément modifiée à l'aide de quelques trucs simples. C'est purement et simplement une coquille que vous avez provisoirement créée pour transmettre vos gènes à vos descendants.

CHAPITRE 4

Le zombi dans le cerveau

Il refusait de participer à une enquête qui ne tende pas vers l'inhabituel, voire le fantastique.

Dr James WATSON.

Neuropsychologue à l'université St. Andrews à Fife en Écosse, David Milner était si pressé d'examiner sa nouvelle patiente qu'il partit de chez lui en oubliant son dossier. Il dut rentrer en toute hâte sous une froide pluie hivernale pour récupérer ses notes sur Diane Fletcher. Les faits étaient simples mais tragiques : Diane s'était récemment installée en Italie du Nord afin d'y travailler comme traductrice commerciale free-lance. Avec son mari, elle venait de trouver un ravissant vieil appartement près du centre de la ville médiévale, fraîchement repeint, avec une cuisine et une salle de bain refaites à neuf – cadre de vie presque aussi luxueux que leur domicile permanent au Canada. Leur félicité fut de courte durée. Un matin, en entrant dans sa douche, Diane était loin de se douter que la ventilation du chauffe-eau laissait à désirer. Dès que le gaz propane s'alluma pour chauffer l'eau, le monoxyde de carbone s'accumula dans la petite pièce. Diane se lavait les cheveux quand les émanations inodores eurent progressivement raison d'elle. Elle perdit connaissance et s'effondra sur le carrelage, le visage rose vif à cause de la fixation irréversible du monoxyde de carbone dans son hémoglobine. Elle passa ainsi une bonne vingtaine de minutes inerte sous la douche quand son mari revint à la maison parce qu'il avait oublié quelque chose. Sans son retour, elle serait morte dans l'heure. Mais même si Diane a survécu et s'est rétablie de façon étonnante, ses proches n'ont pas tardé à se rendre compte qu'elle avait perdu certaines de ses facultés, disparues avec le tissu cérébral atrophié à vie.

En sortant du coma, Diane était aveugle. Deux jours après, elle était capable de reconnaître des couleurs et des textures, mais non des formes – pas même le visage de son mari, ni son propre reflet dans un miroir à main. En revanche, elle n'avait aucun mal à identifier les gens à leur voix et les objets au toucher.

On consulta le Dr Milner parce qu'il s'intéressait depuis longtemps aux lésions cérébrales et aux problèmes visuels dus à des attaques. Lorsqu'il commença ses tests visuels de routine, il lui apparut rapidement que Diane était aveugle dans tous les sens traditionnels du mot. Elle était incapable de lire les grandes capitales sur un panneau de lecture et de dire combien de doigts il lui montrait.

Il lui présenta alors un stylo.

Diane eut l'air perplexe. Puis elle eut une réaction totalement inattendue. « Passez-le-moi », dit-elle en lui prenant adroitement le stylo des mains. Le Dr Milner fut ébahi non par sa capacité d'identifier l'objet au toucher, mais par la dextérité avec laquelle elle s'en était saisie. En effet, Diane tendit la main, prit le stylo et le posa sur ses genoux en deux temps trois mouvements. On n'aurait jamais pu penser qu'elle était aveugle. C'était à croire qu'une autre personne – un zombi inconscient – avait guidé ses gestes. (Par zombi, j'entends un être entièrement dénué de conscience, mais loin d'être endormi. Il est parfaitement vigilant et capable d'accomplir des mouvements complexes, comme les créatures du film culte, *La Nuit des morts vivants*.)

Intrigué, le Dr Milner décida d'étudier de plus près cette aptitude cachée de Diane. Il lui montra une ligne droite :

– Diane, cette ligne est-elle verticale, horizontale ou oblique ?

– Je ne sais pas.

Il passa ensuite à une fente verticale (une fente de boîte à lettres) dont il lui demanda de décrire l'orientation. Diane sécha encore.

Il lui tendit alors une lettre et la pria de la glisser dans la fente.

– Impossible ! se récria-t-elle.

– Allons ! Essayez. Faites semblant de poster une lettre.

Elle prit la lettre, l'approcha de la fente et tourna la main afin de la mettre parfaitement dans l'axe de la fente. Puis elle lâcha la lettre dans l'ouverture, bien qu'elle fût incapable de dire si cette dernière était verticale, horizontale ou oblique. Elle exécuta l'ordre sans en être consciente, comme si le même zombi s'était chargé de cette tâche et avait guidé sans effort sa main vers l'objectif [1].

Le comportement de Diane était d'autant plus incroyable que nous avons tendance à considérer la vision comme un processus unique. Quand une personne, manifestement aveugle, peut tendre la main et saisir une lettre, la tourner et la glisser dans une ouverture qu'elle ne peut pas « voir », cette aptitude semble friser le paranormal.

Pour comprendre ce que vivait Diane, il nous faut abandonner toutes nos notions de bon sens sur la vision. Dans les pages suivantes, vous allez découvrir que la perception est bien plus qu'une question de vue.

Comme la plupart des gens, vous prenez certainement la vision pour un acquis. Vous vous réveillez le matin, vous ouvrez les yeux et *voilà*, tout est devant vous. Voir paraît si facile, si automatique que nous avons du mal à admettre que la vue puisse être un processus incroyablement complexe – et encore profondément mystérieux. Mais songez, par exemple, à ce qui se passe chaque fois que vous jetez un coup d'œil à la plus simple des scènes. Comme mon confrère Richard Gregory l'a souligné, on ne vous fournit que deux minuscules images inversées en deux dimensions à l'intérieur de vos globes oculaires, mais ce que vous percevez est un monde panoramique unique en trois dimensions à l'endroit. Comment cette transformation miraculeuse se produit-elle [2] ?

On pense souvent à tort que voir se résume à scanner une image mentale interne. Un exemple. Récemment à un cocktail, un jeune homme m'a demandé ce que je faisais dans la vie. Quand je lui ai répondu que je m'intéressais à la vision, ainsi qu'au rôle du cerveau dans la perception, il a eu l'air perplexe.

– Qu'est-ce qu'il y a à étudier ?

– À votre avis, que se passe-t-il dans le cerveau quand vous regardez un objet ?

Il jeta un coup d'œil à la coupe de champagne qu'il avait en main.

– Eh bien, une image inversée de cette coupe s'inscrit sur mon globe oculaire. Le jeu d'images claires et foncées active des photorécepteurs sur ma rétine, et les schémas sont transmis pixel par pixel par un câble – mon nerf optique – pour s'afficher sur un écran dans mon cerveau. N'est-ce pas ainsi que je vois cette coupe de champagne ? Bien entendu, mon cerveau devra remettre l'image à l'endroit.

Sa connaissance des photorécepteurs et de l'optique était certes impressionnante, mais son explication – à savoir qu'il existe quelque part dans le cerveau un écran sur lequel s'affichent les images – constituait une erreur logique grave. En effet, si on devait afficher l'image d'une coupe de champagne sur un écran neuronal interne, il faudrait un autre petit être dans le cerveau pour voir cette image. Et cela ne résoudrait pas non plus le problème parce que, alors, on aurait besoin d'un autre être encore plus minuscule à l'intérieur de la tête pour voir cette image, et ainsi de suite jusqu'à l'infini. On se retrouverait avec une suite infinie d'yeux, d'images et de petits bonshommes sans vraiment percer le mystère de la perception.

Si l'on veut comprendre la perception, il faut donc commencer par se débarrasser de cette notion d'images dans le cerveau et se mettre à réfléchir en termes de descriptions symboliques d'objets et d'événements du monde extérieur. Un paragraphe tel que celui que vous avez sous les yeux est un bon exemple d'une description symbolique. Si vous deviez donner une idée de l'aspect de votre appartement à un ami habitant la Chine, il ne serait pas nécessaire de vous télétransporter là-bas. Il vous suffirait d'écrire une lettre décrivant les lieux. Pourtant les gribouillis d'encre – les mots et les paragraphes de la lettre – ne présentent aucune ressemblance avec votre chambre à coucher. La lettre en est une description symbolique.

Qu'entend-on par description symbolique dans le cerveau ? Non des gribouillis d'encre, bien sûr, mais le langage des influx nerveux. Le cerveau humain contient de multiples zones pour le traitement des images, chacune se composant d'un réseau complexe de neurones spécialisés dans l'extraction de certains types d'informations de cette image. Tout objet suscite un schéma d'activité – unique pour chacun – parmi un sous-ensemble de ces zones. Par exemple, quand vous regardez un stylo, un livre ou un visage, un schéma différent d'activité nerveuse se déclenche dans chaque cas, « informant » les centres supérieurs du cerveau de ce que vous avez sous les yeux. Les schémas d'activité symbolisent ou représentent des objets comme les gribouillis d'encre sur le papier, votre chambre. Nous autres scientifiques qui nous efforçons de percer les processus visuels avons pour objectif de déchiffrer le code utilisé par le cerveau afin de créer ces descriptions symboliques, comme un cryptographe s'efforce de déchiffrer une écriture inconnue.

La perception implique donc bien davantage que la reproduction d'une image dans notre cerveau. Si la vision se résumait à une copie fidèle de la réalité comme une photographie saisit une scène, notre perception devrait rester constante si l'image sur la rétine le demeure. Or ce n'est pas le cas. Nos perceptions peuvent changer du tout au tout, même si l'image sur notre rétine ne bouge pas. Le cristallographe suisse L. A. Necker en fit l'expérience en 1832. Un jour qu'il examinait au microscope un cristal de forme cubique, celui-là s'inversa brusquement. Chaque fois que Necker le regardait, le côté qui lui faisait face paraissait changer – une impossibilité physique. Perplexe, Necker se demanda s'il n'imaginait pas le phénomène. Pour en avoir le cœur net, il fit un simple croquis du cristal qui lui aussi s'inversa (figure 4.1). On peut le voir pointer vers le haut ou vers le bas, selon l'interprétation que donne votre cerveau de l'image, bien que cette dernière reste constante, inchangée sur la rétine. Chaque acte de perception, même la simple vision d'un cube dessiné, implique donc un jugement de la part du cerveau.

Pour porter ces jugements, le cerveau profite du fait que le monde dans lequel nous vivons n'est ni chaotique ni amorphe ; il possède des propriétés physiques stables. Pendant l'évolution – et en partie pendant l'enfance grâce à l'apprentissage –, ces propriétés stables s'intègrent dans les aires visuelles du cerveau sous la forme d'« hypothèses » sûres ou de connaissances cachées sur le monde auxquelles on peut recourir pour éliminer l'ambiguïté de la perception. Par exemple, quand un ensemble de points bouge à l'unisson – comme les taches de la robe d'un léopard –, ces points appartiennent généralement à un seul objet. De sorte que chaque fois que vous voyez plusieurs points se mouvoir ensemble, votre système visuel en déduit raisonnablement qu'ils ne bougent pas ainsi sous l'effet d'une coïncidence – ils constituent probablement un objet unique. C'est donc ce que vous voyez. On ne s'étonnera pas que le physicien allemand Hermann von Helmholtz (le père

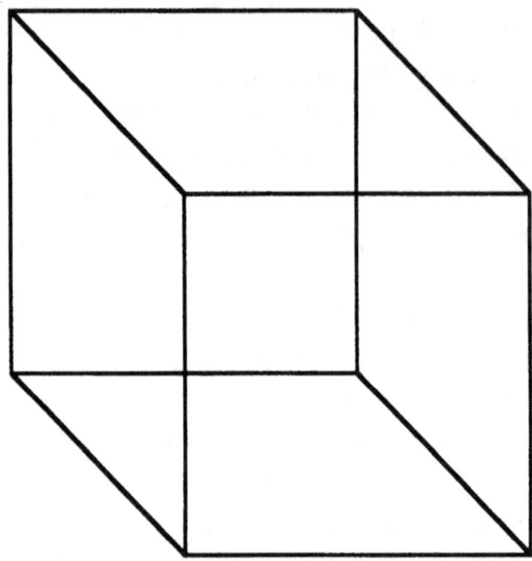

FIGURE 4.1
Un cube de Necker. Notez que ce dessin d'un cube peut être vu de deux façons différentes – pointant soit vers le haut et la gauche, soit vers le bas et vers la droite. La perception peut changer même quand l'image sur la rétine reste constante.

fondateur de la science de la vision) ait qualifié la perception de « déduction inconsciente[3] ».

Regardez les images ombrées de la figure 4.2. Il ne s'agit guère que de simples disques plats ombrés, mais vous remarquerez qu'environ la moitié d'entre eux ressemblent à des œufs et l'autre, répartie au hasard, à des creux. Si vous les étudiez de près, vous noterez que ceux qui sont clairs en haut paraissent convexes, tandis que ceux qui sont sombres en haut paraissent concaves. Tournez maintenant la page dans l'autre sens, vous verrez que tout s'inverse. Les reliefs se transforment en creux et vice versa. Pourquoi ? En interprétant les formes d'images ombrées, votre système visuel part de l'hypothèse innée que le soleil éclaire du dessus et que, dans le monde réel, un objet convexe sera illuminé d'en haut tandis qu'un objet concave le sera d'en bas. Comme nous évoluons sur une planète dotée d'un seul soleil qui nous domine généralement, c'est une hypothèse raisonnable[4]. Bien sûr, il arrive au Soleil d'être à l'horizon, mais statistiquement il nous éclaire du dessus et certainement jamais d'en dessous.

Récemment, j'ai eu l'agréable surprise de découvrir que Darwin connaissait ce principe. Les plumes de la queue de

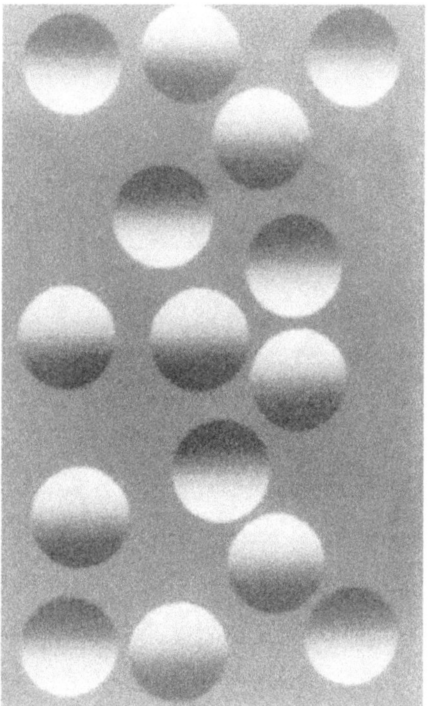

FIGURE 4.2
Un mélange d'œufs et de creux. Les ronds ombrés sont tous identiques, à cela près que la moitié est claire en haut et l'autre foncée en haut. On voit toujours ceux qui sont clairs en haut comme des œufs en relief, tandis que les foncés en haut apparaissent en creux. Cela s'explique par le fait que les aires visuelles de votre cerveau savent, de façon innée, que le soleil éclaire par le haut. Si c'était vrai, alors seuls les reliefs (œufs) seraient clairs en haut et les creux clairs en bas.
Si vous mettez la page à l'envers, les œufs vont se transformer en creux et les creux en œufs. (Adapté de Ramanchandran, 1988a.)

l'argus présentent des taches rondes qui rappellent les cercles de la figure 4.3, à cela près qu'elles sont ombrées de gauche à droite et non de haut en bas. Darwin a compris que l'oiseau se servait peut-être de ce détail comme d'une invite sexuelle dans le rituel de parade nuptiale, les ronds à l'aspect métallique sur ses plumes étant l'équivalent aviaire des bijoux. Mais si tel est le cas, pourquoi un ombrage de gauche à droite et non de haut en bas ? Darwin s'est dit que, pendant la parade nuptiale, les plumes devaient se redresser, et c'est effectivement ce qui se produit, illustration d'une harmonie frappante dans le système visuel des oiseaux entre la parade nuptiale et la direction du soleil.

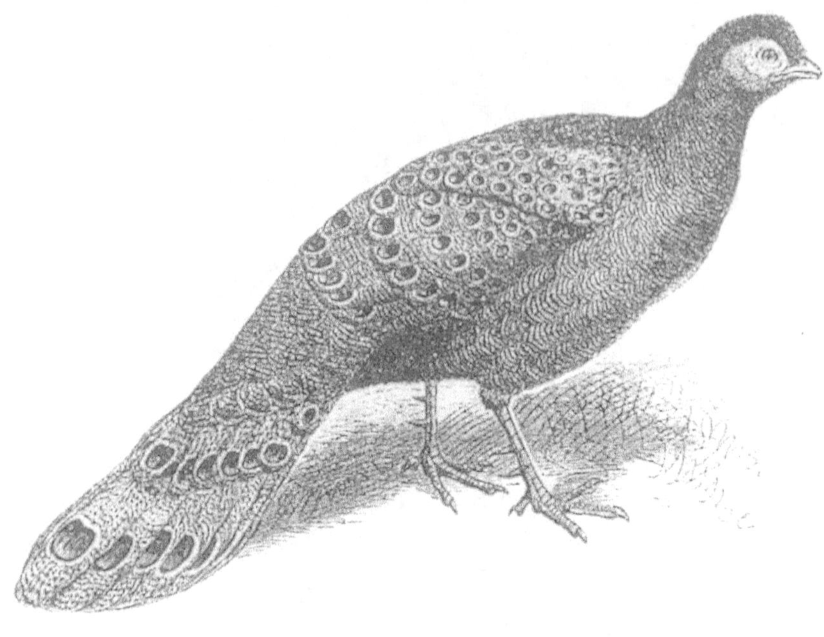

FIGURE 4.3

Les plumes de la queue de l'argus présentent des traces rondes ombrées de gauche à droite et non de haut en bas. Darwin a souligné que, lors de la parade nuptiale, la queue de l'oiseau se redresse. Les ronds sont alors clairs en haut – ce qui les fait paraître en relief comme les œufs de la figure 4.2. C'est peut-être ce qui se rapproche le plus d'un équivalent aviaire des bijoux. (Tiré de La Descendance de l'homme et la sélection sexuelle *de Charles Darwin [1871], John Murray, Londres.)*

La neurologie apporte des preuves encore plus fascinantes de l'existence de processus extraordinairement complexes propres à la vision – grâce à des patients comme Diane et d'autres comme elle qui ont souffert de déficits visuels très sélectifs. Si la vision se résumait à afficher une image sur un écran neuronal, dans le cas de lésions visuelles, des bouts de la scène – ou la scène entière – manqueraient, selon l'étendue de la lésion. Or les anomalies sont généralement beaucoup plus subtiles. Pour comprendre ce qui se passe vraiment dans le cerveau de ces patients et la raison pour laquelle ils sont atteints de problèmes aussi étranges, commençons par nous intéresser aux voies anatomiques chargées de la vision.

À la faculté de médecine, on m'a enseigné que les messages issus de mes globes oculaires rejoignent par le biais du nerf optique le cortex visuel situé à l'arrière de mon cerveau (une aire qui s'appelle le cortex moteur primaire) et que c'est là le foyer de la vision. Il existe dans cette partie du cerveau une carte *correspondant point à point* à la rétine – chaque point dans l'espace vu par l'œil ayant un point correspondant sur cette carte. On a déduit l'existence de cette carte du fait qu'en cas de lésions du cortex moteur primaire – une balle traversant une petite zone, par exemple –, les malades ont un trou correspondant ou tache aveugle dans leur champ visuel. En outre, à cause d'une bizarrerie de l'histoire de notre évolution, chaque côté du cerveau voit la moitié opposée du monde (figure 4.4). Si vous regardez droit devant vous, le monde à votre gauche s'inscrit sur votre cortex visuel droit et le monde à droite, sur votre cortex visuel gauche [5].

Mais la seule existence de cette carte n'explique pas la vision, car, comme je l'ai déjà souligné, il n'y a pas de petit homme à l'intérieur pour regarder ce qui s'affiche sur le cortex visuel primaire. En fait, cette première carte sert de bureau de tri et de retransmission où l'on rejette les informations redondantes ou inutiles, tout en accentuant certaines caractéristiques de l'image visuelle, telles les bordures. (Voilà pourquoi un caricaturiste peut créer une image aussi saisissante en ne représentant, en quelques coups de crayon, que les contours ou la seule bordure ; il singe la spécialisation de votre système visuel.) Cette information corrigée est ensuite retransmise dans une trentaine d'aires visuelles distinctes dans le cerveau humain, dont chacune reçoit une carte complète ou partielle du monde visuel. (Les expressions de « bureau de tri » et de « retransmission » ne sont pas entièrement adaptées puisque ces premières aires effectuent des analyses d'image relativement complexes et contiennent une masse de projections de feed-back venant des aires visuelles supérieures. Nous y reviendrons.)

Cela soulève une question intéressante. Pourquoi avons-nous besoin de trente aires [6] ? Nous ne connaissons pas vraiment la réponse, mais elles semblent être très spécialisées pour l'extraction de différents attributs de la scène visuelle – couleur, profondeur, mouvement, etc. Quand une aire ou plus est abîmée, on se retrouve avec des états mentaux paradoxaux du genre observé chez de nombreux patients neurologiques. L'un des exemples les plus célèbres en neurologie est le cas d'une Suissesse (que j'appellerai Ingrid) atteinte de « cécité du mouvement ». Ingrid souffrait d'une lésion bilatérale dans la face médiale du lobe temporal. Globalement, sa vue était normale ;

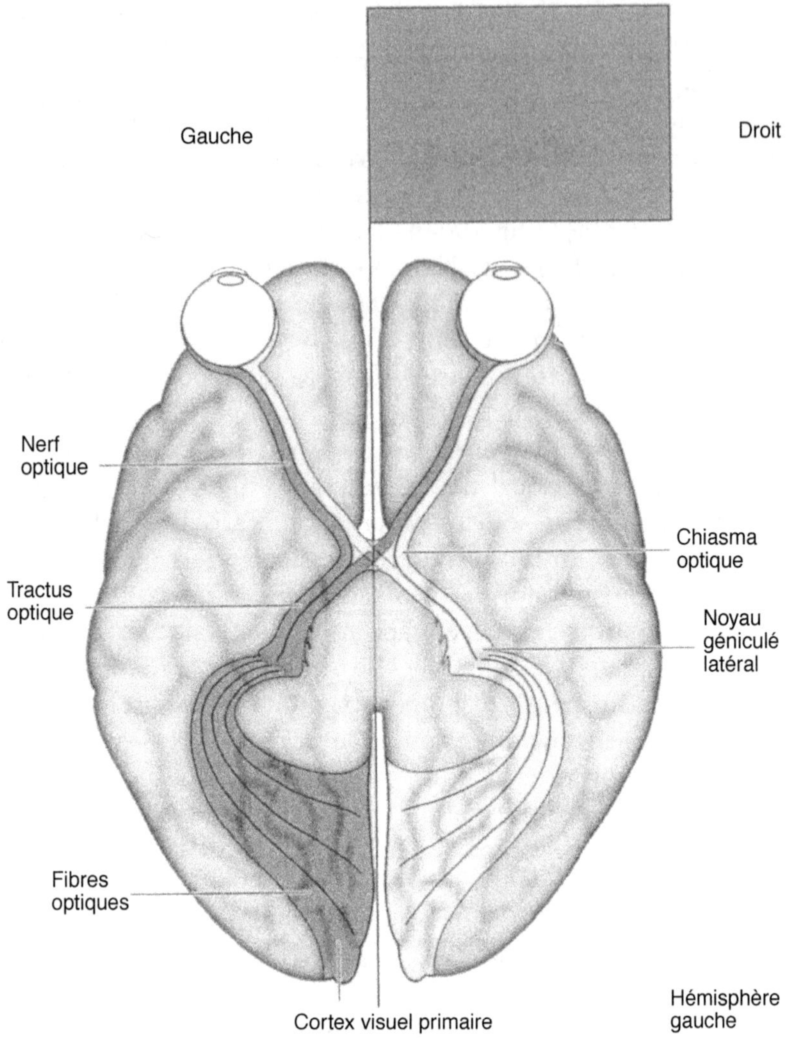

FIGURE 4.4

Base du cerveau humain vu d'en dessous. Notez la curieuse disposition des fibres allant de la rétine au cortex visuel. Une image dans le champ visuel gauche (gris foncé) tombe sur le côté droit de la rétine de l'œil droit ainsi que sur le côté droit de la rétine de l'œil gauche. Les fibres extérieures (temporales) de l'œil droit (gris foncé) se dirigent alors vers le même cortex droit sans traverser le chiasma optique. Les fibres intérieures (nasales) de l'œil gauche (gris foncé) se croisent dans le chiasma et se dirigent aussi vers le cortex visuel droit. C'est ainsi que le cortex visuel droit « voit » le côté gauche du monde.

Comme il existe une carte systématique de la rétine dans le cortex visuel, un « trou » dans le cortex visuel va créer une tache aveugle (ou scotome) correspondante dans le champ visuel. Si on retire entièrement le cortex visuel droit, le patient sera complètement aveugle au côté gauche du monde. (Inspiré de S. Zeki, A Vision of the Brain, *1993. Avec l'autorisation de Blackwell [Oxford].)*

elle pouvait décrire les formes des objets, reconnaître des gens et lire sans problème. Mais si elle regardait une personne courir ou une voiture rouler sur une route, elle voyait une succession de clichés statiques de type stroboscopique au lieu d'avoir l'impression d'un mouvement continu. Elle était terrifiée à l'idée de traverser une rue, parce qu'elle ne pouvait pas estimer la vitesse des voitures qui arrivaient, bien qu'elle fût parfaitement capable de dire la marque, la couleur voire la provenance de n'importe quel véhicule. Lors d'un tête-à-tête, elle avait la sensation de parler au téléphone, parce qu'elle ne percevait pas les changements d'expressions faciales associés à une conversation normale. Le simple geste de se verser une tasse de café devenait une épreuve parce que le liquide ne manquait jamais de déborder. Incapable d'estimer la vitesse de montée du liquide dans la tasse, elle ne savait jamais quand il fallait redresser la cafetière. Toutes ces capacités nous semblent généralement évidentes. C'est seulement quand un dérèglement se produit, comme dans le cas d'une lésion de cette aire du mouvement, que nous commençons à mesurer la complexité de la vue.

Prenons la vision de la couleur. Quand des patients souffrent de lésions bilatérales dans une aire appelée V4, ils deviennent complètement aveugles aux couleurs (c'est différent de la forme plus courante de cécité à la couleur qui provient d'une déficience des pigments sensibles à la couleur dans l'œil). Dans *Un anthropologue sur Mars*, Oliver Sacks raconte l'histoire d'un artiste peintre qui rentra chez lui un soir après avoir été victime d'une attaque si bénigne qu'il ne l'avait pas remarquée. Il sursauta en remarquant que tous ses tableaux étaient en noir et blanc. Et comme cela ne concernait pas seulement ses tableaux mais tout son environnement, il comprit vite qu'il lui était arrivé quelque chose. Même sa femme avait le teint gris – selon lui, on aurait dit un rat.

Voilà pour deux des trente aires – MT et V4 – mais que dire des autres ? Il ne fait pas de doute qu'elles jouent un rôle aussi important, mais nous n'en savons pas encore très long sur leurs fonctions. Pourtant, malgré la complexité étonnante de toutes ces aires, le système visuel semble avoir globalement une organisation relativement simple. Les messages du globe oculaire passent par le nerf optique et empruntent immédiatement deux voies – l'une phylogéniquement ancienne et l'autre plus récente et surtout développée chez les primates, dont les humains. Et, apparemment, ces deux voies recourent à un véritable partage des tâches.

La voie « ancienne » descend directement de l'œil vers le tubercule quadrijumeau antérieur dans le tronc cérébral et de là parvient aux aires corticales supérieures, notamment dans les lobes pariétaux. Pour sa part, la voie « récente » va de l'œil dans un groupe de cellules qui s'appelle le corps géniculé latéral, poste de relais sur le chemin du cortex visuel primaire (figure 4.5). De là l'information visuelle est transmise à la trentaine d'autres aires visuelles pour un complément de traitement.

Pourquoi possédons-nous ces deux voies ?

Il est possible que l'ancienne ait été préservée pour servir de sorte de système d'alarme chargé de ce que l'on appelle parfois le *comportement d'orientation*. Par exemple, si un gros objet menaçant arrive sur moi par la gauche, cette voie ancienne me signale l'emplacement de cet objet, ce qui me permet de tourner les yeux, la tête et le corps pour le regarder. Il s'agit d'un réflexe primitif qui transmet des événements potentiellement importants dans mes fovéas, au centre de l'œil, où la vision atteint la plus grande netteté.

À ce stade, je déploie le système plus récent pour déterminer la nature de l'objet, car cela va me permettre de décider de la manière de réagir. Dois-je le saisir, l'éviter, le fuir, le manger, le combattre ou lui faire l'amour ? Une lésion de cette seconde voie – notamment dans le cortex visuel primaire – conduit à la cécité au sens traditionnel. Elle est le plus souvent la conséquence d'une attaque – une fuite ou un caillot de sang dans un des principaux vaisseaux irriguant le cerveau. Si le vaisseau se trouve être une artère à l'arrière du cerveau, la lésion peut toucher le côté droit ou gauche du cortex visuel primaire. Quand le droit est touché, le malade est aveugle du champ visuel gauche, et vice versa. Ce type de cécité, baptisée hémianopie, est connu depuis longtemps.

Toutefois elle réserve des surprises. Le Dr Larry Weiskrantz, un scientifique qui travaille à l'université d'Oxford, a fait une expérience très simple qui a ébahi les spécialistes de la vision[7]. Son patient, DB, avait subi l'ablation d'un amas anormal de vaisseaux sanguins dans le cerveau ainsi que de tissu cérébral normal dans la même région. Puisque l'amas malformé se situait dans le cortex visuel primaire droit, l'opération rendit DB complètement aveugle à la moitié gauche du monde.

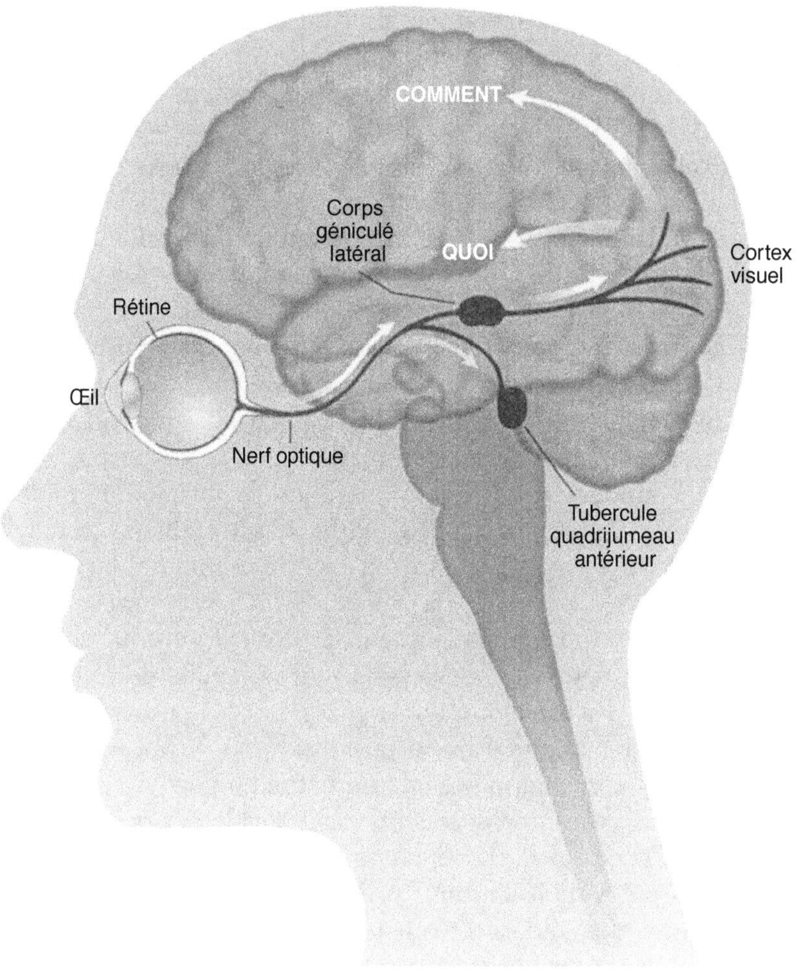

FIGURE 4.5

L'anatomie des voies visuelles. Schéma de l'hémisphère gauche vu du côté gauche.

Les fibres issues du globe oculaire se divisent en deux « courants » parallèles : une voie récente qui va vers le corps géniculé latéral (montré ici en surface dans un souci de clarté, bien qu'il se trouve en fait à l'intérieur du thalamus, non dans le lobe temporal) et une voie ancienne qui va dans le tubercule quadrijumeau antérieur dans le tronc cérébral.

La voie « nouvelle » va ensuite dans le cortex visuel avant de se diviser encore (après deux relais) en deux voies (flèches blanches) – une voie « comment » dans les lobes pariétaux chargée de saisir des objets, de se déplacer, entre autres fonctions spatiales, et la seconde, la voie « quoi » dans les lobes temporaux chargée de reconnaître les objets. Ces deux voies ont été découvertes par Leslie Ungerleider et Mortimer Mischkin des National Institutes of Health. Les deux voies sont représentées par des flèches blanches.

Qu'il se servît de l'œil droit ou de l'œil gauche, s'il regardait droit devant lui, il ne voyait rien à gauche. En d'autres termes, ni son œil droit ni son œil gauche ne voyaient son propre champ visuel gauche.

Après l'opération, son ophtalmologiste, le Dr Mike Sanders, lui demanda de fixer un petit point au centre d'un appareil ressemblant à une énorme balle de ping-pong translucide. Le champ visuel entier de DB était rempli d'un arrière-plan homogène. Ensuite, le Dr Sanders projeta des taches de lumière sur différentes parties de l'écran incurvé et demanda à DB s'il les voyait. Chaque fois qu'une tache lumineuse tombait dans son bon champ visuel, il disait oui. Mais quand elle tombait dans son champ aveugle, il ne réagissait pas. Il ne la voyait pas.

Le Dr Sanders et le Dr Weiskrantz remarquèrent alors quelque chose de très étrange. DB était manifestement aveugle du champ visuel gauche, mais si l'expérimentateur plaçait la main dans cette région, DB la saisissait sans se tromper. Les deux chercheurs le prièrent de regarder droit devant lui et placèrent des marqueurs mobiles sur le mur à gauche de l'endroit qu'il fixait : il fut de nouveau capable de désigner les marqueurs, tout en soulignant qu'en fait, il ne les « voyait » pas. Ils placèrent dans son champ aveugle un bâton en position alternativement verticale et horizontale, dont il devait deviner l'orientation. DB s'acquitta de cette tâche sans problème, bien qu'il affirmât ne pas voir le bâton. Après une longue série de tests réussis, on lui demanda s'il avait une idée de ses résultats.

– Non. Pas du tout. Parce que je ne pouvais rien voir, pas le moindre truc.

– Comment avez-vous deviné, qu'est-ce qui vous a permis de dire si le bâton était à l'horizontale ou à la verticale ?

– Je ne sais pas puisque je ne voyais rien.

– Vous ignoriez donc si vous aviez raison.

– Oui, répondit DB, l'air incrédule.

Le Dr Weiskrantz et ses confrères donnèrent à ce phénomène un nom à résonance d'oxymore – « vue aveugle » – et poursuivirent leurs expériences avec d'autres patients. Mais la découverte est si surprenante que nombre de gens n'admettent toujours pas l'existence de ce phénomène.

Le Dr Weiskrantz a interrogé DB à plusieurs reprises sur sa « vision » dans son champ gauche aveugle, et la plupart du temps, DB a expliqué qu'il ne voyait rien du tout. Si on insistait un peu, il admettait de temps à autre avoir la « sensation » qu'un stimulus s'approchait ou s'éloignait, ou encore semblait « lisse » ou « déchiqueté ». Mais DB soulignait toujours qu'il ne « voyait » rien, qu'il devinait et qu'il avait du mal à décrire toute perception consciente. Les chercheurs étaient convaincus que DB était honnête et fiable. Quand des objets de test tombaient près de son bon champ visuel, il le disait aussitôt.

Sans invoquer la perception extrasensorielle, comment expliquer cette vision aveugle – qu'une personne désigne ou devine correctement la présence d'un objet qu'elle ne peut percevoir consciemment. Le Dr Weiskrantz a suggéré que le paradoxe disparaît quand on songe à la division des tâches entre les deux voies visuelles dont nous avons parlé. Notamment, bien que DB ait perdu son cortex visuel primaire – ce qui le rendait aveugle –, sa voie d'« orientation » phylogéniquement primitive restait intacte, et peut-être était-elle le médium de la vision aveugle. En d'autres termes, le point lumineux dans la région aveugle – bien que ne parvenant pas à activer la voie plus récente, abîmée – est transmis par le corps géniculé latéral vers des centres cérébraux supérieurs comme les lobes pariétaux, guidant le bras de DB vers le point « invisible ». Cette interprétation osée s'accompagne d'une implication extraordinaire – que seule la voie nouvelle est capable de conscience (« je vois ceci »), tandis que l'ancienne peut se servir d'afférences visuelles pour toutes sortes de comportement, même si le sujet est complètement inconscient de ce qui se passe. Doit-on en conclure que la conscience est une propriété particulière de la voie du cortex visuel plus récente sur le plan de l'évolution ? Si c'est le cas, pourquoi cette voie a-t-elle un accès privilégié à l'esprit ? Nous reviendrons sur ces questions au chapitre suivant.

Venons-en à l'aspect un peu plus complexe de la perception. Il apparaît que l'information passant par la « nouvelle » voie – celle du cortex visuel primaire qui mène soi-disant à l'expérience consciente (et qui est complètement abîmée chez DB) – suit elle aussi deux courants distincts. L'un est la voie « où » qui finit dans le lobe pariétal (sur les côtés de notre cerveau au-dessus des oreilles) ; l'autre, qu'on appelle parfois la voie « quoi », va dans le lobe temporal (sous les tempes). Et il semble que chacun de ces deux systèmes soit aussi spécialisé dans un sous-ensemble distinct de fonctions visuelles.

En fait, qualifier l'une des voies de voie « où » est un peu trompeur parce que ce système se spécialise non seulement dans le « où » – en attribuant des localisations aux objets – mais dans tous les aspects de la vision spatiale : l'aptitude d'organismes à se déplacer, négocier des terrains inégaux, éviter de se cogner à des objets ou de tomber dans des trous. Il permet vraisemblablement à un animal de déterminer la direction d'une cible en mouvement, d'estimer la distance d'approche ou d'éloignement d'objets et d'éviter un projectile. Si vous êtes un primate, il vous aide à saisir un objet entre vos doigts et votre pouce. Le psychologue canadien Mel Goodale a suggéré qu'on l'appelle la « voie de la vision permettant l'action », ou bien la voie « comment » puisqu'elle paraît surtout chargée de mouvements guidés visuellement. (Je l'appellerai dorénavant la voie « comment ».)

Que reste-t-il ? Eh bien, notre capacité d'identifier l'objet ; d'où la seconde voie baptisée la voie « quoi ». Le fait que la majorité de nos trente aires visuelles sont en fait localisées dans ce système nous donne une idée de son importance. Regardez-vous un renard, une pêche ou une rose ? Ce visage est-il un ennemi, un ami ou un être aimé ? S'agit-il de Drew ou de Diane ? Quels sont les attributs sémantiques et émotionnels de cet objet ? Est-ce que j'y tiens ? En ai-je peur ? Trois chercheurs, Ed Rolls, Charlie Gross et David Perrett ont découvert que si l'on place une électrode dans le cerveau d'un singe pour surveiller l'activité des cellules de cette voie, on trouve une région particulière contenant des cellules « visage » – chaque neurone ne s'active que devant la photographie d'un visage donné. Ainsi une cellule réagira devant le mâle dominant de la troupe de singes, une autre au mâle ou à la femelle du singe, une autre au substitut du singe alpha – à savoir, l'expérimentateur humain. Cela ne signifie pas qu'une seule cellule soit responsable du processus complet de reconnaissance des visages ; celle-là repose probablement sur un réseau impliquant des milliers de synapses. Néanmoins les cellules « visage » sont une partie essentielle du réseau de cellules participant à la reconnaissance de visages et autres objets. Une fois ces cellules activées, leur message est d'une manière ou d'une autre relayé vers des zones supérieures dans les lobes temporaux chargés de l'aspect « sémantique » – tous vos souvenirs, tout ce que vous savez de la personne vue Où nous sommes-nous déjà rencontrés ? Comment s'appelle-t-il ? Quand l'ai-je vu pour la dernière fois ? Que faisait-il ? Et enfin viennent s'ajouter à cela toutes les émotions que fait naître ce visage.

Pour mieux comprendre encore les fonctions de ces deux voies « quoi » et « comment », recourons à notre imagination. Dans la vie réelle, à la suite d'attaques, de blessures à la tête et autres accidents cérébraux, des malades peuvent perdre divers morceaux des voies « comment » et « quoi ». Mais la nature est désordonnée, et il est rare que les pertes ne touchent qu'une voie et non l'autre. Imaginons qu'un jour, vous vous réveilliez avec une voie « quoi » en partie effacée (pendant la nuit, après vous avoir assommé, un méchant médecin vous a enlevé vos lobes temporaux). Selon moi, le monde entier ressemblerait soudain à un musée de sculpture abstraite, un musée martien. Vous ne reconnaîtriez aucun objet ; aucun ne susciterait d'émotions, n'évoquerait d'associations. Vous « verriez » les contours et la forme de ces objets, vous pourriez les saisir, les dessiner du doigt et en attraper un au vol si je vous le lançais. En d'autres termes, votre voie « comment » fonctionnerait. Mais vous n'auriez pas la moindre idée du sens de ces objets. Seriez-vous « conscient » de l'un d'eux ? C'est discutable. En effet, le terme de conscience ne se vide-t-il pas de son sens si l'on ne perçoit pas la portée émotionnelle et les associations sémantiques de ce que l'on regarde ?

Deux scientifiques de l'université de Chicago, Heinrich Klüver et Paul Bucy, ont procédé à une expérience de ce genre en pratiquant sur des singes l'ablation des lobes temporaux contenant leur voie « quoi ». Les animaux peuvent se déplacer sans se cogner contre les parois de leur cage (leur voie « comment » est intacte), mais si on leur tend une cigarette allumée ou une lame de rasoir, ils risquent fort de se les fourrer dans la gueule et de se mettre à mâcher. Les singes mâles chercheront à s'accoupler avec tout ce qui bouge, poulets, chats, voire expérimentateurs humains. Ils ne sont pas hypersexuels, ils sont juste incapables de discrimination. En outre, ils ont du mal à reconnaître une proie, un mâle ou une femelle, de la nourriture… globalement le sens d'un objet.

Existe-t-il des patients humains atteints des mêmes déficiences ? Il arrive, rarement, qu'un patient souffrant d'une lésion grave des deux lobes temporaux présente un groupe de symptômes semblables à ce que nous appelons maintenant le syndrome de Klüver-Bucy. Comme les singes, ils sont capables de tout porter à la bouche (comme les bébés) et d'afficher une absence totale de discrimination sur le plan sexuel : ils feront des avances obscènes à des médecins ou à leurs voisins de fauteuil roulant.

Ces extrêmes en matière de comportement, connus depuis longtemps, accréditent l'idée qu'il existe une division nette des tâches entre ces deux systèmes – ce qui nous ramène à Diane. Bien que sa lésion fût moins grave, Diane présentait également une dissociation entre ses systèmes visuels « quoi » et « comment ». Elle était incapable de faire la différence entre un stylo ou une fente à la verticale ou à l'horizontale parce que sa voie « quoi » avait été effacée. Mais comme sa voie « comment » restait intacte (comme d'ailleurs sa voie d'orientation plus ancienne sur le plan de l'évolution), elle était capable de saisir un stylo sans se tromper ou de donner l'orientation voulue à une lettre pour la glisser dans une fente qu'elle ne voyait pas.

Afin de rendre cette distinction encore plus claire, le Dr Milner s'est livré à une autre expérience ingénieuse. Après tout, poster une lettre est un acte banal relativement simple et il voulait mesurer la complexité des capacités de manipulation du zombi. Il plaça deux blocs de bois devant Diane et lui demanda quel était le plus grand. Elle répondit au hasard, comme il s'y attendait. En revanche, lorsqu'il l'invita à prendre le bloc en question, elle tendit une main dont l'écartement des doigts épousait exactement la taille du bloc. On vérifia ces données en filmant le bras en mouvement et en procédant à une analyse image par image. Une fois encore, c'était à croire qu'un « zombi » inconscient à l'intérieur de Diane se chargeait des calculs compliqués qui lui permettaient de placer correctement sa main, qu'elle poste une lettre ou qu'elle saisisse simplement différents objets. Le « zombi » correspondait à la voie « comment », pratiquement intacte, et la « personne », à la voie « quoi », gravement endommagée. Diane est capable d'interactions spatiales avec le monde, mais elle n'est pas consciente des formes, des emplacements ni de la taille de la plupart des objets qui l'entourent. Elle vit à présent à la campagne, où elle cultive un grand potager, reçoit ses amis et mène une vie active mais protégée.

Cela ne s'arrête pas là, parce que la voie « quoi » de Diane n'était pas complètement abîmée. Si elle ne pouvait pas reconnaître la forme d'objets (pour elle, une banane ressemblait à une citrouille), les couleurs ou les textures ne lui posaient aucune difficulté. Elle était capable de distinguer une banane d'une courgette jaune grâce à sa texture. Cela s'explique peut-être parce que même à l'intérieur des aires constituant la voie « quoi », il existe des sous-divisions plus fines s'occupant de la couleur et de la texture, et les cellules « couleur » et « texture » résistent peut-être mieux au monoxyde de carbone que les cellules « forme ». La preuve de l'existence de ce type de cellules dans le cerveau du primate fait encore l'objet d'un débat houleux chez les physiologues, mais les lésions très sélectives et les capacités préservées de Diane nous donnent des indices supplémentaires de l'existence de régions hyperspécialisées de cette sorte dans le cerveau humain. Si vous êtes en quête d'arguments en faveur de la modularité du cerveau (et de munitions contre le point de vue holistique), c'est dans les aires visuelles qu'il faut chercher.

Imaginons maintenant que, pendant votre sommeil, le méchant médecin vous ait enlevé votre voie « comment » (celle qui guide vos actes) sans toucher à votre voie « quoi ». Vous seriez désorienté, incapable de fixer votre attention sur des objets, vous auriez du mal à saisir des objets ou à désigner du doigt des objectifs intéressants dans votre champ visuel. On rencontre ce genre de phénomène dans un trouble curieux qui s'appelle le syndrome de Balint, où l'on note des lésions bilatérales des lobes pariétaux. Dans une sorte de rétrécissement concentrique du champ visuel, les yeux du patient restent fixés sur n'importe quel petit objet qui se trouve dans sa vision fovéale (la région à forte acuité visuelle de l'œil) mais il ignore complètement tous les autres objets dans le voisinage. Si vous lui demandez de viser une petite cible dans son champ visuel, il risque fort de la rater de très loin – parfois d'une bonne trentaine de centimètres, voire plus. Mais une fois qu'il saisit la cible avec ses deux fovéas, il peut la reconnaître sans efforts parce que sa voie « quoi » intacte travaille à plein régime.

La découverte d'aires visuelles multiples et de la division du travail entre les deux voies est un grand progrès accompli par les neurosciences, mais bien des aspects de la vision nous échappent encore. Si je vous lance une balle rouge, plusieurs vastes aires visuelles de votre cerveau s'activent simultanément, mais vous ne voyez qu'une image unifiée de la balle. Ce phénomène est-il dû à l'existence d'un endroit dans le cerveau où se réuniraient toutes ces informations – ce que le philosophe Dan

Dennett appelle péjorativement un « théâtre cartésien[8] » ? Ou existe-t-il des connexions entre ces aires qui font que leur activation simultanée crée aussitôt une sorte de schéma de déclenchement synchrone, lequel crée à son tour une unité de perception ? Cette question, ce que l'on appelle le problème de liaison, est l'une des nombreuses énigmes non résolues des neurosciences. En fait, ce problème est si mystérieux que certains philosophes prétendent qu'il ne relève pas légitimement de la science. Il vient plutôt de particularités dans notre usage du langage ou d'hypothèses sur la vision, imparfaites sur le plan logique.

Malgré cette réserve, la découverte des voies « comment » et « quoi », ainsi que de multiples aires visuelles, passionne, notamment les jeunes chercheurs[9]. Il est à présent possible non seulement d'enregistrer l'activité de cellules individuelles mais aussi de regarder nombre de ces aires s'allumer dans le cerveau humain pendant qu'un sujet regarde une scène – qu'il s'agisse d'un objet aussi simple qu'un carré blanc sur fond noir ou d'un plus complexe comme un visage souriant. En outre, l'existence de régions hautement spécialisées dans une tâche précise nous fournit un moyen expérimental pour aborder la question posée au début de ce chapitre : comment l'activité de neurones donne-t-elle naissance à une perception ? Par exemple, nous savons à présent que les cônes de la rétine envoient d'abord leurs efférences vers des amas de cellules sensibles à la couleur dans le cortex visuel primaire (dans l'aire 18 voisine) et de là dans V4 (rappelez-vous l'homme qui prenait sa femme pour un rat) et que le traitement des couleurs se complique à mesure qu'on avance dans cette séquence. Comment cette chaîne d'événements précise donne-t-elle lieu à notre expérience de la couleur ? Ou, si on songe au cas d'Ingrid, aveugle au mouvement, une autre question se pose : comment le circuit situé dans la face médiane du lobe temporal nous permet-il de voir le mouvement ?

Pour reprendre l'expression de l'immunologue britannique Peter Medawar, la science est « l'art du soluble » et on pourrait dire que la découverte de multiples aires spécialisées dans la vision devrait résoudre le problème de la vision, du moins dans un avenir prévisible. J'ajouterai qu'en science, on n'a pas trop le choix : ou bien on fournit des réponses précises à des questions frivoles (combien y a-t-il de cônes dans l'œil humain) ou on apporte des réponses vagues à des questions importantes (qu'est-ce que le moi), mais de temps à autre, on découvre une réponse précise à une question importante (comme le lien entre l'ADN et l'hérédité) et on touche le gros lot. Il semble que la vision soit l'un des domaines des neurosciences où tôt ou tard nous aurons des réponses précises à des questions importantes, mais seul le temps nous le dira.

En attendant, nous avons beaucoup appris sur la structure et la fonction des voies visuelles grâce à des patients comme Diane, Drew et Ingrid. Par exemple, bien que les symptômes de Diane aient paru extravagants au départ, nous pouvons à présent commencer à les expliquer en fonction de ce que nous avons appris des deux voies visuelles – la voie « quoi » et la voie « comment ». Mais il est important de garder à l'esprit que le zombi existe non seulement en Diane mais en chacun de nous. En effet, le but de notre entreprise n'est pas simplement d'expliquer les manques de Diane mais de comprendre comment fonctionne notre cerveau. Comme ces deux voies travaillent à l'unisson, en parfaite coordination, il est difficile de distinguer leurs contributions. Cependant, il est possible de mettre au point des expériences qui montrent qu'elles existent effectivement et travaillent indépendamment jusqu'à un certain point, même chez vous et moi. En guise d'illustration, laissez-moi vous décrire une dernière expérience.

Elle a été menée par le Dr Salvatore Aglioti [10] qui s'est servi d'une illusion visuelle connue faisant appel à deux cercles de même taille placés côte à côte (figure 4.6). L'un est entouré de six cercles minuscules et l'autre de six cercles gigantesques. Aux yeux de la plupart des gens, ces deux cercles paraissent de tailles différentes. Celui qui est entouré de grands cercles a l'air d'être environ trente pour cent plus petit que l'autre – une illusion qu'on appelle le contraste de taille. C'est l'une des nombreuses illusions utilisées par les psychologues de la forme pour démontrer que la perception est toujours relative – jamais absolue –, toujours dépendante du contexte.

Au lieu de recourir à un dessin, le Dr Aglioti a posé deux dominos de taille moyenne sur une table. L'un entouré de plus grands, l'autre de plus petits. Et comme avec les cercles, le sujet interrogé a jugé que l'un paraissait manifestement plus petit que l'autre. Le plus étonnant, c'est que lorsqu'on l'a prié de prendre un de ces deux dominos du milieu, le sujet a tendu une main dont l'écartement des doigts correspondait exactement à la taille du domino. Une analyse image par image a révélé que

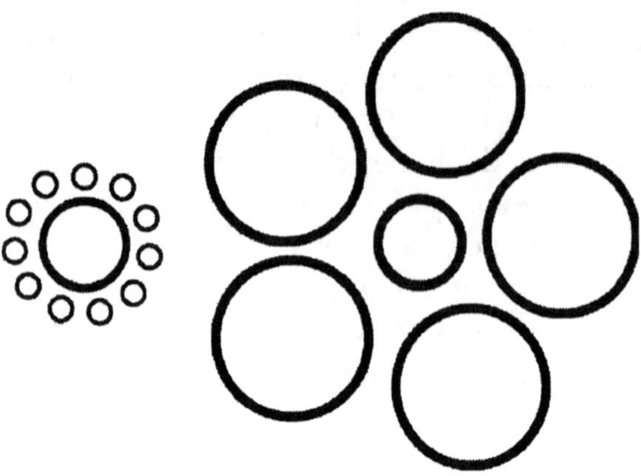

L'illusion du contraste de taille. Les deux cercles du milieu sont de tailles identiques. Pourtant celui qui est entouré de grands cercles paraît plus petit que celui qui est entouré des petits. Quand une personne normale tend la main pour saisir le cercle du milieu, elle écarte les doigts de la même façon pour les deux cercles – bien qu'ils aient l'air de taille différente. Le zombi – ou la voie « comment » dans les lobes pariétaux – n'est pas victime de l'illusion.

l'écartement des doigts était le même pour les deux dominos, bien que l'un d'eux ait paru plus grand que l'autre au sujet. À l'évidence, ses mains savaient quelque chose que ses yeux ignoraient, et cela implique que l'illusion est seulement « vue » par la voie objet dans le cerveau. La voie « comment » – le zombi – ne s'y trompe pas une seconde, ce qui a permis au sujet de saisir le domino.

Cette petite expérience a des implications intéressantes pour les activités quotidiennes et le sport. Les tireurs d'élite prétendent que si on se concentre trop sur une cible, on ne met pas dans le mille ; il faut « lâcher » avant de tirer. L'orientation spatiale joue un grand rôle dans la plupart des sports. Un joueur de basket est capable de mettre le ballon dans le filet sans ouvrir les yeux s'il se place chaque fois au même endroit du terrain. Effectivement, dans de nombreux sports comme dans de nombreux aspects de la vie, cela peut être rentable de « lâcher le zombi » et de le laisser agir. Rien ne prouve directement que c'est votre zombi – la voie « comment » – qui intervient, mais l'idée peut être testée par des techniques d'imagerie du cerveau.

Le plus évident à propos du fait d'exister, c'est le sentiment d'être un moi unique et unifié « responsable » de son destin ;

c'est si évident qu'on prend rarement le temps d'y réfléchir. Et pourtant l'expérience du Dr Aglioti et des observations sur des patients comme Diane suggèrent qu'il y a en fait un autre être à l'intérieur de nous qui vaque à ses occupations à notre insu. Et en fait, il ne s'agit pas seulement d'un seul, mais d'une multitude de zombis qui habitent le cerveau. Si tel est le cas, notre concept d'un « moi » unique habitant notre cerveau n'est peut-être qu'une illusion [11] – mais une illusion qui nous permet d'organiser notre vie plus efficacement, nous donne un but et nous aide à vivre avec les autres. Cette idée sera un thème récurrent jusqu'à la fin de ce livre.

CHAPITRE 5

La vie secrète de James Thurber

> *Est-ce un poignard que je vois devant moi, la garde vers ma main ? Viens, que je te saisisse ! Je ne te tiens pas et pourtant je te vois toujours... N'es-tu pas, vision fatale, perceptible au toucher, comme à la vue ? ou n'es-tu qu'un poignard de la pensée, fallacieuse création d'une tête accablée de fièvre ?*
>
> SHAKESPEARE.

James Thurber avait six ans quand, en jouant, son frère lui creva accidentellement l'œil droit avec une flèche. Cette perte, bien que tragique, ne fut pas pour autant catastrophique. Comme la plupart des borgnes, Thurber put se diriger facilement. Malheureusement, il n'était pas au bout de ses peines. En effet, il perdit ensuite progressivement l'usage de son œil gauche : à l'âge de trente-cinq ans, il était complètement aveugle. Mais loin d'être un obstacle, la cécité de Thurber stimula son imagination au point que son champ visuel, au lieu d'être une zone obscure et sinistre, foisonnait d'hallucinations, lui offrant ainsi un univers fantastique d'images surréalistes. Les fans de Thurber adorent son héros Walter Mitty, cet homme timide et effacé qui ne cesse de faire le va-et-vient entre fantasmes et réalité, comme dans une imitation de l'étrange situation de son créateur. Les dessins humoristiques saugrenus qui ont fait sa célébrité étaient probablement aussi une conséquence de son handicap visuel (figure 5.1) [1].

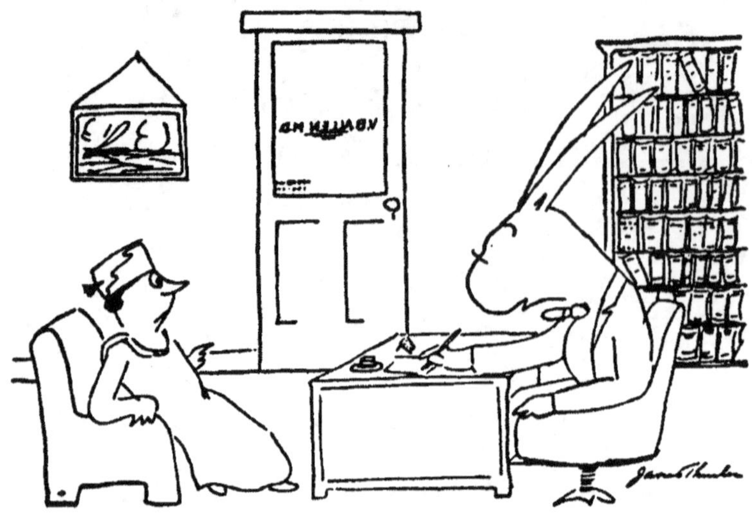

« *Vous disiez que tous ceux que vous rencontrez ressemblent à des lapins. Qu'entendez-vous exactement par là, madame Sprague ?* »

FIGURE 5.1
L'une des célèbres caricatures de Thurber parue dans The New Yorker. *Ses hallucinations visuelles auraient-elles inspiré certains de ses dessins ? James Thurber, 1937,* The New Yorker Collection, *tous droits réservés.*

James Thurber n'était donc pas aveugle au sens où nous pourrions l'entendre – cerné par l'obscurité d'une nuit sans lune, un vide insupportable. Voici ce qu'il écrivit à son ophtalmologiste :

« Vous rappelez-vous l'histoire de cette religieuse du Moyen Âge dont vous m'avez parlé il y a plusieurs années ? Celle qui confondait ses problèmes de rétine avec des visites divines ? Sachez qu'elle n'a jamais vu que le dixième des symboles sacrés qui m'apparaissent. Parmi les miens, je citerai un aspirateur bleu, des étincelles dorées, de grosses gouttes mauves, un écheveau de crachats, une tache marron dansante, des flocons de neige, des vagues safran et bleu ciel, et deux balles noires de billard, sans parler de la couronne qui nimbait les lampadaires d'un halo et que je vois à présent distinctement quand un rai de lumière tombe sur une boule de cristal ou sur un rebord métallique. Cette couronne, généralement triple, ressemble à un chrysanthème composé de milliers de pétales brillants et effilés, chacun renfermant dans l'ordre les couleurs du prisme. Aucun spectacle conçu par l'homme ne saurait rivaliser avec ce sublime ballet de couleurs ou ces visites sacrées. »

Un jour, après avoir cassé ses lunettes, Thurber nota : « J'ai vu un drapeau cubain flotter au-dessus d'une banque nationale ; une vieille dame enjouée munie d'une ombrelle grise pénétrer dans le flanc d'un camion ; un chat traverser la rue dans un petit tonneau à rayures ; des ponts s'élever paresseusement dans les airs, tels des ballons. »

Il savait faire un usage créatif de ses visions : « Il faut que le rêveur éveillé s'applique à visualiser le rêve si nettement que celui-là devient en fait une réalité. »

Au vu de ses dessins humoristiques et de sa prose, j'ai compris que Thurber devait souffrir d'un état neurologique extraordinaire qu'on appelle le syndrome de Charles Bonnet. Les patients atteints de ce trouble étrange souffrent généralement d'une lésion quelque part dans leur système visuel – dans l'œil ou dans le cerveau – qui les rend complètement ou partiellement aveugles. Or, paradoxalement, comme Thurber, ils se mettent à accumuler les hallucinations les plus vivaces, comme pour « remplacer » la réalité absente de leur vie. Extrêmement répandu, le syndrome de Charles Bonnet touche des millions de gens dont la vision a été abîmée par des glaucomes, des cataractes, des dégénérescences maculaires, ou encore une rétinopathie diabétique. Nombre de ces malades finissent par avoir des hallucinations thurberesques – et pourtant la majorité des médecins n'a jamais entendu parler de ce syndrome[2]. Cela s'explique peut-être parce que les victimes de ces symptômes préfèrent ne pas les évoquer de crainte de se faire taxer de fous. Personne n'ira croire un aveugle qui prétend voir évoluer des clowns et des animaux de cirque dans sa chambre. Imaginez qu'une grand-mère, clouée dans son fauteuil roulant à l'hospice, s'exclame soudain : « Mais que font donc tous ces nénuphars par terre ? » Sa famille risque fort d'en conclure qu'elle a perdu la tête.

Si mon diagnostic à propos de Thurber est exact, cela veut dire que lorsqu'il parlait de nourrir sa créativité de ses rêves et de ses hallucinations, ce n'était pas une figure de style. Il a réellement vécu toutes ces visions obsédantes – le chat dans un tonneau à rayures, les flocons de neige et la vieille dame entrant dans le flanc d'un camion.

Mais les images qui hantent Thurber et d'autres patients atteints du syndrome Charles Bonnet sont très différentes de celles que nous pourrions faire apparaître dans notre esprit. Si je vous demandais de décrire le drapeau américain ou de préciser le nombre de côtés d'un cube, vous fermeriez peut-être les yeux pour mieux vous concentrer afin de former une vague image mentale intérieure susceptible de vous aider. (Cette expérience donne des résultats très variables ; la plupart de mes étudiants prétendent n'être capables de ne visualiser que quatre côtés d'un dé.) Mais les hallucinations Charles Bonnet sont plus nettes, et le patient ne les contrôle absolument pas – elles surgissent complètement à l'improviste, même si, comme des objets réels, elles s'évanouissent dès qu'on ferme les yeux.

C'est la contradiction interne de ces hallucinations qui a piqué ma curiosité. Elles paraissent extraordinairement réelles aux patients – certains expliquent qu'elles sont plus « vraies que nature » avec des couleurs « très vives » –, alors que nous savons pertinemment qu'elles sont de purs produits de l'imagination. L'étude de ce syndrome devrait nous donner l'occasion d'explorer ce mystérieux *no man's land* entre la vision et la connaissance et de découvrir comment la lampe de notre imagination illumine les images prosaïques du monde. Peut-être nous aidera-t-elle également à apporter une réponse à une question plus élémentaire : comment et où « voyons-nous » dans le cerveau ? Comment la cascade complexe d'événements dans la trentaine d'aires visuelles de notre cortex nous permet-elle de percevoir et de comprendre le monde ?

Qu'est-ce que l'imagination visuelle ? Les mêmes parties du cerveau s'activent-elles lorsqu'on imagine, disons, un chat ou qu'on le contemple en chair et en os ? Il y a dix ans, ce genre de questions aurait paru relever de la philosophie, mais depuis des spécialistes des sciences cognitives ont entrepris d'examiner ces processus dans le cerveau lui-même, ce qui a donné lieu à des découvertes surprenantes. Manifestement, le système visuel humain possède une incroyable capacité de se livrer à des suppositions éclairées à partir des images fragmentaires et évanescentes qui dansent sur les globes oculaires. Rappelez-vous les nombreux exemples que j'ai cités au dernier chapitre, afin de démontrer que la vision était bien plus que la simple transmission d'une image sur un écran dans le cerveau ; qu'il s'agissait en fait d'un processus actif et constructif.

L'aptitude remarquable du cerveau à ignorer des vides inexplicables dans l'image visuelle en est une preuve : en effet, il se livre à une opération que l'on qualifie parfois de « remplissage ». Prenez l'exemple d'un lapin derrière une barrière : malgré la présence des poteaux, vous n'allez pas voir un animal en tranches mais un lapin entier ; votre esprit complète apparemment les bouts de lapin qui manquent. La queue d'un chat dépassant de sous un canapé évoque une image de chat entier ; vous ne croyez pas avoir affaire à une queue désincarnée et vous ne paniquez pas comme Alice en vous demandant où peut bien se trouver le reste. En fait, le « remplissage » se produit à différentes phases du processus visuel, et il est un peu trompeur de toutes les réunir sous une seule expression. Cela étant, il est clair que l'esprit, comme la nature, a horreur du vide et qu'il fournira apparemment l'information nécessaire pour compléter la scène.

Les migraineux sont très conscients de ce phénomène extraordinaire. Sous l'effet de la contraction de vaisseaux sanguins, ils perdent provisoirement un morceau du cortex visuel, ce qui provoque l'apparition d'une tache aveugle correspondante – un scotome – dans leur champ de vision. (Souvenez-vous qu'il existe une carte point par point du monde visuel dans le champ visuel.) Si un migraineux jette un coup d'œil autour de lui et que son scotome « tombe » par hasard sur une grosse horloge ou un tableau au mur, l'objet disparaîtra complètement. Mais au lieu de voir un énorme vide à sa place, il verra un mur à l'aspect normal, peint ou tapissé. La région correspondant à l'objet manquant prend l'aspect de ce qui l'entoure.

Quel effet cela fait-il exactement d'avoir un scotome ? Pour la plupart des troubles cérébraux, il faut se contenter d'une description clinique, mais vous pourrez vous faire une idée précise de ce qui se produit chez les migraineux en étudiant votre propre tache aveugle naturelle. On doit sa découverte à Edme Mariotte, savant français du XVIIe siècle. En disséquant un œil humain, il découvrit la papille optique – la zone de la rétine où le nerf optique sort du globe oculaire. Il comprit que, contrairement à d'autres parties de la rétine, la papille optique n'était pas sensible à la lumière. En s'appuyant sur ses connaissances en optique et en anatomie oculaire, il en déduisit que chaque œil devait être aveugle dans une petite partie de son champ visuel.

On peut aisément confirmer la conclusion de Mariotte en examinant le dessin d'un cercle hachuré sur un arrière-plan gris (figure 5.2). Fermez l'œil droit, tenez votre livre à une trentaine de centimètres de votre visage et fixez le petit point noir sur la page. Concentrez-vous sur lui en approchant lentement le livre de votre œil gauche. À une distance donnée, le cercle hachuré devrait tomber dans votre tache aveugle naturelle et disparaître complètement[3] ! Toutefois, notez que lorsque le cercle disparaît, vous ne voyez à sa place ni un grand trou noir, ni un vide. Cette zone vous paraît « colorée » par le même arrière-plan gris que le reste de la page – un autre exemple frappant de remplissage[4].

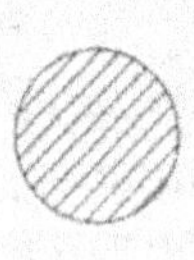

FIGURE 5.2
Démonstration de la tache aveugle. Fermez l'œil droit et regardez le point noir à droite de votre œil gauche. Éloignez le livre d'une trentaine de centimètres et rapprochez-le lentement de vous. À une distance donnée, le cercle hachuré à gauche va tomber entièrement dans votre tache aveugle et disparaître. Si vous rapprochez encore le livre, il va réapparaître. Il vous sera peut-être nécessaire de « chercher » la tache aveugle en approchant et en éloignant le livre plusieurs fois jusqu'à ce que le cercle disparaisse.
Notez que lorsque le cercle disparaît, vous ne voyez pas un vide ou un trou noir à sa place. La zone paraît être de la même couleur gris clair que le fond. On qualifie ce phénomène de « remplissage ».

Peut-être vous demandez-vous pourquoi vous n'aviez encore jamais remarqué votre tache aveugle. Cela tient en partie à l'existence de la vision binoculaire que vous pouvez tester vous-même. Une fois que le cercle hachuré a disparu, rouvrez l'œil : vous verrez que le cercle réapparaît aussitôt. Pourquoi ? Eh bien, quand vos deux yeux sont ouverts, leurs deux taches aveugles ne se chevauchent pas ; la vision normale de votre œil gauche compense la tache aveugle du droit et vice versa. Mais le plus surprenant, c'est que même si vous regardez autour de vous en fermant un œil, vous n'êtes toujours pas conscient de la tache aveugle, à moins de la chercher minutieusement. Une fois encore, vous n'avez pas remarqué le vide parce que, fort obligeamment, votre système visuel a fourni l'information manquante [5].

Ce processus de remplissage a-t-il des limites ? Répondre à cette question nous donnerait-il des indices sur le type de mécanisme neuronal à l'œuvre en l'occurrence ?

N'oubliez pas que le remplissage n'est pas seulement une bizarrerie du système visuel qui se serait développée dans le seul but de pallier la tache aveugle. Il semble plutôt être la manifestation d'une aptitude très ordinaire à construire des surfaces et à combler des vides qui constitueraient sinon une distraction dans une image – la même aptitude en fait qui vous permet de voir un lapin entier et non en tranches derrière une barrière. Avec notre tache aveugle naturelle, nous avons un exemple très manifeste de remplissage – qui nous fournit une bonne occasion d'examiner les « lois » régissant ce processus. En fait, vous pouvez découvrir ces lois et explorer les limites du remplissage en jouant avec votre propre tache aveugle. (À mon sens, c'est une des raisons qui rendent l'étude de la vision aussi passionnante. Si on est un peu curieux, il suffit de se munir d'une feuille et d'un crayon pour examiner les rouages de son propre cerveau.)

Songez donc qu'avec votre tache aveugle naturelle, vous pouvez décapiter qui vous voulez, amis et ennemis. Placez-vous à environ trois mètres de la personne visée, fermez l'œil droit et regardez sa tête de l'œil gauche. Maintenant, déplacez lentement votre œil gauche vers la droite, jusqu'à ce que votre tache aveugle coïncide avec la tête du sujet. À cette distance critique, sa tête devrait disparaître. Dès que le roi Charles II, « le roi savant », fondateur de la Royal Society, apprit l'existence de la tache aveugle, il s'amusa à décapiter les dames de la Cour, ainsi que des criminels juste avant leur exécution. Je dois avouer que, pendant des réunions, je trouve assez jubilatoire de faire subir le même sort à notre directeur de département.

Que se passe-t-il si on place une ligne verticale noire dans l'axe de votre tache aveugle ? Fermez l'œil droit et fixez du gauche le point noir à droite (figure 5.3). Ensuite, avancez et reculez la page jusqu'à ce que le petit carré hachuré au centre de la ligne verticale tombe exactement dans la tache aveugle de votre œil gauche. (Le carré hachuré devrait disparaître.) Sachant qu'aucune information sur cette portion centrale de la ligne – tombant dans la tache aveugle – n'est à la disposition ni de l'œil ni du cerveau, percevez-vous deux courtes lignes verticales avec un vide au milieu, ou bien « remplissez-vous » l'intervalle ? La réponse est claire. Vous verrez toujours une ligne verticale continue. Peut-être les neurones dans votre système visuel se livrent-ils à une estimation statistique ; ils « prennent conscience » qu'il est fort improbable que deux lignes différentes s'alignent aussi précisément de chaque côté de la tache aveugle par hasard. Ils « signalent » donc à des centres cérébraux supérieurs qu'il doit s'agir d'une seule ligne continue. Toute l'activité du système visuel repose sur ce genre de suppositions éclairées.

Mais que se passe-t-il si vous essayez de tromper le système visuel en lui présentant des preuves contradictoires en soi – en transformant un peu les deux lignes, par exemple ? Mettons que l'une soit noire et l'autre, blanche (sur un fond gris) ? Est-ce que votre système visuel considère toujours que ces deux segments différents constituent une ligne unique ? Va-t-il entreprendre de la compléter ? Étonnamment, la réponse est encore oui. Vous verrez une seule ligne droite continue, noire en haut et blanche en bas, mais salie au milieu par un gris métallique brillant (figure 5.4). C'est la solution de compromis que le système visuel semble préférer.

On pense souvent que la science est une affaire sérieuse, qui s'appuie toujours sur des théories, qu'elle consiste à produire de nobles conjectures fondées sur ce qu'on sait déjà et à inventer ensuite des expériences pour vérifier lesdites conjectures. En fait la science tient plus de la pêche à la ligne que ne veulent bien l'admettre la plupart de mes confrères. (Il vaut mieux éviter ce genre d'affirmation dans une demande de subvention officielle, car la plupart des institutions s'accrochent encore à la croyance naïve que la science se résume à vérifier

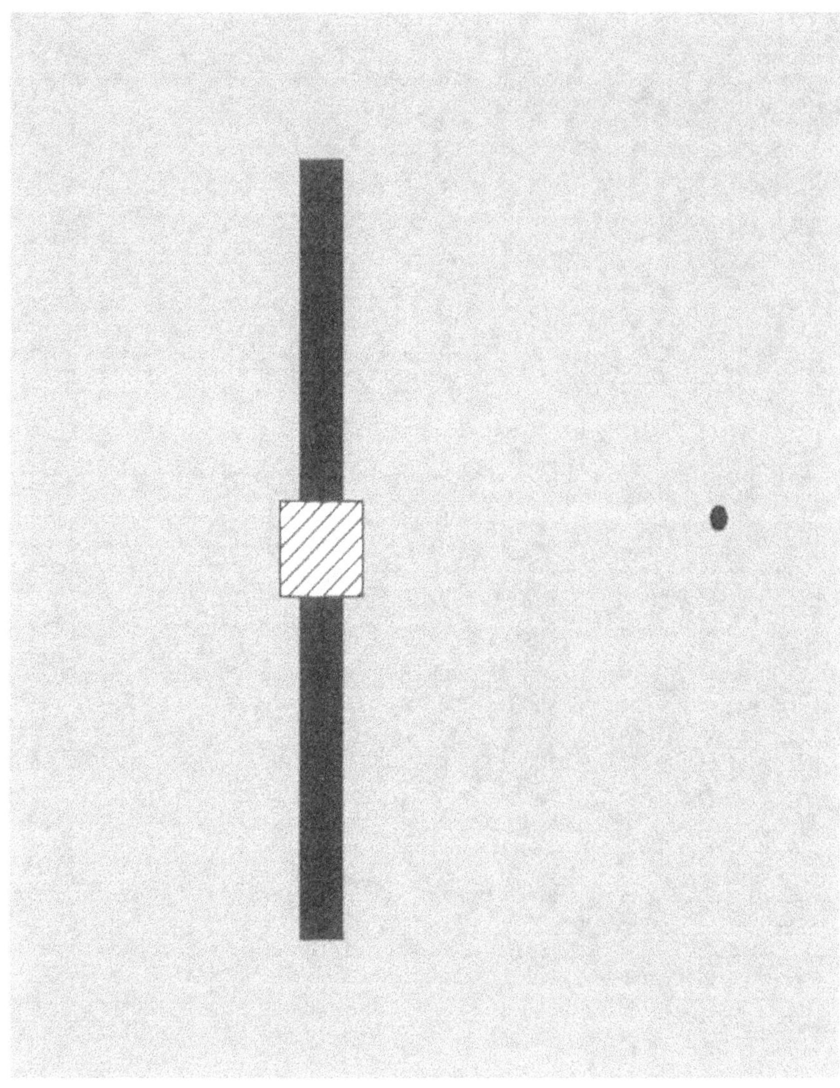

FIGURE 5.3
Une ligne noire verticale en travers de la tache aveugle. Répétez le procédé expliqué à la figure 5.2. Fermez l'œil droit, regardez le petit point noir à droite de votre œil gauche et approchez et éloignez la page jusqu'à ce que le carré hachuré à gauche tombe dans la tache aveugle et disparaisse. La ligne verticale paraît-elle continue ou présente-t-elle un vide au milieu ? Cela varie d'un individu à l'autre, mais la plupart d'entre nous « complètent » la ligne.

des hypothèses, puis à soigneusement mettre des points sur des i. Dieu vous garde de tenter de faire du nouveau à partir d'une simple intuition !)

Poursuivons donc nos expériences sur votre tache aveugle,

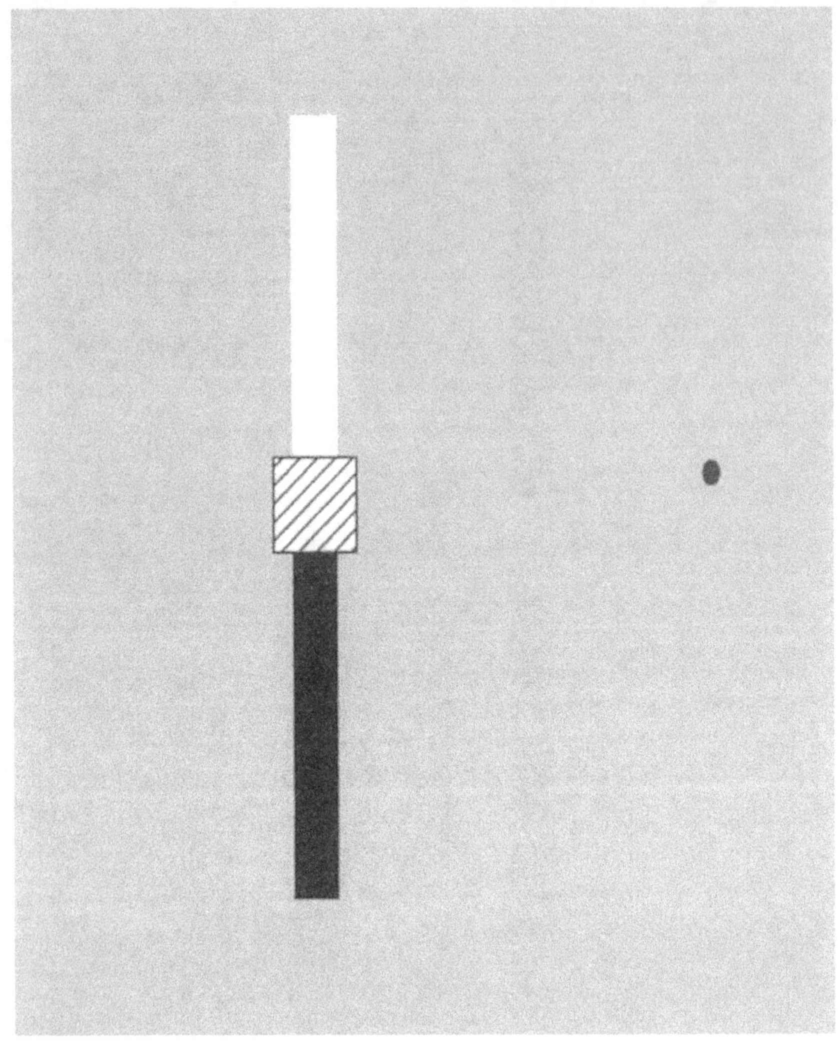

FIGURE 5.4
La moitié supérieure de la ligne est blanche, la moitié inférieure, noire. Votre cerveau complète-t-il la ligne verticale malgré cette contradiction ?

rien que pour le plaisir. Mettons votre système visuel au défi en décalant délibérément les deux demi-lignes – en bougeant le segment du haut vers la gauche et celui du bas vers la droite. Verrez-vous tout de même une ligne complète avec un défaut au milieu ? Relierez-vous les deux lignes par une diagonale traversant la tache aveugle ? Ou vous retrouverez-vous face à un grand vide (figure 5.5)[6] ?

La plupart d'entre nous complètent le segment de ligne manquant, mais le plus étonnant, c'est que les deux segments

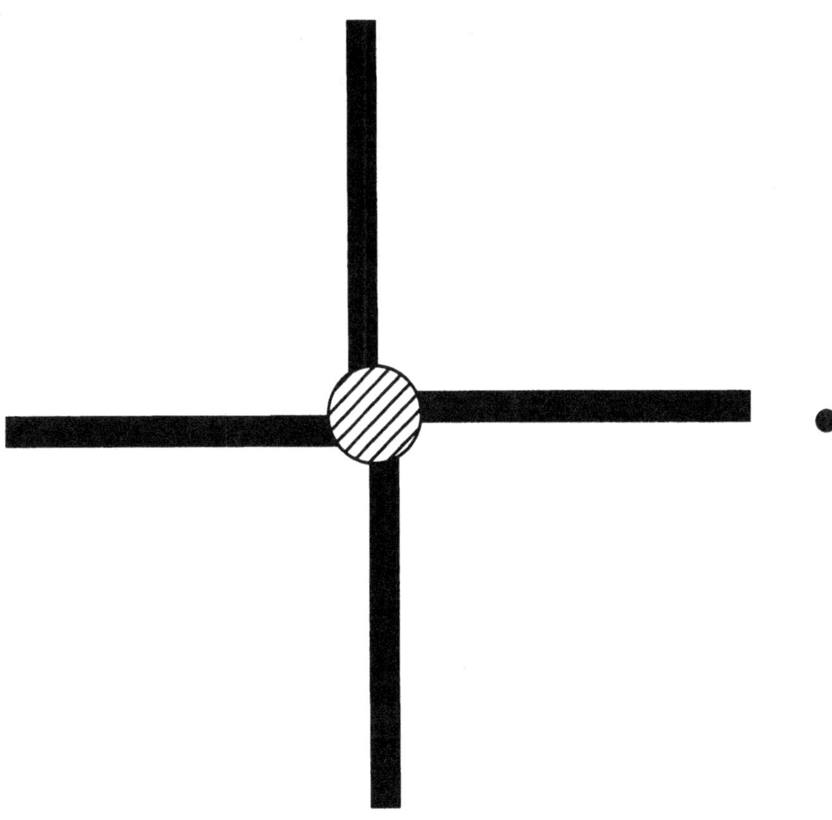

FIGURE 5.5
Répétez l'expérience en braquant votre tache aveugle sur ce motif ressemblant à un svastika – un ancien symbole de paix indo-européen. Les lignes sont délibérément décalées de chaque côté de la tache aveugle.
De nombreuses personnes découvrent que lorsque le cercle hachuré au centre disparaît, les deux lignes verticales « s'alignent » et deviennent colinéaires, mais que ce n'est pas le cas des deux horizontales – il subsiste un léger défaut au milieu.

semblent à présent colinéaires – ils s'alignent parfaitement pour former une ligne droite verticale ! Mais si vous tentez la même expérience avec deux lignes horizontales – placées de chaque côté de la tache aveugle –, vous n'obtenez pas cet effet d'alignement. Vous voyez soit un trou, soit un gros défaut – les deux lignes ne se fondent pas pour former une horizontale. La raison de cette différence – l'alignement de lignes verticales mais non horizontales – n'est pas claire, mais je la soupçonne d'être liée à la vision stéréoscopique : notre capacité de distinguer les minuscules différences entre les images reçues par les deux yeux afin d'obtenir une profondeur[7].

Quel est le « degré d'intelligence » du mécanisme qui complète l'image en travers de la tache aveugle ? Nous avons déjà vu que si vous braquez votre tache aveugle sur la tête de quelqu'un (pour qu'elle disparaisse), votre cerveau ne remplace pas la tête manquante ; cette dernière reste absente jusqu'à ce que vous tourniez les yeux afin de la faire retomber sur la rétine normale. Mais si vous utilisiez des formes beaucoup plus simples que des têtes ? Le coin d'un carré, par exemple (figure 5.6). Au vu des trois autres coins, est-ce que votre système visuel complète celui qui manque ? Si vous tentez cette expérience, vous remarquerez qu'en fait, le coin disparaît, ou bien qu'il a l'air « arraché » ou maculé. Manifestement le mécanisme nerveux qui se charge de compléter la tache aveugle cale devant les coins ; le remplissage a des limites [8].

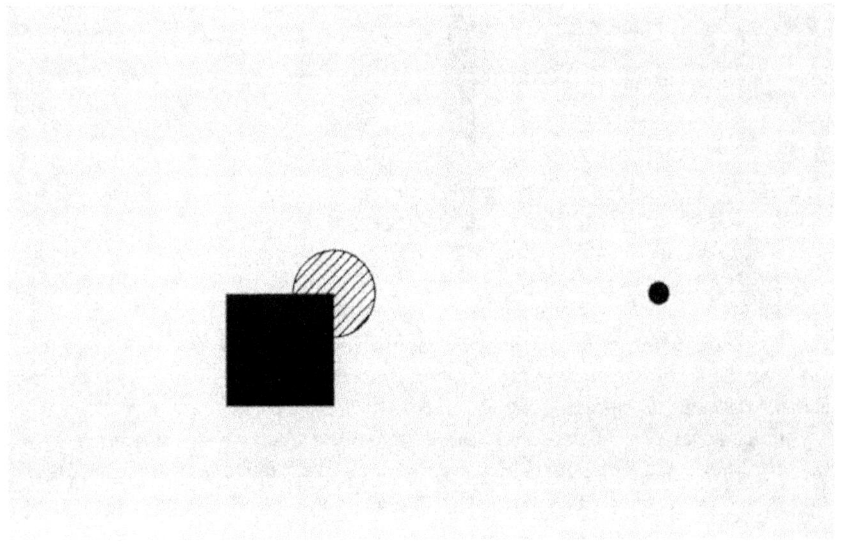

FIGURE 5.6

Approchez la page de vous jusqu'à ce que le cercle hachuré coïncide avec votre tache aveugle. Le coin du carré est-il complété ? La plupart des gens voient le coin « absent » ou « sali » : il n'est pas complété. Cette simple démonstration prouve que le remplissage n'est pas une devinette ; il ne s'agit pas d'un processus cognitif de niveau supérieur.

Le système visuel ne serait-il donc capable que de compléter des figures simples ? En l'occurrence, préparez-vous à une surprise. Braquez donc votre tache aveugle sur le centre d'une roue de bicyclette munie de rayons (figure 5.7). Vous noterez que, dans ce cas, contrairement à ce que vous avez observé avec le coin du carré, nous n'avez affaire ni à un trou ni à une tache. Vous « complétez » le trou – vous voyez en fait les rayons converger en un vortex au centre de votre tache aveugle.

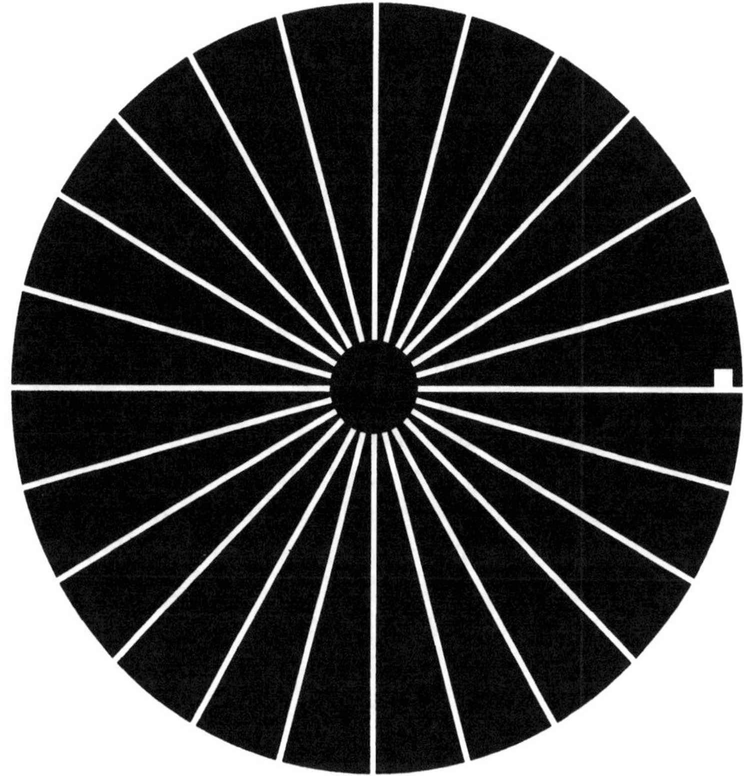

FIGURE 5.7
Quand on braque sa tache aveugle au centre de la roue d'une bicyclette, on ne voit pas de vide. On raconte généralement qu'on voit les rayons converger en vortex.

Il semble donc qu'on puisse compléter certaines choses et d'autres non, et il est relativement facile de découvrir ces principes en faisant l'expérience avec votre propre tache aveugle ou celle d'un ami.

Il y a quelques années, Jonathan Piel, l'ancien rédacteur du *Scientific American*, m'a invité à écrire un article sur ce sujet. Cela m'a valu des centaines de lettres de lecteurs qui avaient essayé les diverses expériences décrites ou en avaient inventé d'autres. Cet abondant courrier m'a permis de mesurer la curiosité que suscitent les rouages des voies visuelles. Un de mes correspondants a même créé un style artistique complètement nouveau. Ses toiles, exposées dans une galerie, représentaient diverses figures géométriques complexes, à regarder d'un œil, en braquant sa tache aveugle sur un point précis. Comme James Thurber, ce peintre s'était servi de sa tache aveugle pour nourrir sa créativité.

J'espère que ces exemples vous ont donné une idée de ce qu'on entend par le « remplissage » des portions manquantes du champ visuel. Mais n'oubliez pas que vous possédez une tache aveugle naturelle et que vous êtes peut-être très doué pour le remplissage. Mais que se passerait-il si vous perdiez un bout de cortex visuel à la suite d'une maladie ou d'un accident ? Et si un trou beaucoup plus grand – un scotome – apparaissait soudain ? Les patients atteints d'un scotome nous donnent l'occasion d'étudier jusqu'où le cerveau est capable d'aller pour fournir « l'information manquante » en cas de besoin. Si les migraineux ont des scotomes passagers, j'ai jugé qu'il serait plus intéressant d'étudier un sujet ayant une tache aveugle permanente dans son champ visuel : C'est ainsi que j'ai rencontré Josh[9].

La trentaine, Josh était un homme de grande taille, avec des sourcils à la Brejnev, un torse puissant et des mains comme des battoirs. Mais grâce au pétillement dans son regard, son sens de l'humour et son rire communicatif, il avait l'air à peu près aussi menaçant qu'un gros ours en peluche. Quelques années plus tôt, il avait eu un accident de travail : une barre en acier s'était enfoncée à la base de son crâne, trouant son pôle occipital droit dans le cortex visuel primaire. Quand Josh regardait droit devant lui, il avait sur la gauche une tache aveugle d'environ la taille de la paume de ma main. Il affirmait en être très conscient.

– Comment le savez-vous ?

– Eh bien, il m'arrive souvent de me tromper, d'entrer non pas dans les toilettes pour hommes (MEN), mais dans les toilettes pour dames (WOMEN).

– Pourquoi cela ?

– Eh bien, je ne vois pas les lettres *WO* à gauche.

Sinon, sa vision lui semblait incroyablement normale. En fait, vu son déficit, il s'étonnait de la nature unitaire de son univers visuel. « Quand je vous regarde, rien ne manque. » Il s'interrompit, fronça les sourcils, étudia mon visage et ajouta avec un grand sourire : « En fait, docteur, il vous manque un œil et une oreille. Vous êtes sûr que ça va ? »

Josh paraissait donc compléter les informations manquantes sans problème. Si les chercheurs savent depuis longtemps qu'il existe des gens comme lui (qui mènent une vie très normale sauf lorsqu'ils font sursauter les femmes dans les toilettes pour dames), de nombreux psychologues et médecins restent sceptiques devant le phénomène du remplissage. Par exemple, la psychologue canadienne Justine Sergent a affirmé que ces patients fabulaient ou se livraient à une sorte de jeu de devinette inconscient lorsqu'ils prétendaient voir normalement. (Ils devinent qu'il y a du papier peint dans leur scotome parce qu'il y en a partout ailleurs.) Elle prétendait que ce genre de conjecture était très différent du remplissage perceptuel réel qui se produit quand une ligne traverse votre tache aveugle [10]. Josh nous donnait l'occasion de découvrir ce qui se passe vraiment dans un scotome.

Il fit son entrée dans le laboratoire par un froid après-midi pluvieux, posa son parapluie dans un coin et illumina aussitôt la pièce de sa présence. Il portait une chemise à carreaux, des jeans larges et des tennis fatiguées un peu crottées. Nous allions reprendre avec lui les expériences de la tache aveugle naturelle. Nous commencerions par afficher une ligne dans l'axe de son scotome, où manquait un gros morceau de son champ visuel. Verrait-il la ligne avec un trou, ou la compléterait-il ?

C'est alors que nous nous sommes rendu compte que nous avions un petit problème technique. Si nous présentions une ligne continue à Josh, en lui demandant de regarder droit devant lui et de nous dire s'il la voyait complète ou incomplète, il risquait de « tricher » par inadvertance. Il pouvait accidentellement bouger un peu les yeux : ce léger mouvement latéral placerait la ligne dans son champ visuel normal et il la verrait donc complète. Désireux d'éviter cet écueil, nous avons présenté à Josh deux demi-lignes de chaque côté de son scotome et lui avons demandé ce qu'il voyait. Une ligne continue ou deux demi-lignes ? Rappelez-vous que lorsque vous avez tenté cette petite expérience à l'aide de votre propre tache aveugle, vous avez vu des lignes complètes.

Il réfléchit un instant :

– Eh bien, je vois deux lignes, une au-dessus, une en dessous et il y a un grand vide au milieu.

– Très bien.

Cela ne nous menait nulle part.

– Attendez ! s'exclama-t-il en plissant les yeux. Attendez une seconde ! Vous n'allez jamais me croire ! Elles s'allongent l'une vers l'autre.

– Quoi ?

Il plaça ses index à cinq centimètres de distance, l'un figurant la ligne du bas, l'autre, celle du haut, et les rapprocha.

– Les lignes s'allongent, s'allongent, s'allongent simultanément : voilà ! c'est une ligne complète.

Non seulement Josh faisait du remplissage, mais cela se produisait en temps réel. Il pouvait décrire le phénomène, contredisant ceux qui prétendent qu'il n'existe pas chez les gens atteints de scotomes.

Manifestement, des circuits nerveux dans son cerveau considéraient les deux demi-lignes, situées de chaque côté du scotome, comme une preuve suffisante de la présence en cet endroit d'une ligne complète, et ils envoyaient le message à des centres cérébraux supérieurs. Son cerveau était ainsi en mesure de compléter l'information en travers de son scotome, cet énorme trou béant, comme vous à travers votre tache aveugle.

Cela étant, nous nous sommes ensuite demandé ce qui se passerait si nous décalions délibérément les deux lignes. La compléterait-il à l'aide d'une diagonale ? Ou son système visuel s'avouerait-il vaincu ?

– Elles ne sont pas complètes, dit Josh devant cette figure. Je vois un vide, désolé.

– Je le sais. Racontez-moi juste ce qui se passe.

Deux secondes plus tard, Josh s'écriait :

– Mon Dieu ! Regardez.

– Quoi ?

– Au départ, elles étaient comme ça, dit-il en mimant le décalage, mais elles se dirigent l'une vers l'autre comme ceci. Voilà : elles sont parfaitement alignées et elles se rejoignent. Elles forment une ligne unique.

Le processus dura cinq secondes, une éternité pour le système visuel. Nous avons recommencé la même expérience plusieurs fois avec les mêmes résultats.

Il semblait donc assez évident que nous avions affaire à un vrai remplissage perceptuel, sinon pourquoi le phénomène prendrait-il plusieurs secondes ? Si Josh se contentait de deviner, la réponse serait immédiate. Jusqu'où pouvions-nous aller ? Dans quelle mesure le système visuel était-il capable

« d'insérer » l'information manquante ? Et si nous utilisions une colonne verticale de X majuscules au lieu d'une simple ligne ? Josh verrait-il les X manquants ? Ou bien une colonne de visages souriants ? Remplirait-il son scotome de visages souriants ?

Nous avons donc affiché une colonne verticale de X sur l'écran de l'ordinateur et prié Josh de regarder à la droite immédiate de cette colonne pour que les trois X du milieu coïncident avec son scotome.

– Que voyez-vous ?

– Des X en haut, des X en bas et un grand trou au milieu.

Je l'ai prié de continuer son observation puisque nous avions remarqué que le remplissage prenait du temps.

– Écoutez, docteur, je sais que vous voudriez que je voie des X, mais ce n'est pas le cas. Pas de X.

Au bout de cinq minutes sans changement, nous sommes passés à autre chose.

Je lui ai présenté une longue colonne verticale de x minuscules, avec une série au-dessus de son scotome et l'autre en dessous.

– Que voyez-vous maintenant ?

– Une colonne continue de petits x. En fait, vous me menez en bateau, non ? Il n'y a pas de x au milieu, n'est-ce pas ?

– Je ne vous le dirai pas. Mais j'aimerais savoir autre chose. Est-ce que les x à gauche de l'endroit où vous regardez (que je savais être dans son scotome) paraissent différents de ceux du dessus ou du dessous ?

– Cela ressemble à une colonne continue de x. Je ne vois pas de différence.

Josh complétait les petits x, mais pas les X majuscules. Cette différence est importante à deux titres. D'abord, cela exclut l'éventualité d'affabulation. Souvent, dans des tests neurologiques, des patients inventent pour donner le change au médecin. Sachant qu'il y avait des x au dessus et en dessous, Josh aurait pu deviner qu'il en « voyait » entre les deux séries. Mais pourquoi émettrait-il de telles hypothèses pour les x minuscules et non pour les X majuscules ? Comme il n'avait pas complété les X majuscules manquants, on pouvait penser que dans le cas des petits x, on avait affaire à un authentique processus de remplissage perceptuel, non à des hypothèses ou à de l'affabulation.

Pourquoi ce processus n'intervient-il que pour les petits x et non pour les majuscules ? Peut-être que le cerveau traite les x minuscules comme une texture continue et donc la complète, mais que, confronté à des X majuscules, il passe à un autre mode opératoire et « voit » que certains X manquent. Selon moi, les minuscules activaient une partie différente du système visuel de Josh, une voie chargée de la continuité des textures et des surfaces, tandis que les majuscules étaient traitées par la voie (évoquée au dernier chapitre) qui, dans ses lobes temporaux, s'occupe d'objets plutôt que de surfaces. On peut comprendre que le cerveau ait le talent particulier de remplir des vides lorsqu'il a affaire à des textures et à des couleurs continues mais non à des objets. La raison en est que les surfaces dans le monde réel sont généralement composées de « matière » ou de texture superficielle uniforme – comme un bloc de bois granuleux ou une falaise de grès – mais il n'existe pas de surface naturelle composée de grandes lettres alphabétiques ou de visages. (Des surfaces fabriquées par l'homme telles que du papier peint peuvent représenter des visages souriants, mais le cerveau n'a pas évolué à l'origine dans un monde fabriqué par l'homme.)

Afin de tester l'idée que le remplissage de textures et de matière peut se produire beaucoup plus facilement que celui d'objets ou de lettres, j'ai eu envie de tenter une expérience un peu farfelue. J'ai placé les chiffres 1, 2 et 3 au-dessus du scotome et les chiffres 7, 8 et 9 en dessous. La perception de Josh compléterait-elle la séquence ? Que verrait-il au milieu ? Bien entendu, j'ai utilisé des chiffres minuscules pour m'assurer que le cerveau les traiterait comme une « texture ».

– Hum ! fit Josh. Je vois une colonne continue de chiffres, alignés verticalement.

– Voyez-vous un trou au milieu ?

– Non.

– Pouvez-vous me les lire à haute voix ?

– Un, deux, trois, hum… sept, huit, neuf. Tiens, c'est bizarre. Je vois les chiffres au milieu, mais je n'arrive pas à les lire. Cette partie ressemble à des chiffres, mais je ne sais pas de quoi il s'agit.

– Est-ce flou ?

– Non, étrange, plutôt. On dirait des hiéroglyphes.

Nous avions provoqué une étrange forme de dyslexie temporaire chez Josh. Ces chiffres du milieu n'existaient pas, ils ne s'affichaient pas devant ses yeux, mais son cerveau inventait la texture de la séquence de chiffres et la complétait. Nous avions là une autre preuve frappante de la division du travail entre les voies visuelles. Le système chargé des surfaces et des bords dans son cerveau lui disait : « Il y a un truc qui ressemble à des chiffres à cet endroit – voilà ce que vous devriez voir au milieu », mais comme il n'y avait pas de vrais chiffres, sa voie objet restait muette et cela donnait des « hiéroglyphes » incompréhensibles.

Voilà plus de vingt ans qu'on sait que le système visuel se compose en fait de plusieurs systèmes ; qu'il existe de multiples aires corticales spécialisées dans le mouvement, la couleur, etc. Est-ce que le remplissage se produit séparément dans chacune de ces aires, ou se produit-il d'un seul coup dans une seule ? Pour le découvrir, nous avons demandé à Josh de regarder au centre d'un écran vide sur lequel nous avons soudain affiché un motif de points noirs scintillants sur un fond rouge.

Josh siffla, prenant apparemment autant de plaisir que moi à l'expérience.

– Mon Dieu, docteur, je vois mon scotome pour la première fois.

Il m'arracha mon feutre des doigts et, à ma consternation, entreprit de dessiner sur l'écran, produisant ce qui ressemblait au tracé des contours irréguliers d'un scotome. (Son ophtalmologiste, le Dr Lilial Levinson, avait représenté le sien à l'aide d'une technique complexe baptisée périmétrie, ce qui m'a permis de comparer les deux croquis ; ils étaient identiques.)

– Mais, Josh, que voyez-vous dans le scotome ?

– Eh bien, c'est très étrange, docteur. Pendant les premières secondes, je n'ai vu que la couleur rouge s'étendre dans cette partie de l'écran. Puis, au bout de quelques secondes, les points noirs sont apparus, mais ils ne scintillaient pas. Et enfin, le scintillement (la sensation de mouvement) a commencé.

Il se tourna vers moi, se frotta les yeux et conclut :

– Qu'est-ce que cela signifie [11] ?

Selon moi, le remplissage semble se produire plus ou moins vite selon le détail perçu : la couleur, le mouvement (scintillement) et la texture. Le mouvement prend plus de temps que la couleur, etc. Ces différences apportent des preuves supplémentaires de l'existence d'aires spécialisées dans le cerveau. Car si la perception n'était qu'un processus unique cantonné dans une seule zone cérébrale, elle serait immédiate, elle ne se manifesterait pas en phases successives.

Pour finir, nous avons testé l'aptitude de Josh à remplir des formes plus compliquées comme les angles d'un carré. Souvenez-vous que lorsque vous essayez de braquer votre tache aveugle sur un angle, il disparaît – votre cerveau n'est apparemment pas en mesure de le compléter. Avec Josh, nous avons obtenu le résultat inverse. Il n'avait aucune difficulté à voir l'angle manquant, preuve que des types de remplissage très complexes étaient à l'œuvre dans son cerveau.

À la fin de cette séance, Josh commençait à se sentir un peu las, mais nous avions réussi à lui communiquer notre passion pour le processus de remplissage. Comme je lui avais raconté l'histoire du roi Charles, il décida de braquer son scotome sur la tête de ma stagiaire. Son cerveau préférerait-il compléter sa tête (contrairement à ce qui se produisait avec votre tache aveugle) pour éviter un spectacle aussi affreux ? La réponse est non. Josh a toujours vu cette jeune femme sans tête. Il pouvait donc compléter de simples formes géométriques mais non des objets complexes comme des visages. Cette expérience montre une fois encore que le remplissage dépasse le simple jeu de devinette, car on voit mal pourquoi Josh n'aurait pas été capable de « deviner » que la tête de mon étudiante était toujours là.

Il est temps de souligner la différence entre le remplissage perceptuel et le remplissage conceptuel. Songez à l'espace derrière votre tête pendant qu'assis dans votre fauteuil vous lisez ce livre. Laissez votre esprit vagabonder, réfléchir aux objets susceptibles de se trouver dans votre dos. Y a-t-il une fenêtre ? Un Martien ? Un troupeau d'oies ? Avec votre imagination, vous pouvez « remplir » cet espace manquant avec à peu près n'importe quoi, mais comme vous êtes libre de changer d'avis à propos du contenu, j'appellerai ce processus le remplissage conceptuel.

Le remplissage perceptuel est une autre affaire. Quand vous complétez votre tache aveugle par un motif de tapis, vous n'avez pas le choix ; vous ne pouvez pas changer d'avis. Le remplissage perceptuel est effectué par des neurones visuels. Leurs décisions, une fois prises, sont irréversibles. Dès qu'ils signalent aux centres cérébraux supérieurs qu'il s'agit bien d'une « texture répétitive » ou d'« une ligne droite », votre perception se fige, elle ne peut plus être modifiée. Nous reviendrons à cette distinction entre remplissage perceptuel et conceptuel qui intéresse beaucoup les philosophes quand nous évoquerons la conscience en nous demandant si les Martiens voient rouge au chapitre 12. Pour l'instant, contentons-nous de souligner qu'avec un scotome, il se produit un remplissage perceptuel et non un travail de supposition ou de déduction.

Ce phénomène est bien plus important que ne pourraient le laisser croire les petits jeux de société que je viens de décrire. Décapiter son directeur de département est amusant, mais pourquoi le cerveau devrait-il se lancer dans le remplissage perceptuel ? La réponse tient dans une explication darwinienne de l'évolution du système visuel. L'un des principes les plus importants de la vision, c'est qu'elle s'efforce de faire son travail en réduisant les opérations au maximum. Par souci d'économie de traitement, le cerveau exploite les constantes statistiques du monde ambiant – par exemple, le fait que les contours sont généralement continus ou que les surfaces des tables sont uniformes –, constantes qui sont captées et intégrées dans le mécanisme des voies visuelles au début du processus. Mettons que vous regardiez votre bureau : on peut supposer que le système visuel tire des informations de ses bords et crée une représentation mentale ressemblant à une caricature de la table (cette première opération se produit parce que votre cerveau s'intéresse surtout aux zones de changement, de discontinuité soudaine, aux bords du bureau, là où se trouve l'information). Le système visuel pourra alors extrapoler pour « compléter » la couleur et la texture de la table en faisant le raisonnement suivant : « S'il y a un matériau granuleux ici, il doit en être de même partout. » Cette extrapolation économise une énorme quantité de calculs ; en recourant à des approximations, votre cerveau évite ainsi la corvée d'examiner à la loupe le moindre centimètre carré du bureau.

Quel rapport tout cela a-t-il avec James Thurber et les patients atteints du syndrome de Charles Bonnet ? Est-ce que les découvertes que nous avons évoquées à propos de la capacité du cerveau de « compléter » des taches aveugles et des scotomes pourraient nous aider à comprendre les extraordinaires hallucinations visuelles que connaissent ces patients ?

Les syndromes médicaux portent le nom de leurs inventeurs. En l'occurrence, Charles Bonnet était un naturaliste suisse qui vécut de 1720 à 1773. Bien que de santé précaire et constamment menacé par la cécité et la surdité, Bonnet fut un fin observateur du monde naturel. Il fut l'inventeur de la parthénogenèse – la production de descendants par une femelle non fertilisée –, ce qui l'a conduit à proposer une théorie absurde connue sous le nom de préformationnisme. L'idée est la suivante : Chaque œuf porté par une femelle contient un individu préformé complet, probablement porteur de ses propres œufs minuscules, chacun contenant à son tour des individus encore plus minuscules avec des œufs, et ainsi de suite, *ad infinitum*. Hélas, quand on évoque Charles Bonnet, on se souvient plus souvent du naïf qui voyait des œufs remplis de petits êtres que du biologiste découvreur de la parthénogenèse.

Heureusement, Bonnet était plus perspicace lorsqu'il observait une situation médicale sortant de l'ordinaire dans sa propre famille. Son grand-père maternel, Charles Lullin, avait subi avec succès à l'âge de soixante-dix-sept ans ce qui à l'époque était une intervention chirurgicale dangereuse et traumatisante – l'opération des cataractes. Onze ans après, il commença à avoir des hallucinations. Gens et objets apparaissaient et disparaissaient sans prévenir dans son champ visuel. Lorsqu'il contemplait les tapisseries accrochées aux murs de son appartement, il assistait à des transformations insolites, il voyait apparaître des hommes aux regards bizarres et des animaux qui, il en était conscient, avaient jailli de son cerveau et non du métier du tisserand.

Ce phénomène, comme je l'ai déjà dit, est relativement courant chez les personnes âgées souffrant de handicaps visuels comme la dégénérescence maculaire, la rétinopathie diabétique, la lésion de la cornée et les cataractes. Une étude récente du *Lancet*, revue médicale britannique, signalait que de nombreuses personnes âgées avec une vision défectueuse se gardent d'avouer qu'elles « voient des choses qui ne sont pas vraiment là ». Sur cinq cents handicapés visuels, soixante ont admis avoir des hallucinations, parfois seulement à une ou deux reprises par an, mais d'autres en avaient au moins deux fois par jour. Globalement leur monde imaginaire a un contenu plutôt banal (un inconnu, une bouteille ou un chapeau, par exemple), mais leurs hallucinations peuvent également être très drôles. Une femme disait avoir vu deux policiers miniatures faire monter un malfrat nain dans un minuscule panier à salade. D'autres patients évoquaient des silhouettes translucides fantomatiques flottant dans le couloir, des dragons, des gens avec des fleurs sur la tête, voire de superbes anges étincelants, des petits animaux de cirques et des elfes. Les enfants étaient un sujet très courant. À Oxford, Peter Halligan, John Marshall et moi avons rencontré une patiente qui non seulement « voyait » des enfants dans son champ visuel gauche, mais les entendait rire jusqu'à ce qu'en tournant la tête, elle se rende compte qu'elle était seule. Les images sont en noir et blanc ou en couleurs, fixes ou en mouvement, et plus ou moins nettes que la réalité. Il leur arrive de surgir dans des environnements réels : un vrai fauteuil sera soudain occupé par une personne imaginaire. Elles sont rarement menaçantes... On ne rencontre guère de monstres baveux, ni de scènes de carnage.

En outre, les victimes de ces hallucinations se rangeaient facilement à l'avis de témoins cherchant à les ramener à la réalité. Une femme racontait qu'un jour elle regardait de sa fenêtre des vaches dans un champ voisin. C'était au beau milieu de l'hiver, il faisait très froid, et elle fit devant sa bonne une allusion à la cruauté de l'éleveur. La bonne, surprise, jeta un coup d'œil dehors : « Mais de quoi parlez-vous ? Quelles vaches ? » La femme rougit d'embarras : « Mes yeux me jouent des tours. Je ne peux plus m'y fier. »

Une autre patiente racontait : « Dans mes rêves, je fais des expériences qui me touchent de près, qui sont liées à ma vie. En revanche, ces hallucinations n'ont rien à voir avec moi. » Tout le monde ne partageait pas cette certitude. Par exemple, cet homme qui, intrigué par des hallucinations récurrentes d'une petite fille et d'un petit garçon, se demandait si elles n'étaient pas le reflet de son désir non comblé d'être père. On parle même d'une femme qui voyait son mari, récemment décédé, trois fois par semaine.

Vu la banalité de ce syndrome, on peut s'interroger : Les récits occasionnels de visions de fantômes, de soucoupes volantes ou d'anges que font des gens par ailleurs intelligents et sains d'esprit ne seraient-ils pas tout simplement des exemples d'hallucinations de Charles Bonnet ? Faut-il s'étonner qu'environ un tiers des Américains prétende avoir vu des anges ? Je ne dis pas que les anges n'existent pas (je n'en ai pas la moindre idée) mais que nombre de ces visions sont peut-être dues à une pathologie oculaire.

La faiblesse de la lumière et les changements de tons au crépuscule favorisent ce genre d'hallucinations. Si les patients clignent de l'œil, hochent la tête ou allument une lampe, les visions cessent souvent. Néanmoins, ils ne contrôlent pas les apparitions qui se manifestent généralement sans prévenir.

Pour la plupart, nous pouvons imaginer les scènes que ces gens décrivent – un panier à salade miniature avec des criminels miniatures – mais nous exerçons un contrôle conscient sur ces divagations. En revanche, avec le syndrome de Charles Bonnet, ces images surgissent spontanément comme s'il s'agissait d'objets réels.

Cette apparition soudaine d'images importunes était manifeste chez Larry Mac Donald, un agronome de vingt-sept ans victime d'un terrible accident de voiture. Il s'était fracturé les frontaux au-dessus des yeux et les lames papyracées protégeant les nerfs optiques en allant se fracasser le crâne contre un pare-brise. Au sortir d'un coma de deux semaines, il ne pouvait ni marcher ni parler. Mais selon lui, il y avait plus grave : « Le monde foisonnait d'hallucinations, visuelles et auditives. J'étais incapable de distinguer le vrai du faux. Des footballeurs et des danseuses hawaïennes se mêlaient aux médecins et aux infirmières à mon chevet. Des voix m'arrivaient de partout sans que je puisse en déterminer l'origine. » Larry se sentait complètement perdu et paniqué.

Son état s'améliora progressivement. Larry retrouva le contrôle de ses fonctions corporelles et put de nouveau marcher. Il recouvra à peu près l'usage de la parole, et il apprit à distinguer les voix réelles des imaginaires – ce qui lui permit d'éliminer les hallucinations auditives.

Ayant entendu parler de mon intérêt pour les hallucinations visuelles, il vint me consulter cinq ans après son accident. Malgré ses difficultés d'élocution, il était cohérent, intelligent et perspicace. Il menait une vie normale, à une exception près. Ses hallucinations visuelles qui, avant, surgissaient n'importe où, se cantonnaient à présent dans la moitié inférieure de son champ de vision, où il était complètement aveugle. En d'autres termes, il ne voyait que des objets imaginaires en dessous d'une ligne horizontale à la hauteur de son nez. Tout ce qui se trouvait au-dessus de la ligne était normal ; il voyait toujours ce qui était vraiment là. En dessous, il avait des hallucinations récurrentes.

– À l'hôpital, les couleurs étaient beaucoup plus vives.

– Que voyiez-vous ?

– Des animaux, des voitures et des bateaux. Des chiens, des éléphants, toutes sortes de trucs.

– Vous les voyez encore ?

– Oh oui, je les vois maintenant dans cette pièce.

– À l'instant présent ?

– Et comment !

Cette affirmation me laissa perplexe.

– Larry, vous disiez qu'en général vos visions ont tendance à se superposer à d'autres objets. Vous me faites face : rien ne vient me masquer, n'est-ce pas ?

– Un singe est assis sur vos genoux.

– Un singe ?

– Oui, sur vos genoux.

J'ai cru qu'il plaisantait.

– Dites-moi comment vous savez qu'il s'agit d'une hallucination.

– Je n'en sais rien. Mais comme l'idée est incongrue, j'en conclus que je dois l'imaginer. Mais ce singe a l'air tout ce qu'il y a de plus réel et vivant.

Devant mon expression effarée, Larry poursuivit :

– D'abord, comme les hallucinations s'évanouissent au bout de quelques secondes ou de quelques minutes, je sais qu'elles ne sont pas réelles. Et même si l'image s'intègre parfaitement à la scène qui l'entoure, comme le singe sur vos genoux, je comprends que c'est hautement improbable et généralement je n'en parle pas. Ces images ont également quelque chose d'étrange – elles ont souvent l'air plus vraies que nature. Les couleurs sont vibrantes, extraordinairement vives, et les images ont l'air plus réelles que de vrais objets, si vous voyez ce que je veux dire.

Je n'en étais pas sûr. Qu'entendait-il par « plus vraies que nature » ? Ses visions tenaient-elles de l'hyperréalisme, ce courant artistique qui représente des objets comme une conserve de soupe avec une richesse de détails que seule une loupe pourrait offrir ?

– Cela vous ennuie-t-il ?

– Oui, un peu, parce que je me demande pourquoi je les vois, mais cela ne me gêne pas vraiment. Ma cécité m'inquiète davantage que ces hallucinations. En fait, le phénomène est parfois assez drôle parce que je ne sais jamais ce qui va suivre.

– Est-ce que les images que vous voyez, comme le singe sur mes genoux, sont des choses que vous avez déjà croisées dans votre vie ou de parfaites nouveautés ?

Larry réfléchit un instant.

– Il s'agit parfois de nouveautés totales, mais comment est-ce possible ? J'ai toujours cru que les hallucinations se limitaient à des choses qu'on avait déjà croisées ailleurs. Mais souvent les images sont assez banales. Parfois, quand je cherche mes chaussures le matin, le sol entier disparaît soudain sous des paires de chaussures. Et j'ai un mal fou à repérer les miennes. Le plus souvent les visions vont et viennent, comme dotées d'une existence propre, même si elles n'ont aucun lien avec mes actes ou mes pensées du moment.

Peu après mes entretiens avec Larry, j'ai rencontré un autre cas Charles Bonnet dont l'univers était encore plus étrange. Cette infirmière originaire du Colorado était harcelée par des personnages de BD. Nancy avait souffert d'une malformation artério-veineuse – en gros un groupe d'artères et de veines gonflées et soudées à l'arrière du cerveau. Comme, en cas de rupture, elle risquait de mourir d'une hémorragie cérébrale, ses médecins ont passé sa malformation au laser pour la réduire et la « sceller ». Ce faisant, ils ont laissé du tissu cicatriciel sur des parties de son cortex visuel. Comme Josh, elle avait un petit scotome, immédiatement à gauche de l'endroit qu'elle fixait, couvrant environ dix degrés. (Si elle tendait le bras et regardait sa main, le scotome faisait environ deux fois la taille de sa paume.)

– Le plus extraordinaire, c'est que je vois des images à l'intérieur de ce scotome. Je les vois une dizaine de fois par jour, pas de façon continue, mais à des instants différents pendant plusieurs secondes chaque fois.

– Que voyez-vous ?

– Des personnages de BD.

– Pardon ?

– Des personnages de BD.

– Qu'entendez-vous par là ? Mickey ?

– Il s'agit parfois de personnages de Walt Disney. Mais la plupart du temps, non. Je vois surtout des gens, des animaux et des objets. Mais ce sont toujours des croquis, monochromes, comme dans les BD. C'est très amusant. Cela me rappelle les dessins de Roy Lichtenstein.

– Que pouvez-vous me dire d'autre ? Est-ce qu'ils bougent ?

– Non. Ils sont parfaitement immobiles. Et ils n'ont pas de relief et ne projettent pas d'ombres.

Voilà ce qu'elle voulait dire en parlant de BD.

– S'agit-il de gens que vous connaissez ou de parfaits inconnus ?

– Les deux. Je ne sais jamais ce qui va surgir.

Voilà une femme dont le cerveau créait des personnages de dessins animés Walt Disney au mépris de tous droits d'auteur. Que se passait-il ? Et comment une personne saine pourrait-elle voir un singe sur mes genoux et trouver cela normal ?

Pour comprendre ces symptômes bizarres, il va nous falloir revoir la manière dont fonctionnent le système visuel et la perception. Encore récemment, les physiologues représentaient les aires visuelles avec des flèches pointant vers le haut. Une image était traitée à un niveau, expédiée au suivant, etc., jusqu'à ce que la « gestalt » émerge d'une manière mystérieuse. C'est ce qu'on appelle le point de vue ascendant de la vision, défendue par les chercheurs en intelligence artificielle depuis trois décennies, bien que de nombreux anatomistes soulignent qu'il existe une masse de voies de feed-back entre les aires dites supérieures et les aires visuelles inférieures. Pour apaiser ces derniers, on a donc ajouté des flèches pointant vers le haut dans les schémas des manuels, mais sans vraiment leur accorder de sens.

Le Dr Gerald Edelman de l'Institut des neurosciences de La Jolla en Californie propose une vision plus novatrice de la perception. Selon lui, le flux des informations du cerveau ressemble aux images dans un labyrinthe de miroirs, dont le reflet ne cesse d'être renvoyé d'une surface à une autre et, par conséquent, de se transformer [12]. Comme des faisceaux lumineux distincts dans ce genre de baraque foraine, l'information visuelle peut emprunter de nombreux chemins différents, soit diverger, soit s'associer à d'autres pour se renforcer, soit prendre la direction opposée.

Cela ne vous paraît pas très clair ? Revenons à la distinction entre le fait de voir un chat et d'en imaginer un. Quand nous voyons un chat, sa forme, sa couleur, sa texture et ses autres attributs visibles vont s'inscrire sur notre rétine et rejoindre le thalamus (une station de relais au milieu du cerveau) avant de remonter dans le cortex visuel primaire pour un traitement en deux voies. Comme nous l'avons vu au chapitre précédent, une voie part vers les régions chargées de la profondeur et du mouvement – ce qui vous permet de saisir, ou bien d'éviter, des objets et de vous mouvoir dans l'espace – et l'autre vers des régions chargées de la forme, de la couleur et de la reconnaissance des objets (les voies de la vision « comment » et « quoi »). Finalement, toutes ces informations s'associent pour nous dire que nous avons affaire à un chat et nous permettre de nous rappeler tout ce que nous savons des chats et de celui-là en particulier. C'est du moins ce que nous racontent les manuels.

Maintenant réfléchissez à ce qui se passe dans notre cerveau quand nous imaginons un chat [13]. Tout suggère que nous utilisons notre machine visuelle à l'envers. Nos souvenirs de tous les chats et de ce chat particulier voyagent de haut en bas – des régions supérieures au cortex visuel primaire – et la combinaison des activités de toutes ces aires conduit à la perception d'un chat imaginaire. En fait, l'activité dans le cortex visuel primaire est peut-être aussi intense que si vous voyiez vraiment un chat, mais en fait le chat n'est pas là. Cela signifie que le cortex visuel primaire, loin d'être un simple bureau de tri pour l'information venant de la rétine, ressemble davantage à une salle de conseil de guerre où l'information ne cesse de descendre, apportée par des éclaireurs, ce qui permet d'échafauder toutes sortes de scénarios, avant de remonter vers ces mêmes aires supérieures où travaillent lesdits éclaireurs. Il existe une interaction dynamique entre les aires visuelles dites primaires et les centres visuels supérieurs, qui culmine en une sorte de simulation virtuelle du chat. (Ces découvertes sont dues principalement à des expérimentations sur des animaux et à des études de cerveaux humains grâce à l'imagerie fonctionnelle cérébrale.)

On ne sait pas encore très bien comment cette « interaction » se produit, ni quelle peut être sa fonction. Mais elle pourrait expliquer ce qui se passe chez des patients Charles Bonnet comme Larry et Nancy, ou les gens du troisième âge parqués dans un coin sombre à l'hospice. Je dirais qu'ils complètent les informations manquantes comme le faisait Josh, à cela près qu'ils utilisent des souvenirs emmagasinés à haut niveau [14]. Ainsi, dans le syndrome de Bonnet, les images se fondent sur une sorte de « remplissage conceptuel » plutôt que perceptuel ; les images « complétées » viennent de souvenirs (voie descendante) – non de l'extérieur (voie ascendante). Des clowns, des nénuphars, des singes et des personnages de BD peuplent la tache aveugle à la place de l'information entourant immédiatement le scotome comme des lignes et des x minuscules. Bien entendu, quand Larry voit un singe sur mes genoux, il n'est pas dupe ; il sait pertinemment qu'il n'est pas réel parce qu'il a conscience qu'il est hautement improbable qu'un singe se promène dans mon bureau.

Mais si cet argument est correct – si les aires visuelles primaires sont activées chaque fois qu'on imagine quelque chose –, alors pourquoi n'avons-nous pas d'hallucinations tout le temps ou ne nous arrive-t-il pas de confondre les images nées intérieurement avec des objets réels ? Pourquoi ne voyons-nous pas de singe dans un fauteuil quand nous pensons à un singe ? La raison en est que même si vous fermez les yeux, les cellules de votre rétine et des voies sensorielles primaires restent actives – produisant un signal plat. Ce signal informe vos centres visuels supérieurs qu'aucun objet (singe) ne frappe la rétine – interdisant ainsi l'activité évoquée par l'imagerie descendante. Mais si les voies visuelles primaires sont abîmées, ce signal disparaît et vous hallucinez[15].

Si on se place sur le plan de l'évolution, il est logique que malgré leur réalisme, les images internes ne puissent se substituer au réel. En effet, comme l'a dit Shakespeare, il est impossible d'« apaiser l'appétit en se contentant d'imaginer un festin ». Et c'est heureux parce que, dans ce cas, vous ne vous embêteriez pas à manger et vous disparaîtriez vite de la surface de la Terre. De même, toute créature capable d'imaginer des orgasmes ne risquerait guère de transmettre ses gènes à la génération suivante. (Bien sûr, on peut s'y prêter de façon limitée comme lorsque notre cœur s'emballe en imaginant une rencontre amoureuse – procédé à la base de ce que l'on appelle parfois la thérapie par la visualisation.)

Les patients ayant des membres fantômes viennent encore étayer cette hypothèse d'interaction entre imagerie descendante et signaux sensoriels ascendants dans la perception. Ces patients ont la sensation très vive de serrer leurs doigts inexistants et de s'enfoncer des ongles imaginaires dans la paume fantôme de leur main, s'infligeant ainsi une douleur intolérable. Pourquoi ont-ils cette *sensation* alors qu'en imaginant la même chose, nous ne sentons rien ? Eh bien, nous avons des afférences réelles venant de nos mains qui nous disent qu'il n'y a pas de douleur, même si dans notre cerveau nous conservons des traces mnésiques reliant l'acte de serrer le poing avec des ongles qui s'enfoncent dans la chair. Mais chez un amputé, ces associations fugitives et ces souvenirs de douleur préexistants peuvent se manifester sans être contredits par de véritables afférences sensorielles. Le même phénomène se produit peut-être dans le syndrome de Charles Bonnet.

Mais pourquoi Nancy voyait-elle toujours des personnages

de BD dans son scotome ? Peut-être que dans son cerveau, le feed-back vient principalement de la voie « quoi » dans le lobe temporal qui, comme vous vous le rappelez, a des cellules spécialisées dans la couleur et les formes mais non dans le mouvement et le relief, tâches qui relèvent de la voie « comment ». Son scotome est donc rempli d'images sans relief ni mouvement, se résumant à des contours et à des formes, comme dans un dessin.

Si j'ai raison, toutes ces étranges hallucinations visuelles sont simplement une version exagérée des processus qui opèrent dans notre cerveau chaque fois que nous laissons libre cours à notre imagination. Quelque part dans cette masse confuse de voies aller et retour se trouve l'interface entre la vision et l'imagination. Nous ne savons pas encore clairement où se trouve cette interface ni comment elle fonctionne (ni s'il n'y en a qu'une), mais ces patients victimes d'hallucinations nous permettent de formuler des hypothèses. Si l'on en croit ce qu'ils décrivent, ce que nous appelons perception est en fait le résultat final d'une interaction dynamique entre des signaux sensoriels et des informations stockées dans des centres supérieurs à propos d'images visuelles du passé. Chaque fois que nous rencontrons un objet, le système visuel se lance dans un interrogatoire. Devant l'arrivée de données fragmentaires, les centres supérieurs se disent : « Voyons ! il s'agit peut-être d'un animal. » Notre cerveau pose alors une série de questions : Est-ce un mammifère ? Un chat ? Quel genre de chat ? Domestique ? Sauvage ? Gros ? Petit ? Noir, blanc ou tigré ? Les centres visuels supérieurs envoient alors des réponses du type « le plus approchant » aux aires visuelles inférieures, dont le cortex visuel primaire. Ainsi l'image appauvrie est progressivement retravaillée et affinée (voire « complétée » si besoin est). Je pense que ces allers-retours se chargent d'itérations successives qui nous permettent d'atteindre l'approximation la plus proche de la vérité[16]. Grossissons volontairement le trait : peut-être que nous hallucinons tout le temps et que nous parvenons à ce que nous appelons la perception en déterminant simplement quelle hallucination correspond le mieux à l'afférence sensorielle donnée. Mais si, comme cela se produit dans le syndrome Charles Bonnet, le cerveau ne reçoit pas de stimuli visuels en confirmation, il a tout le loisir de fabriquer sa propre réalité. Et, comme James Thurber en a fait l'expérience, sa créativité ne connaît pas de limites.

CHAPITRE 6

De l'autre côté du miroir

*Le monde est non seulement plus étrange que nous
ne pouvons l'imaginer ; il est plus étrange que nous ne
l'imaginons.*

J.B.S. HALDANE.

Sam écarquilla les yeux en voyant sa mère sortir de sa chambre dans son fauteuil roulant. Ellen était rentrée la veille après une hospitalisation de deux semaines à la suite d'une attaque. Elle ne ressemblait plus en rien à la femme toujours tirée à quatre épingles et coiffée à la perfection qu'il avait toujours connue. Du côté gauche, ses cheveux frisés se redressaient en mèches désordonnées, alors que le reste était impeccable. Son châle vert qui ne drapait que son épaule droite traînait par terre. Elle avait mis un rouge à lèvres vif sur la partie droite de ses lèvres, mais le reste de sa bouche était nu. On voyait un soupçon d'eye-liner et de mascara sur son œil droit, mais le gauche n'était pas maquillé. La touche finale était une trace de blush sur sa joue droite – appliquée avec soin comme si Ellen avait voulu montrer qu'elle cherchait moins à masquer sa santé défaillante qu'à prouver qu'elle se souciait toujours de son apparence.

– Bon sang ! s'écria Sam. Mais qu'est-il arrivé à ton maquillage ?

Surprise, Ellen haussa un sourcil. Que racontait donc son fils ? Après avoir consacré une demi-heure à se préparer, elle avait le sentiment de paraître au mieux de sa forme, vu les circonstances.

Dix minutes plus tard, à la table du petit déjeuner, elle ignora tout ce qui se trouvait à gauche de son assiette, dont l'orange pressée qu'elle aimait tant.

Sam me téléphona aussitôt. Nous avions fait connaissance à l'hôpital où je soignais la patiente partageant la chambre de sa mère.

– Tout va bien. Ne vous affolez pas. Votre mère souffre d'un syndrome neurologique courant, l'héminégligence ou négligence motrice, un état qui survient souvent à la suite d'attaques dans l'hémisphère droit, notamment dans le lobe pariétal droit. Ces patients sont complètement indifférents aux objets et aux événements à leur gauche, voire au côté gauche de leur corps.

– Vous voulez dire qu'elle est aveugle à gauche ?

– Non, pas aveugle. Elle ne prête aucune attention à ce qui se trouve à sa gauche. Voilà pourquoi on parle de négligence.

Le lendemain, j'ai pu en apporter la preuve à Sam en pratiquant un simple test clinique sur sa mère. Je me suis assis en face d'elle et je lui ai demandé de fixer mon nez en s'efforçant de ne pas bouger les yeux. Ensuite, j'ai levé un index juste à gauche de son nez et je l'ai agité.

– Ellen, que voyez-vous ?

– Un doigt qui s'agite.

– Bien, gardez les yeux fixés sur mon nez.

Ensuite, très lentement, j'ai remis mon doigt dans la même position, juste à gauche de son nez. Cette fois en prenant soin de ne pas l'agiter.

– Que voyez-vous ?

Regard vide d'Ellen. Comme je n'avais pas attiré son attention sur le doigt – en le remuant – elle ne le voyait pas. Sam commença à comprendre la nature du problème de sa mère, l'importante distinction entre cécité et négligence motrice. Sa mère l'ignorait complètement s'il restait immobile à sa gauche. Mais s'il sautait sur place en agitant les bras, il lui arrivait de se tourner vers lui.

Pour la même raison, Ellen ne remarque pas le côté gauche de son visage dans un miroir, oublie d'appliquer du maquillage à gauche, ne se coiffe pas et ne se brosse pas les dents de ce côté. Et, comme on pourrait s'y attendre, elle ignore même la nourriture sur le côté gauche de son assiette. Quand son fils désigne du doigt des objets dans la zone négligée, l'obligeant à y faire attention, Ellen s'écrie : « Ah ! de l'orange pressée ! », ou bien : « Quelle horreur ! Mon rouge à lèvres est tout de travers et mes cheveux ne sont pas coiffés. »

Sam était atterré. Serait-il obligé d'aider Ellen jusqu'à la fin de ses jours à accomplir de simples tâches quotidiennes ? Sa mère allait-elle rester ainsi toute sa vie, ou y avait-il un espoir de guérison ?

L'héminégligence est un problème assez répandu [1] qui m'a toujours intrigué. Outre son incidence immédiate sur l'aptitude d'un patient à prendre soin de lui-même, il peut nous aider à comprendre comment le cerveau crée une représentation spatiale du monde, comment il traite la droite et la gauche et comment nous pouvons – dans la seconde – nous intéresser à différentes parties de la scène visuelle. Nos concepts « innés » d'espace et de temps obsédaient tellement Kant qu'il a passé trente ans à y réfléchir en arpentant sa véranda. (Certaines de ses idées ont ensuite inspiré Mach et Einstein.) Si nous pouvions transporter Ellen dans le temps, je suis sûr qu'il serait aussi fasciné que nous par ses symptômes et se demanderait si nous autres, scientifiques modernes, avons une idée de la cause de cet étrange état.

Quand vous regardez n'importe quelle scène, l'image excite des récepteurs dans votre rétine et déclenche une cascade complexe d'événements qui crée votre perception du monde. Comme nous l'avons noté dans des chapitres précédents, le message venant de l'œil s'inscrit d'abord sur une zone à l'arrière du cerveau qui s'appelle le cortex visuel primaire. De là il est relayé par le biais de deux voies, la voie « comment » vers le lobe pariétal et la voie « quoi » vers le lobe temporal (Cf. figure 4.5, chapitre 4). Les lobes temporaux sont chargés de reconnaître et de nommer des objets individuels et d'y réagir par les émotions appropriées. En revanche, les lobes pariétaux ont pour tâche de discerner la disposition spatiale du monde extérieur, ce qui vous permet de vous déplacer, de saisir des objets, d'éviter des projectiles et de savoir où vous êtes. Cette division du travail entre les lobes temporaux et pariétaux peut expliquer la presque totalité de la constellation de symptômes que l'on trouve chez les malades atteints d'héminégligence à cause de la lésion d'un lobe pariétal – surtout le droit – comme dans le cas d'Ellen. Si vous laissez Ellen vagabonder toute seule, elle ne prêtera aucune attention au côté gauche de l'espace et tout ce qui s'y produit. Elle se heurtera à des objets placés à sa gauche ou se cognera le gros orteil gauche contre des pavés inégaux (J'expliquerai plus tard pourquoi cela ne se produit pas avec la lésion du pariétal gauche.) Toutefois, comme ses lobes temporaux sont toujours intacts, elle n'a aucune difficulté pour reconnaître des objets et des événements tant qu'on attire son attention dessus.

Mais le mot « attention » est lourd de sens et nous en savons encore moins sur son compte que sur celui de l'héminégligence. Dire que l'héminégligence vient d'un « défaut d'attention » ne nous apprend pas grand-chose, à moins que nous n'ayons une notion claire des mécanismes neuronaux sous-jacents. Notamment, on aimerait savoir comment une personne normale est capable de s'occuper d'un unique influx sensoriel, qu'il s'agisse de tenter d'isoler une voix dans le brouhaha d'un cocktail ou de repérer un visage familier dans un stade. Pourquoi avons-nous cette sensation très vive d'avoir une torche interne, que nous pouvons braquer sur différents objets et événements autour de nous[2] ?

Nous savons maintenant qu'une compétence aussi basique que l'attention requiert la participation de nombreuses régions très étendues du cerveau. Nous avons déjà parlé des systèmes visuel, auditif et somato-sensoriel, mais d'autres régions du cerveau se chargent de tâches aussi importantes. Le système d'activation réticulaire – un enchevêtrement de neurones dans le tronc cérébral avec des projections dans de vastes régions du cerveau – met en marche tout le cortex cérébral, ce qui débouche sur l'état vigile, ou – si besoin – une petite partie du cortex, ce qui fait naître l'attention sélective. Le système limbique est chargé du comportement émotionnel et de l'évaluation du sens émotionnel et de la valeur potentielle d'événements dans le monde extérieur. Les lobes frontaux s'occupent de processus plus abstraits comme le jugement, la prévoyance et la planification. Toutes ces zones sont interconnectées dans une boucle de feed-back positive – une réverbération récurrente comme un écho – qui prend un stimulus dans le monde extérieur, en extrait les caractéristiques saillantes, puis le transmet de région en région, avant de finir par comprendre ce dont il s'agit et comment y répondre[3]. Dois-je lutter, fuir, manger ou embrasser ? Le déploiement simultané de tous ces mécanismes mène à la perception.

Quand un grand stimulus menaçant – l'image d'une

silhouette, peut-être un agresseur qui fond sur moi dans une rue – entre dans mon cerveau, je n'ai pas la moindre idée de ce que c'est. Avant que je puisse déterminer s'il s'agit peut-être d'un danger potentiel, les lobes frontaux et le système limbique évaluent l'information visuelle avant de l'envoyer vers une petite portion du cortex pariétal qui, avec les connexions neuronales appropriées dans la formation réticulaire, me permet de diriger mon attention vers la silhouette menaçante. Cela oblige mon cerveau à braquer mon regard vers un aspect important de la scène visuelle, à y prêter une attention sélective et à m'exclamer : « Garde ! »

Mais imaginez ce qui se passerait si une partie de la boucle de feed-back positive était interrompue au point de compromettre le processus dans son entier. Vous ne remarqueriez plus ce qui se passe sur tout un côté du monde. Vous seriez atteint d'héminégligence.

Il nous reste à expliquer pourquoi cela survient surtout après une lésion du lobe pariétal droit et non du gauche. Pourquoi cette asymétrie ? Bien que la vraie raison continue à nous échapper, Marcel Mesulam de l'université de Harvard a proposé une théorie ingénieuse. Nous savons que l'hémisphère gauche est spécialisé dans de nombreux aspects du langage et le droit dans les émotions et les aspects « globaux » ou holistiques du traitement sensoriel. Toutefois Mesulam suggère une autre différence fondamentale. Vu son rôle dans les aspects holistiques de la vision, l'hémisphère droit a une grosse « torche » d'attention qui englobe les champs visuels droit et gauche. En revanche, l'hémisphère gauche possède une torche beaucoup plus petite, qui se limite au côté droit du monde (peut-être parce qu'il est tellement pris par d'autres tâches, comme le langage). Du fait de cette organisation plutôt étrange, si l'hémisphère gauche est abîmé, il perd sa torche, mais le droit peut compenser parce qu'il braque une torche sur le monde entier. En revanche, si la lésion touche l'hémisphère droit, la torche globale n'existe plus, mais l'hémisphère gauche ne peut pas complètement compenser cette perte parce que sa torche est limitée au côté droit. Cela expliquerait pourquoi on n'observe d'héminégligence que chez les patients dont l'hémisphère droit est touché.

L'héminégligence n'est donc pas de la cécité, mais plutôt une indifférence générale aux objets et aux événements à gauche. Mais jusqu'où va cette indifférence ? En rentrant du travail, nous allons suivre machinalement un parcours familier, mais il suffit que nous voyions un accident pour que nous sortions aussitôt de notre semi-torpeur. Cela suggère qu'à un certain niveau, l'information visuelle négligée venant de la route doit être tout de même passée. L'indifférence d'Ellen serait-elle une version extrême du même phénomène ? Est-il possible que bien qu'elle n'en remarque pas consciemment certaines, une partie de l'information passe tout de même ? Ces patients « voient-ils » à un niveau quelconque ce qu'ils ne voient pas ? Cela n'a rien d'une question facile, mais en 1988 deux chercheurs d'Oxford, Peter Halligan et John Marshall[4], ont relevé le défi. Ils ont trouvé une astuce pour démontrer que les patients atteints de négligence sont inconsciemment conscients de certaines des choses qui se passent à leur gauche, bien qu'ils n'en donnent pas l'impression. Ils ont présenté à des sujets des dessins de deux maisons, placés l'un au-dessous de l'autre, parfaitement identiques à un détail important près – on voyait s'échapper des flammes et de la fumée des fenêtres de gauche de la maison du haut. Les maisons étaient-elles différentes ? Comme on pouvait s'y attendre, le premier sujet déclara que les maisons lui paraissaient identiques, puisqu'il ne prêtait aucune attention au côté gauche des deux dessins. En revanche, lorsqu'on l'a obligé à choisir – « Allons, dites-nous dans quelle maison vous préféreriez vivre ? » –, il a choisi celle du bas, celle qui n'était pas en feu. Une forme de vue aveugle, peut-être ? Était-il possible que bien qu'il ne fasse pas attention au côté gauche de la maison, une partie des informations concernant les flammes et la fumée passe par son hémisphère droit par le biais d'une autre voie et l'avertisse du danger ? L'expérience laisse entendre une fois de plus qu'il n'y a pas cécité du champ visuel gauche, car si c'était le cas, comment pourrait-il traiter ce niveau de détail à propos du côté gauche de la maison ?

Les étudiants raffolent d'anecdotes sur l'héminégligence. Oliver Sacks[5] raconte l'étrange histoire d'une femme qui, comme de nombreux patients atteints de ce mal, ne mangeait que ce qui se trouvait sur la droite de son assiette. Consciente de ce phénomène, elle avait compris que si elle voulait tout manger, il fallait qu'elle tourne la tête, pour voir la nourriture à gauche. Mais vu son indifférence pour la gauche et sa répugnance à regarder de ce côté, elle a trouvé une solution ingénieuse. Elle faisait tourner son fauteuil roulant vers la droite, d'environ 340 degrés, jusqu'à ce que ses yeux finissent par tomber sur la nourriture restante. Et elle procédait ainsi jusqu'à ce qu'elle ait vidé son assiette. Il ne lui est jamais venu à l'esprit qu'il lui suffisait de se tourner vers la gauche parce que, pour elle, la gauche n'existait tout simplement pas.

Récemment, je réparais le système d'arrosage dans le jardin quand ma femme m'a apporté une lettre à l'aspect intéressant. Je reçois beaucoup de courrier, mais cette missive portait un cachet de Panama et un timbre exotique. Steve, un ancien commandant de la marine qui avait eu vent de mon intérêt pour l'héminégligence, désirait venir me consulter à San Diego. Il me donnait une description assez éloquente du quotidien d'un malade souffrant d'héminégligence.

« Quand j'ai repris mes esprits, j'avais un méchant mal au crâne. Mais, à part ça, je me sentais en forme. Sachant pertinemment que je venais de faire une crise cardiaque et voyant que mon mal de tête s'estompait, j'ai voulu rassurer ma femme en lui disant que tout allait bien.

« – Mais pas du tout, Steve. Tu viens de faire une attaque !

« Une attaque ? Cette affirmation me surprit et m'amusa un peu. J'avais vu des victimes d'attaques à la télévision et dans la vie courante, des gens au regard fixe ou visiblement paralysés d'un membre ou d'une partie du visage. Comme je ne percevais aucun de ces symptômes, j'ai pensé que ma femme se trompait.

« En fait, j'étais complètement paralysé du côté gauche : visage, bras, jambe. C'est ainsi qu'a commencé mon odyssée dans un étrange monde faussé.

« J'étais parfaitement conscient de toutes les parties de mon corps du côté droit. Le côté gauche n'existait tout simplement pas ! Vous allez penser que j'exagère. En effet, lorsqu'on me regarde, on voit un individu avec des membres qui, bien que paralysés, existent et sont rattachés à son corps.

« Quand je me rasais, je négligeais le côté gauche de ma barbe. Quand je m'habillais, j'oubliais d'enfiler la manche gauche. J'étais incapable de faire entrer les boutons cousus à droite dans les boutonnières de gauche même si je devais utiliser ma main droite pour ce faire. Il faut être passé par là pour comprendre. »

L'héminégligence est importante sur le plan clinique pour deux raisons. D'abord, si une majorité de patients guérit complètement au bout de quelques semaines, dans un sous-groupe, le trouble peut persister indéfiniment. Pour eux, l'héminégligence reste une véritable nuisance, même si elle ne met pas la vie en danger. En outre, les patients qui semblent se remettre rapidement de l'héminégligence peuvent rester gravement handicapés parce que leur indifférence à la gauche pendant les premiers jours gêne leur rééducation. Quand un rééducateur les pousse à exercer leur bras gauche, ils n'en voient pas l'intérêt parce qu'ils ne remarquent pas sa faiblesse. Cela pose un problème parce que, dans la rééducation après une attaque, la guérison de la paralysie se produit surtout au cours des premières semaines et, après cette « phase de plasticité », la main gauche a tendance à ne pas retrouver sa motricité. Les médecins s'efforcent donc d'inciter les malades à utiliser leur main et leur jambe gauches dès les premières semaines – tâche contrecarrée par le syndrome d'héminégligence.

Existe-t-il un truc pour amener le patient à accepter le côté gauche du monde et à remarquer que son bras ne bouge pas ? Que se passerait-il si on plaçait un miroir à sa droite, perpendiculairement à son épaule ? (S'il était assis dans une cabine téléphonique, cela correspondrait au mur droit de la cabine.) S'il regarde dans le miroir, il voit le *reflet* de tout ce qui est à sa gauche, dont les gens, les objets et les événements, de même que son propre bras gauche. Mais comme le reflet lui-même se trouve à droite – dans le champ visuel non négligé – se mettrait-il tout à coup à prêter attention à ces choses ? Comprendrait-il que ces gens, ces objets et ces événements sont à gauche bien que leur reflet se trouve à sa droite ? Si cela marchait, un truc de ce genre friserait le miracle. Les tentatives pour traiter la négligence motrice ont frustré patients et médecins depuis que cet état a été décrit cliniquement il y a plus de soixante ans.

J'ai téléphoné à Sam pour lui demander si Ellen, sa mère, serait prête à tenter l'idée du miroir. Il y avait une chance que cela accélère sa guérison et il s'agissait d'une expérience simple.

La façon dont le cerveau traite les reflets dans les miroirs fascine depuis longtemps psychologues, philosophes et magiciens. Quel enfant n'a pas posé la question suivante : « Pourquoi un miroir inverse-t-il les choses de gauche à droite et non de haut en bas ? Comment un miroir sait-il quel côté inverser ? » En général, les parents sèchent. La réponse à cette question nous vient du physicien Richard Feynman (cité par Richard Gregory qui a écrit un livre délicieux sur ce sujet[6]).

Les adultes normaux confondent rarement un reflet et un vrai objet. Quand vous apercevez une voiture qui fonce sur vous dans votre rétroviseur, vous ne freinez pas comme un fou. Vous accélérez, même s'il semble que la voiture approche rapidement face à vous. Si un cambrioleur ouvre la porte derrière vous pendant que vous vous rasez, vous virez sur vous-même pour l'affronter – vous n'attaquez pas son reflet dans le miroir. Une partie de votre cerveau doit faire la correction nécessaire : l'objet réel se trouve derrière moi bien que son image soit devant moi[7].

Mais comme Alice au pays des Merveilles, certains patients comme Ellen et Steve semblent habiter un étrange *no man's land* entre illusion et réalité – un monde « faussé » pour reprendre l'expression de Steve, et il n'est pas facile de prévoir leur réaction devant un miroir. Même si chacun d'entre nous, malades et gens normaux, connaît les miroirs, le reflet a quelque chose de surréaliste. L'explication optique est simple, mais personne n'a la moindre idée des mécanismes du cerveau qui sont activés quand on contemple un reflet, ni des processus cérébraux qui entrent dans notre capacité de comprendre la juxtaposition paradoxale d'un vrai objet et de son « jumeau » optique. Vu le rôle important du lobe pariétal dans les rapports spatiaux et les aspects « holistiques » de la vision, un malade atteint d'héminégligence aurait-il des problèmes particuliers avec des reflets ?

Une fois Ellen dans mon laboratoire, je lui ai fait subir une série de tests cliniques simples pour confirmer le diagnostic d'héminégligence. Elle les a tous ratés. Je lui ai demandé de s'asseoir en face de moi et de fixer mon nez. J'ai pris un crayon, je l'ai placé au niveau de son oreille droite et je lui ai fait lentement décrire un arc de cercle jusqu'à son oreille gauche. J'ai prié Ellen de suivre le crayon des yeux, ce qu'elle a fait facilement jusqu'à ce que j'arrive à la hauteur de son nez. Là ses yeux se sont perdus dans le vague et elle m'a regardé, ayant « perdu de vue » le stylo près de son nez. Paradoxalement, une personne vraiment aveugle du champ visuel gauche ne réagirait pas ainsi. Elle tenterait de précéder le stylo des yeux pour compenser sa cécité.

Ensuite, j'ai montré à Ellen une ligne horizontale tracée sur une feuille de papier et je lui ai demandé de la couper en deux par une marque verticale. Elle a fait la moue, a pris le crayon et a placé sans hésiter une marque à l'extrémité de la ligne parce que pour elle, il n'existait qu'une demi-ligne – la moitié droite – et elle devait marquer le centre de cette moitié[8].

Priée de dessiner une horloge, Ellen a tracé un cercle plein et non un demi. C'est une réaction assez courante parce que dessiner un cercle est une réponse moteur très surapprise que l'attaque n'a pas compromise. Mais lorsqu'il fut temps pour elle de placer les chiffres, Ellen s'est arrêtée, a fixé le cercle et s'est mise à tous les tasser du côté droit.

Je l'ai ensuite invitée à dessiner une fleur.

– Quel genre de fleur ?

– Peu importe. Juste une fleur ordinaire.

Là encore Ellen a réfléchi, comme si la tâche lui posait des difficultés, puis elle a fini par tracer un autre cercle. Jusque-là, cela allait. Puis elle a méticuleusement dessiné une série de petits pétales – il s'agissait d'une marguerite – tous tassés du côté droit de la feuille.

– Très bien, Ellen. Maintenant j'aimerais que vous dessiniez une fleur, les yeux fermés.

Que Ellen soit incapable de dessiner la partie gauche des objets n'avait rien d'étonnant puisqu'elle ignore la gauche quand ses yeux sont ouverts. Mais que se passerait-il si elle les fermait ? Est-ce que la représentation mentale de la fleur – la marguerite de son esprit – serait une fleur entière ou une moitié de fleur ? En d'autres termes, quelle est l'ampleur du retentissement de l'héminégligence dans son cerveau ?

Ellen a fermé les yeux et dessiné un autre cercle. Puis, concentrée, les sourcils froncés, elle a délicatement tracé cinq pétales – tous du côté droit de la marguerite ! À croire que le modèle interne dont elle s'inspirait n'était préservé qu'à moitié, si bien que le côté gauche de la fleur disparaissait, même lorsqu'elle se contentait de l'imaginer.

Après une pause d'une demi-heure, nous sommes passés au test du miroir. Assise dans son fauteuil roulant, Ellen se recoiffait de sa bonne main en souriant gentiment. Je me suis planté sur sa droite avec un miroir appuyé contre mon torse de sorte que lorsque Ellen regardait droit devant elle, le miroir était parallèle au bras droit de son fauteuil roulant (et son profil), à environ soixante centimètres de son nez. Je lui ai ensuite demandé de tourner la tête d'environ soixante degrés et de regarder dans le miroir.

Ellen voit ainsi le côté négligé du monde reflété dans le miroir. Elle regarde vers sa droite, vers son « bon » côté, elle

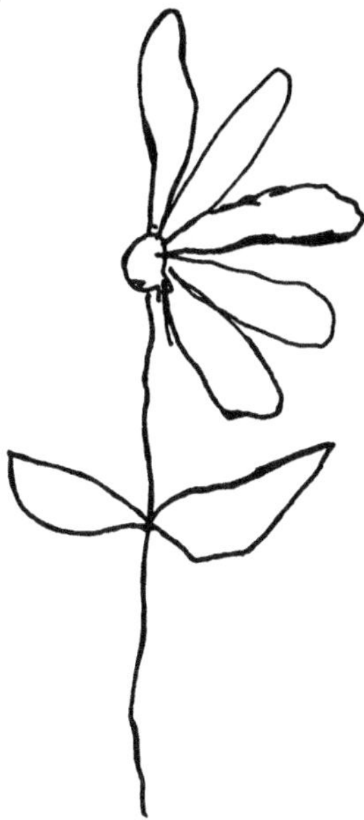

FIGURE 6.1
Dessin d'un patient atteint d'héminégligence. Notez que la moitié gauche de la fleur manque.
De nombreux patients héminégligents ne représenteront aussi qu'une demi-fleur en dessinant de mémoire – même avec les yeux fermés. Cela implique que le patient a également perdu sa capacité de « scanner » le côté gauche de l'image mentale interne de la fleur.

sait pertinemment ce qu'est un miroir et elle comprend donc qu'il reflète les objets placés à sa gauche. Comme l'information sur le côté gauche du monde vient à présent du côté droit – le côté non négligé – le miroir l'aidera-t-il à « surmonter » son héminégligence ? Tendra-t-elle la main vers des objets placés à sa gauche, comme le ferait une personne normale ? Ou se dira-t-elle : « Bof ! Cet objet se trouve en fait dans mon champ négligé, ignorons-le. » Eh bien, comme cela arrive si souvent en science, je n'ai obtenu aucune des réactions escomptées, mais un truc carrément bizarre.

Ellen a regardé dans le miroir et cligné des yeux, curieuse de découvrir ce qui se préparait. Il devait lui être évident qu'il s'agissait d'un miroir puisqu'il avait un cadre en bois et de la poussière sur sa surface, mais pour m'en assurer, j'ai posé la question :

– Qu'est-ce que je tiens ? (Souvenez-vous que j'étais derrière le miroir.)

– Un miroir, répondit-elle sans hésitation.

Je lui ai demandé de décrire ses lunettes, son rouge à lèvres et ses vêtements en regardant droit dans le miroir. Elle s'est exécutée sans problème. Sur un signe, un de mes étudiants debout à sa gauche a placé un stylo à portée de sa bonne main droite mais complètement à l'intérieur de son champ visuel gauche négligé. (À vingt centimètres en dessous et à gauche de son nez.) Ellen pouvait clairement voir le bras de mon étudiant comme le stylo dans le miroir, puisque nous n'avions pas l'intention de la tromper quant à la présence du miroir.

– Voyez-vous le stylo ?

– Oui.

– Bien ! Prenez-le et écrivez votre nom sur le bloc que je viens de placer sur vos genoux.

Imaginez mon étonnement quand, sans hésiter, Ellen s'est mise à cogner sur le miroir avec sa main droite. Elle l'a griffé pendant vingt bonnes secondes avant de s'écrier, visiblement contrariée :

– Il est hors de portée.

Dix minutes plus tard, nous recommencions l'expérience.

– Il est derrière le miroir, s'exclama-t-elle en passant la main derrière et en tripotant ma boucle de ceinture.

Un peu plus tard, elle a même essayé de jeter un coup d'œil par-dessus le miroir pour chercher le stylo.

Ellen se comportait comme si le reflet était un objet réel qu'elle pouvait saisir. En quinze ans de carrière, je n'avais jamais rien vu de pareil – un adulte intelligent et équilibré commettant l'erreur absurde de penser qu'un objet se trouve en fait à l'intérieur du miroir.

Nous avons voulu nous assurer que le comportement d'Ellen n'était pas dû à de la maladresse ou à une incapacité de comprendre la signification du miroir. Nous avons donc placé le miroir devant elle, comme dans une salle de bains. Cette fois, le stylo est apparu derrière elle, au-dessus de son épaule droite (mais à l'extérieur de son champ visuel). Elle l'a vu dans le miroir et a tendu la main en arrière pour l'attraper. On ne pouvait donc pas attribuer son échec précédent à de la maladresse, un défaut d'orientation, ou une confusion d'esprit causés par son attaque.

Nous avons décidé de donner un nom à l'état d'Ellen – « l'agnosie du miroir » ou le « syndrome du miroir » en hommage à Lewis Carroll. On sait que Lewis Carroll souffrait de migraines dues à des spasmes artériels. Si elles touchaient son lobe pariétal droit, il peut avoir été victime de désorientation momentanée devant des miroirs, ce qui a pu non seulement lui inspirer *De l'autre côté du miroir*, mais explique aussi peut-être son obsession pour les miroirs, l'écriture en miroir et l'interversion de gauche à droite. On se demande si l'intérêt de Léonard de Vinci pour l'écriture de droite à gauche n'avait pas la même origine.

Le syndrome du miroir était étrange, mais aussi décevant parce que j'avais espéré la réaction exactement opposée – à savoir que le miroir rendrait Ellen plus consciente du côté gauche du monde et contribuerait à sa rééducation.

L'étape suivante fut de découvrir à quel point ce syndrome est répandu. Tous les malades se comportent-ils comme Ellen ? En testant vingt autres patients, j'ai découvert que beaucoup souffraient du même genre d'agnosie du miroir. Ils cherchaient le stylo ou le bonbon dans le miroir lorsque ces derniers étaient placés dans le champ négligé. Ils savaient pertinemment qu'ils regardaient un miroir, ce qui ne les empêchait pas de commettre la même erreur qu'Ellen.

Mais tous n'ont pas fait cette erreur. Certains ont d'abord eu l'air perplexe, puis, en voyant le reflet du stylo ou du bonbon dans le miroir, ils ont gloussé et – avec des airs entendus – ont tendu correctement la main vers l'objet à gauche comme nous le ferions vous et moi. Un patient a même tourné la tête vers la gauche – chose qu'il répugnait généralement à faire – et a eu un sourire triomphant en attrapant la récompense. Ces quelques patients prêtaient visiblement attention à des objets qu'ils avaient ignorés jusque-là, ce qui soulevait une éventualité thérapeutique fascinante. Est-ce qu'une confrontation répétée avec le miroir pourrait en aider certains à surmonter leur héminégligence, en les rendant progressivement plus conscients du côté gauche du monde[9] ? Nous espérons tenter un jour l'expérience.

Thérapie mise à part, le scientifique que je suis est aussi perplexe devant l'agnosie du miroir – l'incapacité du patient de chercher à s'emparer de l'objet réel. Quand on lui a montré un bonbon seulement visible dans le miroir, même mon fils de deux ans a éclaté de rire et s'est tourné pour attraper le bonbon. Tandis qu'Ellen, pourtant plus âgée et plus raisonnable, en était incapable.

Je songe à deux interprétations de son inaptitude. Tout

d'abord, il est possible que le syndrome soit causé par son héminégligence. C'est comme si le malade se disait inconsciemment : « Puisque le reflet est dans le miroir, l'objet doit être à ma gauche. Mais le côté gauche n'existe pas dans mon univers – l'objet doit donc se trouver dans le miroir. » Cette interprétation peut nous paraître absurde à nous autres dotés de cerveaux intacts, mais c'est la seule qui paraîtrait sensée à Ellen, vu sa « réalité ».

Ensuite, le syndrome du miroir n'est peut-être pas une conséquence directe de l'héminégligence, même s'il y est souvent associé. Nous savons qu'en cas de lésion du lobe pariétal droit, les malades ont toutes sortes de difficultés spatiales et le syndrome du miroir est peut-être tout simplement une manifestation imagée de ce genre de déficits. Réagir correctement devant un reflet exige qu'on songe simultanément au reflet et à l'objet qui le produit avant de faire la gymnastique mentale requise pour localiser correctement l'objet en question. Cette aptitude très subtile peut être compromise par des lésions du lobe pariétal droit, étant donné le rôle important de cette structure dans le traitement des attributs spatiaux du monde. Si tel est le cas, l'agnosie du miroir pourrait fournir un nouveau test clinique pour la détection de lésions du lobe pariétal droit[10]. En une époque d'escalade des coûts de l'imagerie du cerveau, tout nouveau test simple deviendrait un accessoire utile à ajouter au kit de diagnostic du neurologue.

Le plus étrange dans le syndrome du miroir, ce sont les réactions des patients.

« Docteur, pourquoi ne puis-je pas attraper le stylo ? »

« Ce fichu miroir me gêne. »

« Le stylo est dans le miroir et je ne peux pas l'attraper ! »

« Ellen, je veux que vous preniez l'objet réel, non son reflet. Où est l'objet réel ? »

« L'objet réel est derrière le miroir, docteur. »

Il est stupéfiant que la simple confrontation à un miroir entraîne les patients dans une zone floue, ce qui les rend incapables – ou peut-être y répugnent-ils – de tirer une simple conclusion logique : Si le reflet est à droite, l'objet qui en est à l'origine se trouve à gauche. À croire que les lois de l'optique ont changé pour eux, du moins pour ce petit coin de leur univers. Nous estimons généralement que notre intellect et le savoir « supérieur » – telles les lois concernant l'optique géométrique – sont hors d'atteinte des caprices des influx sensoriels.

Mais ces patients nous enseignent que ce n'est pas toujours vrai. En fait, pour eux, c'est le contraire. Non seulement leur monde sensoriel est faussé, mais leur base de connaissances se contorsionne pour s'adapter à l'étrange monde nouveau qu'ils habitent [11]. Leurs déficits d'attention semblent imprégner leur conception du monde, les rendant incapables de dire si un reflet est un objet réel ou non, même s'ils peuvent soutenir des conversations normales sur d'autres sujets – politique, sports ou parties d'échecs – aussi bien que vous et moi. Demander à ces patients quel est le « vrai emplacement » de l'objet qu'ils voient dans le miroir revient à demander à une personne normale ce qui est au nord du pôle Nord. Ou bien si un nombre irrationnel (comme la racine carrée de 2 ou π avec une série infinie de décimales) existe réellement ou non. Cela soulève de profondes questions philosophiques sur notre certitude quant à la validité de notre propre prise sur la réalité. Une créature venue d'ailleurs en quatre dimensions qui nous observerait de son monde en quatre dimensions jugerait peut-être notre comportement aussi tordu, inepte et absurdement comique que nous le côté empoté des patients piégés dans leur étrange monde miroir.

CHAPITRE 7

Applaudir d'une main

L'homme est le produit de ses croyances. Il croit, donc il est.

Bhagavad-Gita.

Les sociologues ont encore du chemin à parcourir, mais ils s'occupent peut-être du problème scientifique le plus important qui soit, à supposer qu'ils finissent par poser les bonnes questions. Notre comportement avec autrui est le phénomène le plus étrange, le plus imprévisible et le plus inexplicable de tous ceux avec lesquels nous soyons obligés de vivre.

Lewis THOMAS.

Mme Dodds commençait à perdre patience. Pourquoi tout son entourage – médecins, thérapeutes, jusqu'à son fils – affirmait-il que son bras gauche était paralysé alors qu'elle savait pertinemment qu'il bougeait très bien ? Ne venait-elle pas de se servir de sa main gauche pour se laver la figure ? Elle savait qu'elle avait été victime d'une attaque deux semaines avant et que c'était la raison de sa présence au centre médical de l'université de Californie à Hillcrest. À part un léger mal de tête, elle se sentait mieux et souhaitait rentrer chez elle pour tailler ses rosiers et reprendre ses promenades matinales sur la plage proche de Point Loma où elle habitait. Elle avait vu sa petite-fille Becky la veille et mourait d'envie de lui montrer le jardin maintenant qu'il était en fleurs.

En fait, Mme Dodds était complètement paralysée du côté gauche après une attaque qui avait atteint l'hémisphère droit de son cerveau. Je vois beaucoup de patients de ce genre tous les mois. Généralement, ils m'assaillent de questions sur leur paralysie. Quand vais-je remarcher, docteur ? Pourrai-je de nouveau remuer les doigts ? Quand j'ai bâillé ce matin, mon bras gauche a un peu bougé – cela signifie-t-il que je suis en voie de guérison ?

Toutefois, il existe un petit sous-ensemble de patients dans ce cas qui, comme Mme Dodds, paraissent tranquillement indifférents à leur état – apparemment inconscients d'avoir tout le côté gauche du corps paralysé – bien qu'ils soient parfaitement lucides sur tous les autres plans. Ce trouble bizarre – cette tendance à ignorer, voire à nier le fait qu'un membre est paralysé – a été baptisé anosognosie par le neurologue français Joseph François Babinski, qui fut le premier à l'observer sur le plan clinique en 1908.

– Mme Dodds, comment vous sentez-vous aujourd'hui ?

– Eh bien, docteur, j'ai mal à la tête. On m'a hospitalisée, n'est-ce pas ?

– Pourquoi vous a-t-on hospitalisée, madame Dodds ?

– Bah ! j'ai fait une attaque.

– Comment le savez-vous ?

– Je suis tombée dans la salle de bains il y a deux semaines, et ma fille m'a conduite ici. On m'a fait des scanners, des radios et on m'a dit que j'avais eu une attaque.

Manifestement Mme Dodds savait ce qui s'était passé et où elle se trouvait.

– Très bien. Et comment vous sentez-vous maintenant ?

– Bien.

– Vous pouvez marcher ?

– Bien sûr que je peux marcher.

Mme Dodds venait de passer les deux dernières semaines dans son lit ou dans un fauteuil roulant. Elle n'avait pas fait un pas depuis sa chute.

– Et vos mains ? Tendez les mains. Vous pouvez vous en servir ?

Mon interrogatoire semblait un peu agacer Mme Dodds.

– Bien sûr que je peux me servir de mes mains.

– Vous servir de votre main droite ?

– Oui.

– Vous servir de votre main gauche ?

– Oui, je peux me servir de ma main gauche.

– Est-ce que les deux mains ont la même force ?

– Oui, la même.

Cela soulève une question intéressante : jusqu'à quel point peut-on pousser ce genre d'interrogatoire avec ces patients ? Les médecins rechignent souvent à trop insister de crainte de provoquer ce que le neurologue Kurt Golstein qualifie de « réaction catastrophique », ce qui signifie en jargon médical que le patient éclate en sanglots parce que ses défenses s'écroulent. Mais je me suis dit que si j'évitais d'évoquer d'emblée la paralysie de ma patiente, je préviendrais peut-être ce genre de réaction [1].

– Madame Dodds, pouvez-vous me toucher le nez avec votre main droite ?

Elle s'exécuta sans problème.

– Pouvez-vous me toucher le nez avec votre main gauche ?

Sa main gisait, paralysée, devant elle.

– Madame Dodds, est-ce que vous me touchez le nez ?

– Oui, bien sûr que je vous touche le nez.

– Est-ce que vous voyez votre main sur mon nez ?

– Bien sûr. Elle est à moins d'un centimètre de votre visage.

À ce moment-là, Mme Dodds est carrément partie dans une fabulation, presque une hallucination, en m'expliquant que son doigt frôlait mon nez. Sa vue était bonne. Elle voyait parfaitement son bras, mais elle soutenait mordicus qu'il bougeait.

J'ai décidé de tenter une dernière question :

– Madame Dodds, pouvez-vous applaudir ?

– Bien sûr que je peux applaudir.

– Vous voulez bien me montrer ?

Elle me jeta un coup d'œil et fit le geste d'applaudir de sa main droite, comme si elle rencontrait une main imaginaire au milieu.

– Vous êtes en train d'applaudir ?

– Oui.

Je n'ai pas eu le cœur de lui demander si elle s'entendait applaudir, mais si je l'avais fait, nous aurions peut-être la réponse à l'énigme éternelle du maître zen – quel bruit cela fait-il quand on applaudit d'une seule main ?

Nul besoin d'invoquer des koans zen pour comprendre que

Mme Dodds nous offre une énigme aussi mystérieuse que la tentative de saisir la nature non duale de la réalité. Pourquoi cette femme apparemment saine d'esprit, intelligente et cohérente niait-elle sa paralysie ? Après tout, elle était clouée dans un fauteuil roulant depuis près de deux semaines. Elle avait dû à maintes occasions tenter de saisir quelque chose de sa main gauche qui reposait sans vie sur ses genoux. Comment pouvait-elle affirmer qu'elle se « voyait » toucher mon nez ?

En fait, la fabulation de Mme Dodds est un extrême. Les malades dans le déni ont plutôt tendance à inventer des excuses ineptes ou à rationaliser pour expliquer que leur bras gauche ne bouge pas quand on leur demande de s'en servir. La plupart ne prétendent pas voir bouger le bras inerte.

Par exemple, quand j'ai demandé à une dénommée Cecilia pourquoi elle ne touchait pas mon nez, elle répliqua avec un soupçon d'exaspération :

– Écoutez, docteur, ces étudiants en médecine n'ont pas arrêté de me tripoter de la journée. J'en ai assez. Je ne veux pas bouger le bras.

Une autre malade, Esmeralda, adopta une stratégie différente :

– Esmeralda, comment ça va ?

– Bien.

– Pouvez-vous marcher ?

– Oui.

– Vous servir de vos bras ?

– Oui.

– De votre bras droit ?

– Oui.

– Pouvez-vous vous servir de votre bras gauche ?

– Oui, je peux me servir de mon bras gauche.

– Est-ce que vous pouvez me désigner de la main droite ?

Elle s'exécuta.

– Pouvez-vous en faire autant avec la gauche ?

Sa main gauche reposait, inerte, devant elle.

– Esmeralda, êtes-vous en train de pointer le doigt ?

– Allons, docteur, vous savez que je souffre d'arthrite aiguë à l'épaule. C'est douloureux. Je ne peux pas bouger mon bras maintenant.

Elle recourait parfois à d'autres excuses :

– Je n'ai jamais été très ambidextre, docteur.

L'étude de ces patients donne l'impression d'observer la

nature humaine à travers une loupe ; cela me rappelle tous les aspects de la folie humaine et notre tendance à l'aveuglement. Car là, incarnée dans une femme âgée clouée dans un fauteuil roulant, on trouve la version outrée de tous les mécanismes de défense qu'ont évoqués Sigmund et Anna Freud au début du XXᵉ siècle – des mécanismes que tout un chacun utilise quand il est confronté à des faits troublants à propos de soi. Freud a affirmé que notre esprit recourait à ces divers trucs psychologiques pour « défendre l'ego ». Ses idées avaient une telle puissance de séduction intuitive que nombre de ses termes sont entrés dans la langue, bien que personne n'accorde le rang de science à ses théories parce qu'il n'a jamais pratiqué d'expériences. (Nous reviendrons ultérieurement à Freud dans ce chapitre pour voir en quoi l'anosognosie peut nous fournir un moyen expérimental de comprendre ces aspects fuyants de l'esprit.)

Dans les cas les plus extrêmes, un patient va non seulement nier que son bras (ou sa jambe) est paralysé, mais affirmer que le bras gisant sur le lit, à côté de lui, son propre bras paralysé, ne lui appartient pas !

Récemment, au centre de rééducation Rivermead à Oxford, j'ai saisi la main gauche sans vie d'une femme et j'ai soulevé son bras.

– À qui est ce bras ?

Me regardant droit dans les yeux, elle a protesté :

– Mais qu'est-ce que ce bras fiche dans mon lit ?

– C'est le bras de qui ?

– Celui de mon frère.

Son frère n'était pas dans le voisinage. Il vit au Texas. La femme faisait de la somatoparaphrénie – nier être propriétaire de parties de son propre corps – que l'on voit de temps à autre associée à l'anosognosie. Inutile de préciser que ces deux états sont plutôt rares.

– Pourquoi pensez-vous qu'il s'agisse du bras de votre frère ?

– Parce qu'il est gros et plein de poils, docteur, et je n'ai pas les bras velus.

L'anosognosie est un symptôme extraordinaire dont on ne sait pratiquement rien. Le patient est manifestement sain d'esprit sur la plupart des plans mais prétend voir remuer son membre mort et ne saisit pas l'absurdité de ses propos. Quelle est la cause de ce trouble étrange ? Bien entendu, les théories pour expliquer l'anosognosie ne manquent pas [2]. La plupart se classent en deux catégories. La première est un point de vue freudien, à savoir que le patient refuse tout simplement d'affronter le désagrément de sa paralysie. L'autre est un point de vue neurologique : le déni est une conséquence directe de l'héminégligence, évoquée au chapitre précédent – l'indifférence à tout ce qui se passe du côté gauche du monde. Ces deux classes d'explication ont de nombreux défauts, mais chacune contient des éléments assez bien vus que nous pouvons utiliser pour bâtir une nouvelle théorie du déni.

Un des problèmes du point de vue freudien, c'est qu'il n'explique pas la différence d'ampleur des mécanismes de défense psychologiques entre les patients atteints d'anosognosie et les gens normaux – pourquoi sont-ils généralement subtils chez vous et moi et affreusement exagérés chez les patients en déni ? Un exemple. Mettons que je me casse le bras gauche et que je m'abîme des nerfs. Vous me demandez si je peux vous battre au tennis. J'aurais peut-être tendance à minimiser ma blessure : « Oh oui, je suis capable de vous battre. Mon bras va beaucoup mieux. » Mais je me garderais bien de tenter une partie de bras de fer avec vous. Ou encore, si mon bras était complètement paralysé, je ne dirais pas : « Je le vois vous toucher le nez » ou « Il appartient à mon frère ».

Le deuxième problème, avec le point de vue freudien, c'est qu'il n'explique pas l'asymétrie du syndrome. Le genre de déni observé chez Mme Dodds est presque toujours associé à une lésion de l'hémisphère droit du cerveau, provoquant une paralysie du côté gauche. En cas de lésion de l'hémisphère gauche, avec paralysie du côté droit, les patients ne tombent pratiquement jamais dans le déni. Pourquoi ? Ils sont aussi handicapés et frustrés que les victimes de lésions à l'hémisphère droit et ils doivent avoir autant besoin de défenses psychologiques, mais en fait non seulement ils sont conscients de la paralysie, mais ils ne cessent d'en parler. Cette asymétrie nous incite à penser qu'il vaut mieux chercher une réponse neurologique plutôt que psychologique, notamment dans les spécialisations des deux hémisphères du cerveau. En effet, le syndrome semble être à cheval entre les deux disciplines, ce qui le rend d'autant plus fascinant.

Les théories neurologiques du déni rejettent complètement le point de vue freudien. Selon elles, le déni est une conséquence directe de l'héminégligence, qui survient aussi après des lésions à l'hémisphère droit et rend les patients complètement indifférents à ce qui se passe du côté gauche du monde, dont le côté gauche de leur propre corps. Peut-être que le malade atteint d'anosognosie ne remarque tout simplement pas que son bras gauche ne répond pas à ses ordres, d'où l'illusion.

Je trouve deux défauts à cette approche. D'abord, l'héminégligence et le déni peuvent se produire de manière indépendante – certains malades atteints de négligence ne donnent pas dans le déni et vice versa. Ensuite, l'héminégligence n'explique pas pourquoi le déni persiste, généralement même si on attire l'attention du patient sur sa paralysie. Par exemple, si je devais obliger un patient à tourner la tête pour se concentrer sur son bras gauche, afin de lui prouver qu'il n'obéit pas, il peut continuer à nier tout net qu'il est paralysé – voire qu'il lui appartient. C'est cette véhémence dans le déni – non une simple indifférence à la paralysie – qui réclame une explication. L'anosognosie est d'autant plus déconcertante que nous en sommes venus à considérer « l'intellect » comme reposant sur des propositions – à savoir que certaines conclusions découlent indéniablement de certaines prémisses – et on s'attend à ce que la logique propositionnelle soit cohérente. Entendre un patient nier être propriétaire de son bras tout en admettant qu'il est bien rattaché à son épaule est l'un des phénomènes les plus déconcertants que puisse croiser un neurologue.

Ainsi ni le point de vue freudien, ni la théorie de la négligence n'apportent d'explication appropriée au spectre de déficiences qu'on observe dans l'anosognosie. J'ai compris que le moyen d'aborder le problème consistait à poser deux questions : Un, pourquoi des gens normaux recourent-ils à tous ces mécanismes de défense psychologique ? Deux, pourquoi ces mêmes mécanismes sont-ils aussi outrés chez ces patients ? Les défenses psychologiques chez les gens normaux sont d'autant plus déconcertantes qu'à première vue, elles paraissent nuisibles pour leur survie[3]. Pourquoi cela favoriserait-il ma survie de m'accrocher à de fausses croyances à propos de moi-même et du monde ? Si j'étais un gringalet se croyant aussi fort qu'Hercule, je ne tarderais pas à avoir de sérieux ennuis avec le « mâle dominant » de mon groupe social – mon président, le directeur de mon entreprise, voire mon voisin. Mais comme l'a souligné Darwin, si l'on tombe sur quelque chose d'apparemment inadapté en biologie, il faut y regarder de plus près parce que cela cache souvent quelque chose.

Selon moi, la clé de l'énigme tient à la division des tâches entre nos deux hémisphères cérébraux et dans notre besoin de créer un sentiment de cohérence et de continuité dans notre vie. La plupart des gens savent que le cerveau se compose de deux moitiés en image inversée – comme les deux moitiés d'une noix –, chaque moitié ou hémisphère régissant les mouvements du côté opposé du corps. Un siècle de neurologie clinique a clairement démontré que les deux hémisphères sont spécialisés dans diverses capacités mentales et que l'asymétrie la plus frappante concerne le langage. L'hémisphère gauche est spécialisé non seulement dans la production des sons du discours mais aussi de l'emploi incontournable de la syntaxe dans le discours et de la plus grande partie de ce que l'on appelle la sémantique – la compréhension du sens. En revanche, l'hémisphère droit ne régit pas le verbe, mais semble s'occuper d'aspects plus subtils du langage comme les nuances de la métaphore, de l'allégorie et de l'ambiguïté – compétences sur lesquelles on n'insiste pas assez dans nos écoles élémentaires mais qui sont vitales pour le progrès de civilisations par le biais de la poésie, de la mythologie et du théâtre. Nous avons tendance à qualifier l'hémisphère gauche de « dominant » parce que, en vrai macho, il mène la conversation (et peut-être aussi une bonne partie de la réflexion), en prétendant être le dépositaire du plus haut attribut de l'humanité, à savoir le langage. Malheureusement, l'hémisphère droit, muet, ne peut pas protester.

D'autres spécialisations évidentes impliquent la vision et l'émotion. L'hémisphère droit se charge des aspects holistiques de la vision comme de déduire l'existence d'une forêt d'une forte présence d'arbres, interpréter des expressions faciales et répondre par l'émotion voulue à des situations évocatrices. Par conséquent, après des attaques à l'hémisphère droit, les malades ont tendance à être joyeusement indifférents à leur épreuve, voire légèrement euphoriques, parce que, sans « l'hémisphère droit émotif », ils ne mesurent tout simplement pas l'ampleur de leur perte. (C'est également vrai des patients conscients de leur paralysie.)

Outre ces divisions du travail évidentes, je suggérerais une différence encore plus fondamentale entre les styles cognitifs des deux hémisphères[4], laquelle contribue non seulement à expliquer les mécanismes de défense outrés de l'anosognosie mais aussi les formes plus terre à terre de déni auxquelles recourent les gens dans la vie quotidienne – comme lorsqu'un alcoolique refuse de reconnaître son problème ou que vous niez votre attirance interdite pour un collègue marié.

À tout instant de notre état de veille, notre cerveau croule sous un vrai déluge d'influx sensoriels, qu'il faut intégrer dans un tout cohérent fondé sur la version de nous-même et du monde que nous fournissent les souvenirs déjà emmagasinés. Afin de générer des actions cohérentes, le cerveau doit disposer d'un moyen de trier cette surabondance de détails et de l'organiser en un « système de croyance » stable et cohérent – une histoire qui tienne debout. Chaque fois qu'une nouvelle information arrive, nous l'intégrons dans notre point de vue préexistant sur le monde. Je dirais que cette tâche est surtout effectuée par l'hémisphère gauche.

Mais supposons que survienne quelque chose qui ne colle pas vraiment avec le scénario. Comment réagir ? On peut choisir de déchirer le scénario et de recommencer à zéro : faire table rase afin de créer un nouveau modèle du monde et de soi-même. L'ennui, c'est que si nous réagissions ainsi devant toutes les informations menaçantes, notre comportement ne tarderait pas à devenir chaotique et instable ; nous sombrerions dans la folie.

En fait, votre hémisphère gauche réagit en ignorant complètement l'anomalie, ou bien en la déformant pour l'intégrer de force dans votre structure préexistante, afin de préserver sa stabilité. Voilà, selon moi, le raisonnement à la base des soi-disant défenses freudiennes – déni, refoulement, fabulation et autres formes d'aveuglement qui régissent nos vies quotidiennes. Loin d'être inadaptés, ces mécanismes de défense quotidiens empêchent le cerveau d'être poussé vers une indécision stérile par une « explosion combinatoire » d'histoires possibles soufflées par le matériau à la disposition des sens. Le revers de la médaille, c'est que vous vous « mentez » à vous-même, mais ce n'est pas trop cher payer pour la cohérence et la stabilité du système.

Imaginez, par exemple, un général sur le point de déclarer la guerre à l'ennemi. Il est tard dans la nuit et il est au centre de commandement en train de mettre au point des stratégies pour le lendemain. Des estafettes ne cessent de lui apporter des informations sur la configuration du terrain, le niveau lumineux, etc. Elles lui apprennent également que l'ennemi dispose de cinq cents chars, contre six cents pour lui, supériorité numérique qui le pousse à prendre la décision de partir en guerre. Il place toutes ses troupes à des endroits stratégiques et décide de lancer l'assaut à six heures précises du matin, au lever du soleil.

Imaginez maintenant qu'à 5 h 55, une estafette fasse irruption au QG et dise au général : « J'ai de mauvaises nouvelles ! » « Quoi donc ? », s'écrie le général à quelques minutes du début de l'assaut. Réponse de l'estafette : « Je viens de vérifier à la jumelle : l'ennemi dispose de sept cents chars et non de cinq cents ! »

Que fait le général – l'hémisphère gauche ? Il ne peut plus s'offrir le luxe de revoir tous ses plans de bataille. Il ordonne donc à l'estafette de se taire et de ne rien dire à personne de ce qu'il a vu. Déni ! Il peut même tuer l'estafette et cacher le rapport dans un tiroir étiqueté « top secret » (refoulement). Ce faisant, il se repose sur la forte probabilité que l'opinion majoritaire – l'information précédente donnée par toutes les estafettes – était exacte et que cette information provenant d'une seule source est probablement fausse. Le général s'en tient donc à sa position initiale. En outre, de crainte d'une mutinerie, il peut éventuellement ordonner à l'estafette de mentir à tous les autres généraux en leur disant qu'il n'a compté que cinq cents chars (fabulation). En l'occurrence, l'objectif est d'imposer une stabilité et d'empêcher tout flottement parce que l'indécision ne sert à rien. Toute décision, tant qu'elle est *probablement* correcte, vaut mieux que pas de décision du tout. Un général qui ne cesse de changer d'avis n'a aucune chance de gagner une guerre !

Dans cette analogie, le général est l'hémisphère gauche[5] (« l'ego » de Freud, peut-être ?) et son comportement rappelle le genre de dénis et de refoulements qu'on rencontre à la fois chez des êtres sains et chez des malades atteints d'anosognosie. Mais pourquoi cette outrance dans les mécanismes de défense chez les malades ? Survient l'hémisphère droit que j'aime bien appeler l'avocat du diable. Pour voir comment cela marche, il faut que nous poussions l'analogie un peu plus loin. Supposons que l'estafette surgisse et qu'au lieu de dire que l'ennemi possède davantage de chars, il déclare : « Général, je viens de regarder au télescope et l'ennemi dispose d'armes nucléaires. » Le général serait vraiment idiot de s'en tenir à son plan initial.

Il doit s'empresser d'en mettre un autre sur pied, car si l'estafette dit vrai, les conséquences seront catastrophiques.

Les stratégies de débrouille des deux hémisphères sont fondamentalement différentes. Le boulot de l'hémisphère gauche est de créer un système de croyance ou un modèle et d'intégrer les nouvelles expériences dans ce système. S'il est confronté à une nouvelle information qui ne correspond pas au modèle, il se repose sur les mécanismes freudiens de défense pour nier, refouler ou fabuler – n'importe quoi pour préserver le statu quo. En revanche, la stratégie de l'hémisphère droit est de jouer les « avocats du diable », de remettre en cause le statu quo et de chercher des incohérences globales. Quand l'information-anomalie atteint un certain seuil, l'hémisphère droit décide qu'il est temps d'imposer une révision complète du modèle entier et de repartir de zéro. L'hémisphère droit impose donc un « changement de paradigmes kuhniens » en réponse aux anomalies, alors que l'hémisphère gauche s'efforce toujours de se cramponner à ce qui était.

Voyons maintenant ce qui se passe si l'hémisphère droit est abîmé [6]. L'hémisphère gauche peut alors en toute impunité se livrer à ses dénis, fabulations et autres stratégies, comme il le fait normalement. Il dit : « Je suis Mme Dodds, une femme avec deux bras normaux à qui j'ai ordonné de bouger. » Mais son cerveau reste insensible au feed-back visuel contraire qui l'informerait normalement que son bras est paralysé et qu'elle est dans un fauteuil roulant. Mme Dodds est donc piégée dans un cul-de-sac illusoire. Elle ne peut pas réviser son modèle de réalité parce que son hémisphère droit, avec ses mécanismes de détection des contradictions, est en panne. Et en l'absence du contrepoids ou du « contrôle de réalité » apporté par son hémisphère droit, ses divagations ne connaissent pas de limites. Des patients diront : « Bien sûr que je vous touche le nez, Dr Ramachandran » ou « Tous les étudiants en médecine n'ont pas arrêté de me tripoter de la journée et c'est pour cela que je ne veux pas bouger le bras », voire : « Qu'est-ce que le bras de mon frère fiche sur mon lit ? »

L'idée que l'hémisphère droit est un révolutionnaire de gauche qui provoque des changements de paradigmes, tandis que le gauche est un conservateur à tout crin qui s'accroche au statu quo est très certainement une simplification grossière mais, même si elle se révèle fausse, elle suggère de nouvelles expériences et nous incite à poser des questions originales sur le syndrome de déni. Jusqu'où va-t-il ? Le patient croit-il vraiment qu'il n'est pas paralysé ? Et si on le mettait au pied du mur : pourrions-nous l'obliger à admettre sa paralysie ? Nierait-il seulement sa paralysie mais également d'autres aspects de sa maladie ? Sachant que les gens considèrent souvent leur voiture comme une partie de leur « image corporelle » étendue (surtout ici en Californie), que se passerait-il si leur aile avant gauche était abîmée ? Le nieraient-ils ?

On connaît l'anosognosie depuis près d'un siècle, mais on a rarement tenté de répondre à ces questions. Tout éclaircissement que nous pourrions apporter à propos de cet étrange syndrome serait important sur le plan clinique, parce que l'indifférence des patients à leur épreuve est non seulement un obstacle à la rééducation du bras ou de la jambe faible, mais les conduit souvent à nourrir des projets d'avenir irréalistes. (Un exemple. J'ai demandé à un homme s'il reprendrait son ancien métier de réparateur de lignes téléphoniques – où l'on a besoin de ses deux mains pour grimper à des poteaux et épisser des câbles. Réponse : « Bien sûr, je ne vois pas pourquoi je n'y retournerais pas. ») Quand j'ai commencé ces expériences, je n'avais pas compris qu'elles me mèneraient au cœur de la nature humaine. Car le déni est une chose que nous faisons toute notre vie, que nous ignorions provisoirement les factures qui s'accumulent dans la corbeille « à régler » ou que nous niions la finalité et l'humiliation de la mort.

S'entretenir avec des patients en déni peut être une expérience étrange. Ils nous confrontent à certaines des questions les plus fondamentales que nous pouvons nous poser en être humain conscient : Qu'est-ce que le moi ? À quoi tient l'unité de mon expérience consciente ? Que signifie opter pour une ligne d'action ? Les neuroscientifiques ont tendance à fuir ces questions, mais les victimes d'anosognosie offrent une occasion unique d'approcher par l'expérience ces énigmes philosophiques apparemment insolubles.

La famille est souvent ébahie par le comportement de ses êtres chers. « Est-ce que maman croit vraiment qu'elle n'est pas paralysée ? m'a demandé un jeune homme. Elle doit bien savoir ce qui s'est passé dans un coin de son esprit. Ou a-t-elle complètement perdu la raison ? »

Jusqu'où le patient est-il dupe de ses dénis ou de ses fabulations ? Est-ce une sorte de façade, voire une tentative de simuler la maladie ? Pour répondre à cette question, j'ai mis au point une expérience simple. Au lieu de mettre le patient au pied du mur en lui demandant de répondre (pouvez-vous me toucher le nez de votre main gauche ?), pourquoi ne pas ruser en le priant d'effectuer une tâche motrice spontanée qui exige les deux mains – avant qu'il ait le temps d'y réfléchir. Comment réagirait-il ?

À cette fin, j'ai placé un grand plateau sur lequel étaient disposés six gobelets en plastique à moitié remplis d'eau devant des patients atteints du syndrome du déni. Si je vous demandais de vous saisir de ce plateau, vous placeriez une main de chaque côté pour le soulever. Mais si vous aviez une main liée derrière le dos, vous chercheriez instinctivement le milieu du plateau – son centre de gravité – pour le soulever. Quand j'ai testé des victimes d'attaques paralysées d'un côté mais ne donnant pas dans le déni, leur main non paralysée s'est dirigée droit vers le milieu du plateau, comme on pouvait s'y attendre.

Le jour où j'ai tenté la même expérience avec des patients en déni, leur main droite a aussitôt saisi le côté droit du plateau alors que le côté gauche restait dans le vide. Bien entendu, la main droite étant seule à soulever le côté droit du plateau, les verres se sont renversés, mais les patients ont souvent attribué cela à une maladresse momentanée plutôt qu'à une incapacité de saisir le côté gauche du plateau. Une femme a même nié avoir été incapable de soulever le plateau. Quand je lui ai demandé si elle avait réussi, elle me contempla, surprise : « Bien sûr ! » me répondit-elle, les genoux trempés.

La logique de la seconde expérience était un peu différente. Et si on récompensait l'honnêteté du patient ? J'ai donné à nos patients le choix entre une tâche simple pouvant être effectuée d'une main et une autre aussi simple qui requerrait l'usage des deux mains. On leur précisait qu'ils pouvaient gagner cinq dollars s'ils vissaient une ampoule sur une lourde lampe de table ou dix dollars s'ils laçaient une chaussure. Vous ou moi opterions naturellement pour les lacets, mais la plupart des patients paralysés – non atteints de déni – choisirent l'ampoule, conscients de leurs limites. À l'évidence, cinq dollars valent toujours mieux que rien. L'étonnant, c'est que lorsque nous avons testé quatre victimes d'attaque donnant dans le déni, elles ont chaque fois choisi les lacets et perdu un temps fou à les tripoter sans manifester la moindre contrariété. Même quand on leur proposait la même alternative dix minutes plus tard, elles optaient sans hésiter pour la tâche bimanuelle. Une femme a tripoté les lacets cinq fois de suite, comme si elle ne gardait aucun souvenir de ses échecs précédents. Un refoulement freudien peut-être ?

Une fois, Mme Dodds a continué à tripoter les lacets d'une main, inconsciente de son problème, jusqu'à ce que je sois obligé de lui retirer la chaussure. Le lendemain, mon étudiant passa la voir :

– Vous vous rappelez le Dr Ramachandran ?

– Oh oui, je me souviens. Ce médecin indien.

– Qu'est-ce qu'il a fait ?

– Il m'a donné une chaussure d'enfant à pois bleus et il m'a demandé de nouer les lacets.

– Et vous l'avez fait ?

– Oh oui ! J'ai réussi avec mes deux mains.

Il se tramait quelque chose d'étrange. Quel être normalement constitué préciserait : « J'ai noué les lacets *avec mes deux mains* ? » C'était à croire qu'à l'intérieur de Mme Dodds se cachait un autre être humain – un fantôme intérieur –, parfaitement conscient qu'elle était paralysée et qu'elle recourait à cette remarque étrange dans une tentative de masquer la conscience de ce fait. Ce type de remarque est un exemple frappant de ce que Freud a appelé une « formation réactionnelle » – tentative subconsciente pour déguiser une menace pour l'estime de soi en affirmant le contraire. L'illustration classique d'une formation réactionnelle vient bien entendu de *Hamlet* : « La dame, ce me semble, fait trop de protestations. » La véhémence même de sa protestation ne trahit-elle pas sa culpabilité ?

Revenons aux explications neurologiques du déni les plus largement admises – l'idée que c'est lié à l'héminégligence, l'indifférence que les patients montrent souvent à l'égard d'événements et d'objets situés à gauche du monde. Peut-être que lorsqu'on lui demande de se servir de sa main gauche, Mme Dodds envoie des ordres moteurs au bras paralysé et que des copies de ces ordres sont expédiées simultanément vers ces centres de l'image du corps (dans les lobes pariétaux) où elles sont traitées et vécues comme des mouvements ressentis. Les lobes pariétaux sont donc avertis des actes envisagés, mais comme la malade ignore ce qui se passe du côté gauche de son corps, elle est également incapable de remarquer que le bras n'a pas obéi à son ordre. Bien que cela paraisse peu plausible, nous avons procédé à deux expériences simples pour tester directement la théorie de la négligence motrice du déni [7].

Dans la première expérience, j'ai testé l'idée que le patient se contente de surveiller les signaux moteurs envoyés au bras. Larry Cooper est un patient du déni intelligent de cinquante-six ans qui avait été victime d'une attaque une semaine avant que je ne le voie à l'hôpital. Ses bras reposaient sur la couverture bleu et mauve que lui avait apportée sa femme, l'un paralysé, l'autre normal. Nous avons bavardé une dizaine de minutes, puis je me suis éclipsé cinq minutes. « Monsieur Cooper ! me suis-je exclamé à mon retour. Pourquoi venez-vous de bouger le bras gauche ? » Ses deux bras reposaient inertes dans la position où ils se trouvaient quand j'étais sorti. J'ai tenté cela avec des gens normaux et généralement ils sont ébahis : « Qu'est-ce que vous racontez ? Je ne faisais rien avec mon bras gauche » ou : « Je ne comprends pas ; j'ai bougé le bras gauche ? » M. Cooper m'a regardé calmement et m'a dit : « Je gesticulais pour souligner mes propos ! » Quand j'ai recommencé l'expérience le lendemain, ce fut : « Il me fait mal, alors je l'ai remué pour soulager la douleur. »

Comme il est impossible que M. Cooper ait pu envoyer un ordre moteur à son bras gauche au moment même où je l'interrogeais, le résultat suggère que le déni ne vient pas seulement d'un déficit sensorimoteur. Au contraire, son système de croyances est tellement perturbé qu'il ne s'arrêtera manifestement devant rien pour le protéger. Au lieu d'être estomaqué comme une personne normale, il abonde joyeusement dans le sens de ma tromperie parce qu'à ses yeux, cela tient debout, étant donné sa vision du monde.

La seconde expérience frisait le diabolique. Que se passerait-il, me suis-je demandé, si on devait provisoirement « paralyser » le bras droit d'un patient dans le déni dont le bras gauche est bien entendu réellement paralysé ? Le déni engloberait-il aussi son bras droit ? La théorie de l'héminégligence fait une prédiction très précise : comme il ne néglige que le côté gauche de son corps et non le droit, il devrait remarquer que son bras droit ne bouge pas et dire : « C'est très étrange, docteur, mon bras ne bouge pas. » (En revanche, ma théorie va dans le sens inverse : il devrait rester insensible à cette

« anomalie » puisque le détecteur de divergence dans son hémisphère droit est abîmé.)

Pour « paralyser » le bras droit d'un patient dans le déni, j'ai fabriqué une nouvelle version de la boîte de réalité virtuelle que nous avions utilisée pour nos expériences sur les membres fantômes. J'ai pris un simple carton avec des trous et des miroirs, en les plaçant différemment. Notre premier sujet fut Betty Ward, une institutrice à la retraite de soixante et onze ans très présente sur le plan mental et ravie de coopérer. Une fois Betty confortablement assise, je l'ai invitée à enfiler un long gant gris à la main droite (sa bonne main) et à l'introduire dans un trou sur le devant de la boîte. Je lui ai alors demandé de se pencher pour jeter un coup d'œil à sa main gantée dans la boîte par le trou percé dans le couvercle.

Mettant un métronome en route, j'ai chargé Betty de lever et de baisser la main en rythme avec les tic-tac.

– Vous voyez bouger votre main, Betty ?

– Oui, je tiens le rythme.

Je l'ai alors priée de fermer les yeux. À son insu, un miroir s'est redressé dans la boîte et un comparse étudiant, caché sous la table, a glissé sa main gantée de gris dans la boîte par un trou situé à l'arrière. J'ai demandé à Betty de rouvrir les yeux et de regarder dans la boîte. Elle croyait voir sa propre main droite, mais, à cause du miroir, il s'agissait en fait de la main de l'étudiant. J'avais recommandé à ce dernier de garder sa main parfaitement immobile.

– Bien, Betty. Regardez toujours. Je remets le métronome en marche et je veux que vous bougiez la main en rythme.

Tic-tac, tic-tac. Betty a bougé sa main mais, dans le miroir, elle voyait une main parfaitement immobile, « paralysée ». Quand vous faites cette expérience avec des gens normaux, ils bondissent de leur chaise : « Hé, qu'est-ce qui se passe ? » Ils sont à cent lieues d'imaginer qu'un étudiant se cache sous la table.

– Betty, qu'est-ce que vous voyez ?

– Eh bien, je vois ma main droite se lever et se baisser, comme tout à l'heure[8].

Cela me laisse à penser que le déni de Betty est passé du côté droit de son corps – le côté normal non atteint de négligence motrice –, car sinon pourquoi irait-elle raconter qu'elle voit bouger une main immobile ? Cette simple expérience démolit la théorie de la négligence motrice de l'anosognosie et nous donne un indice sur la vraie cause du syndrome. Ce qui est abîmé chez ces patients, c'est la manière dont le cerveau traite une discordance d'influx sensoriels concernant l'image du corps, peu importe que la discordance vienne du côté gauche ou du côté droit.

Ce que nous avons observé chez Betty et chez les autres patients dont nous avons parlé étaie l'idée que l'hémisphère gauche est un conformiste, globalement indifférent aux discordances, tandis que l'hémisphère droit, au contraire, est hypersensible aux perturbations. Mais nos expériences n'apportaient que des présomptions de preuve pour cette théorie. Il nous fallait des preuves tangibles.

Il y a encore dix ans, une idée de ce genre aurait été impossible à tester, mais l'apparition des techniques d'imagerie moderne comme la résonance magnétique fonctionnelle (RMF) et la tomographie par émission de positrons (TEP) a extraordinairement accéléré le progrès de la recherche en nous permettant de voir le cerveau vivant en action. Très récemment, Ray Dolan, Chris Frith et leurs confrères du Queen Square Neurological Hospital for Neurological Diseases à Londres ont fait une superbe expérience à l'aide de la boîte de réalité virtuelle que nous avions utilisée avec nos patients aux membres fantômes. (Un simple miroir vertical calé dans une boîte, perpendiculaire au torse du sujet.) Le patient introduisait son bras gauche dans la boîte et regardait du côté gauche du miroir le reflet de son bras gauche, si bien qu'il se superposait optiquement à l'emplacement ressenti de son bras droit. On lui demandait alors de lever et de baisser les deux mains de manière synchrone pour éviter les décalages entre l'apparence visuelle de sa main droite en action (en fait le reflet de sa gauche) et les sensations de mouvement kinesthésique – des articulations et des muscles – venant de sa main droite. Mais s'il bougeait à présent ses mains de façon non synchrone – comme dans la nage en chien –, survenait un profond décalage entre ce que la main droite semblait faire et ce qu'elle *ressentait*. En effectuant un scan TEP pendant cette opération, le Dr Frith a pu localiser dans le cerveau le centre qui surveille les décalages ; il s'agit d'une petite région de l'hémisphère droit qui reçoit de l'information du lobe pariétal droit. Le Dr Frith a procédé à un autre scan TEP quand le sujet regardait dans le côté droit du miroir le reflet de sa main droite (tout en remuant la main gauche sans synchronisation), de sorte que le décalage dans son image du corps semblait venir à présent de son côté *gauche* plutôt que droit. Imaginez mon ravissement quand le Dr Frith m'a dit qu'une fois de plus l'hémisphère droit « s'allumait » dans le scanner. Apparemment, peu importait d'où venait le décalage – du côté droit ou gauche –, il activait toujours l'hémisphère droit. Voilà une preuve bienvenue que mes spéculations sur la spécialisation hémisphérique sont sur la bonne voie.

Les internes à qui je présente des patients en déni me posent souvent la même question : « Nient-ils seulement la paralysie de certaines parties de leur corps ou nient-ils aussi d'autres infirmités ? Si le patient se cognait un orteil, nierait-il la douleur et l'enflure de l'orteil ? Nient-ils être gravement malades ? S'ils avaient soudain une migraine, la nieraient-ils ? » Les nombreux neurologues qui se sont penchés sur cette question nous apprennent que les patients ne nient pas d'autres problèmes. À l'image de ma patiente Grace qui, quand je lui ai offert des bonbons si elle nouait ses lacets, m'a rétorqué : « Vous savez que je suis diabétique, docteur. Je ne peux pas manger de sucre[9]. »

Presque tous les patients que j'ai testés sont conscients d'avoir eu une attaque et aucun d'eux ne souffre de ce qu'on pourrait appeler le « déni global ». Pourtant on note des gradations dans leurs systèmes de croyances – et dans les dénis associés – qui correspondent à la localisation de leurs lésions cérébrales. Quand la lésion est limitée au lobe pariétal droit, les fabulations et les dénis ont tendance à se limiter à l'image du corps. Mais quand la lésion se produit plus près de l'avant de l'hémisphère droit (qu'on appelle le lobe frontal ventro-médian), le déni est plus vaste, plus varié et bizarrement auto-protecteur. Je me souviens d'un exemple particulièrement frappant : un patient du nom de Bill venu me consulter six mois après qu'on lui avait diagnostiqué une tumeur cérébrale maligne. La tumeur avait rapidement grossi au point de comprimer son lobe frontal droit, jusqu'à ce qu'un neurochirurgien l'excise. Malheureusement, à ce moment-là la tumeur s'était déjà étendue et on avertit Bill qu'il lui restait probablement moins d'un an à vivre. Bill était un homme très cultivé qui aurait dû mesurer la gravité de son état, mais il la traitait avec nonchalance et ne cessait de me parler d'un petit bouton sur sa joue. Les autres médecins n'avaient rien fait pour ce bouton, me dit-il, amer. Pouvais-je l'aider à s'en débarrasser ? Dès que je tentais d'évoquer la tumeur du cerveau, il éludait le sujet avec des réflexions du genre : « Vous savez bien que ces médecins se trompent dans leur diagnostic. » J'étais en présence d'une personne intelligente qui contestait purement et simplement les preuves apportées par ses médecins et minimisait avec désinvolture le fait qu'il souffrait d'un cancer du cerveau en phase terminale. Pour éviter d'être hanté par l'angoisse, il la cantonnait à quelque chose de tangible – et le bouton était la cible la plus pratique. Son obsession pour son bouton est ce que Freud appellerait un mécanisme de déplacement – une tentative déguisée pour détourner son attention de sa mort imminente. Curieusement, il est parfois plus facile de détourner que de nier [10].

L'exemple le plus extrême d'aveuglement que j'aie jamais vu est décrit par Oliver Sacks à propos d'un homme qui ne cessait de tomber de son lit la nuit. Chaque fois qu'il s'écrasait par terre, l'équipe de service le recouchait, pour entendre un nouveau bruit de chute quelques instants plus tard. Le Dr Sacks finit par lui demander pourquoi il tombait tout le temps de son lit. Il eut l'air effrayé : « Docteur, les étudiants en médecine ont mis un bras de cadavre dans mon lit et j'ai passé la nuit à essayer de m'en débarrasser ! » N'admettant pas être propriétaire de son bras paralysé, l'homme tombait par terre chaque fois qu'il essayait de le repousser.

Les expériences que nous avons décrites ci-dessus suggèrent qu'un patient en déni n'essaie pas seulement de sauver la face ; le déni s'ancre profondément dans son psychisme [11]. Mais cela implique-t-il que l'information sur sa paralysie est enfermée ailleurs – refoulée ? Ou faut-il en conclure que l'information n'existe nulle part dans son cerveau ? Cette dernière proposition paraît peu plausible. Si la connaissance n'existe pas, pourquoi le patient dit-il des choses comme « J'ai noué mes lacets *avec mes deux mains* » ? Et pourquoi des remarques évasives du genre « Je ne suis pas ambidextre » ? Des commentaires de ce genre impliquent que « quelqu'un » là-dedans sait qu'il est paralysé, mais que l'information n'est pas disponible pour la conscience. Si tel est le cas, existe-t-il un moyen d'accéder à cette information interdite ?

Pour le découvrir, nous avons exploité une expérience ingénieuse menée en 1987 par un neurologue italien, Eduardo Bisiach, sur un patient atteint d'héminégligence en déni.

Bisiach a pris une seringue remplie d'eau glacée et a irrigué le canal de l'oreille gauche du patient – un procédé servant à tester les fonctions nerveuses vestibulaires. En quelques secondes, les yeux du patient se sont mis à s'affoler dans un processus baptisé nystagmus. L'eau froide déclenche un courant de convection dans les canaux auditifs, incitant le cerveau à penser à tort que la tête bouge et à faire des mouvements oculaires de correction involontaires que nous appelons nystagmus. Quand Bisiach a demandé à sa patiente si elle pouvait se servir de ses bras, elle lui a calmement répondu qu'elle n'avait pas l'usage de son bras gauche ! L'irrigation à l'eau froide de l'oreille gauche avait provoqué une rémission complète (mais provisoire) de l'anosognosie.

Quand j'ai pris connaissance de cette expérience, j'ai bondi de ma chaise. Un syndrome neurologique provoqué par une lésion du pariétal droit avait été inversé par la simple injection d'eau dans l'oreille. Cette expérience étonnante aurait dû faire la une de tous les journaux ! En fait, j'ai découvert que la plupart de mes confrères n'en avaient même pas entendu parler. J'ai donc décidé d'essayer le même procédé sur le prochain patient atteint d'anosognosie que j'ausculterais.

Ce fut Mme Macken, une femme âgée victime trois semaines plus tôt d'une attaque du pariétal droit qui avait provoqué une paralysie du côté gauche. Mon but était non seulement de confirmer l'observation de Bisiach mais aussi de poser des questions visant à tester la mémoire de la patiente – chose qui n'avait pas été faite systématiquement. Si elle se mettait soudain à admettre sa paralysie, que dirait-elle de ses dénis antérieurs ? Les nierait-elle ? Si elle les admettait, comment les expliquerait-elle ? Pourrait-elle nous dire pourquoi elle les avait niés ou était-ce une question absurde ?

Cela faisait deux semaines que je voyais Mme Macken tous les trois ou quatre jours et chaque fois nous avions le même dialogue.

– Madame Macken, pouvez-vous marcher ?

– Oui.

– Pouvez-vous vous servir de vos deux bras ?

– Oui.

– Sont-ils de force égale ?

– Oui.

– Pouvez-vous remuer votre main gauche ?

– Oui.

– Et votre main droite ?

– Oui.

– Sont-elles de force égale ?

– Oui.

Après cette série de questions, j'ai rempli une seringue d'eau glacée que j'ai injectée dans son oreille. Comme prévu, ses yeux se sont mis à s'affoler de façon très caractéristique. Au bout d'environ une minute, j'ai repris mon interrogatoire :

– Comment vous sentez-vous, madame Macken ?

– Mon oreille me fait mal. C'est froid.

– Autre chose ? Et vos bras ? Pouvez-vous bouger les bras ?

– Bien sûr.

– Pouvez-vous marcher ?

– Oui.

– Pouvez-vous vous servir de vos deux bras ? Sont-ils de force égale ?

– Oui.

Ces scientifiques italiens racontaient vraiment n'importe quoi ! C'est alors qu'en rentrant chez moi, je me suis rendu compte que j'avais injecté l'eau dans la mauvaise oreille. (De l'eau froide dans l'oreille gauche ou de l'eau chaude dans l'oreille droite incitent les yeux à se tourner de façon répétitive vers la gauche et à sauter vers la droite. Et vice versa. Les médecins se mélangent souvent les pinceaux. Et j'avais, par inadvertance, commencé par le test de contrôle.

Le lendemain nous avons refait l'expérience dans l'autre oreille.

– Comment ça va, madame Macken ?

– Bien.

– Pouvez-vous marcher ?

– Oui.

– Pouvez-vous vous servir de votre main droite ?

– Oui.

– De votre main gauche ?

– Oui.

– Sont-elles de force égale ?

– Oui.

Le nystagmus observé, j'ai repris ma série de questions :

– Comment vous sentez-vous ?

– J'ai froid à l'oreille.

– Et vos bras ? Vous pouvez vous en servir ?

– Non. Mon bras gauche est paralysé.

C'était la première fois en trois semaines qu'elle utilisait ce mot.

– Madame Macken, cela fait combien de temps que vous êtes paralysée ?

– Oh, continuellement depuis quelque temps.

C'était une remarque extraordinaire, car elle impliquait que si elle avait nié sa paralysie chaque fois que je l'avais vue au cours de ces dernières semaines, les souvenirs de ses tentatives ratées avaient été enregistrés quelque part dans son cerveau, mais leur accès avait été bloqué. L'eau froide avait agi comme un « sérum de vérité » faisant resurgir ses souvenirs refoulés de sa paralysie.

Une demi-heure plus tard, je suis retourné la voir :

– Vous pouvez vous servir de vos bras ?

– Non, mon bras gauche est paralysé.

Le nystagmus avait cessé depuis longtemps, mais elle admettait encore être paralysée.

Douze heures plus tard, un de mes étudiants lui a rendu visite :

– Vous vous rappelez le Dr Ramachandran ?

– Oh oui, c'est le médecin indien.

– Qu'est-ce qu'il vous a fait ?

– Il m'a mis de l'eau glacée dans l'oreille gauche et cela m'a fait mal.

– Rien d'autre ?

– Si, il portait une cravate représentant un scanner du cerveau dessus. (Exact. Sa mémoire des détails était parfaite.)

– Qu'est-ce qu'il vous a demandé ?

– Si je pouvais me servir de mes deux bras.

– Et que lui avez-vous répondu ?

– Que je n'avais pas de problème.

Elle niait à présent avoir admis sa paralysie, comme si elle réécrivait complètement son « scénario ». C'était presque comme si nous avions créé deux êtres humains conscients distincts amnésiques l'un de l'autre : la Mme Macken « à l'eau froide » qui est honnête intellectuellement, qui reconnaît sa paralysie, et Mme Macken sans l'eau froide qui souffre du syndrome du déni et nie catégoriquement sa paralysie.

Les deux Mme Macken m'ont rappelé ce syndrome clinique controversé de personnalités multiples immortalisé par Stevenson dans *Dr Jekyll et M. Hyde*. Je dis controversé parce que nombre de mes confrères plus intransigeants refusent de croire que le syndrome existe et ils prétendraient certainement qu'il s'agit simplement d'une forme élaborée de « comédie ». Mais ce que nous avons observé chez Mme Macken implique que ce type d'isolement partiel d'une personnalité par rapport à une autre peut effectivement se produire, bien qu'elles occupent un seul et même corps.

Pour comprendre ce qui se passe en l'occurrence, revenons à notre général dans son QG. J'ai recouru à cette analogie pour montrer qu'il existe une sorte de mécanisme source de cohérence dans l'hémisphère gauche – le général – qui interdit les anomalies, permet l'émergence d'un système de croyances uniforme et a une grande responsabilité dans l'intégrité et la stabilité du moi. Mais que se passerait-il si une personne était confrontée à plusieurs anomalies sans cohérence avec son système de croyances initial mais cohérentes entre elles ? Comme des bulles de savon, elles pourraient se fondre en un nouveau système de croyances isolé du scénario précédent, créant des personnalités multiples. Peut-être que la balkanisation vaut mieux qu'une guerre civile. Je reste un peu perplexe devant la répugnance de psychologues cognitifs à accepter la réalité de ce phénomène, puisque même des individus normaux vivent des expériences de ce genre de temps en temps. Cela me rappelle un rêve que j'ai fait dans lequel quelqu'un venait de me raconter une blague très drôle qui me faisait beaucoup rire – impliquant qu'il devait y avoir eu au moins deux personnalités mutuellement amnésiques en moi pendant le rêve. Selon moi, c'est une preuve de la plausibilité des personnalités multiples [12].

La question demeure : comment l'eau froide a-t-elle produit des effets aussi miraculeux sur Mme Macken ? Peut-être « stimule »-t-elle l'hémisphère droit. Il existe des connexions entre le nerf vestibulaire et le cortex vestibulaire dans le lobe pariétal droit de même qu'avec d'autres parties de l'hémisphère droit. L'activation de ces circuits dans l'hémisphère droit incite le patient à prêter attention à son côté gauche et à remarquer que son bras gauche est inerte. Il reconnaît alors pour la première fois qu'il est paralysé.

Cette interprétation est probablement en partie correcte, mais j'aimerais envisager une hypothèse de rechange plus spéculative : l'idée que ce phénomène est relié d'une manière ou d'une autre à la période des mouvements oculaires ou sommeil paradoxal. Nous passons un tiers de notre vie à dormir et vingt-cinq pour cent de ce temps nos yeux bougent quand nous rêvons. Pendant ces rêves nous sommes souvent confrontés à des faits désagréables et troublants à propos de nous-mêmes. Ainsi, dans l'expérience de l'eau froide et le sommeil paradoxal, on note la présence de mouvements oculaires et des souvenirs interdits et désagréables remontent à la surface, ce qui n'est peut-être pas une coïncidence. Freud pensait que, dans les rêves, nous déterrons un matériau généralement censuré et on se demande si le même phénomène ne se produit pas pendant la stimulation de « l'eau froide dans l'oreille ». Au risque de pousser l'analogie trop loin, revenons à notre général. Tard dans la nuit suivante, il sirote un cognac dans sa chambre. Il a maintenant le temps d'examiner à loisir le rapport que lui a remis l'estafette à 5 h 55 et peut-être que cette réflexion et cette interprétation correspondent à ce que nous appelons rêver. Si le contenu du rapport tient debout, il peut décider de l'intégrer dans son plan de bataille du lendemain. S'il ne tient pas debout ou qu'il le trouble trop, il le fourrera dans un tiroir de son bureau et s'efforcera de l'oublier ; voilà probablement pourquoi nous sommes incapables de nous rappeler la plupart de nos rêves. Je dirais que la stimulation vestibulaire causée par l'eau froide active en partie le circuit qui génère le sommeil paradoxal. Cela permet au patient de dévoiler des faits désagréables et troublants sur lui-même – dont sa paralysie – généralement refoulés à l'état de veille.

Voilà une conjecture très spéculative à laquelle je ne donnerais que dix pour cent de chances de se vérifier. (Mes confrères lui accorderaient probablement un pour cent !) Mais elle mène à une prédiction simple et vérifiable. Les patients en déni devraient *rêver qu'ils sont paralysés*. En fait, si on les réveille pendant une phase de sommeil paradoxal, ils peuvent continuer à admettre leur paralysie pendant plusieurs minutes avant de revenir au déni. Rappelez-vous que les effets du nystagmus provoqué caloriquement – l'aveu de paralysie de Mme Macken – a duré au moins trente minutes après que le nystagmus avait cessé [13].

> *Ne pouvez-vous traiter un esprit malade, arracher à la mémoire un chagrin enraciné, effacer les soucis écrits dans le cerveau, et grâce à quelque antidote de doux oubli, soulager la poitrine oppressante du poids périlleux qui pèse sur le cœur ?*
>
> Shakespeare

On a légitimement surnommé la mémoire le Graal des neurosciences. Si on a beaucoup glosé sur ce sujet, en vérité nous n'en savons pas grand-chose. La plus grande partie des travaux effectués pendant ces dernières décennies se divise en deux catégories. L'une concerne la formation de la trace mnésique elle-même, cherchée dans la nature des changements physiques entre synapses et dans les cascades chimiques au sein de cellules nerveuses. L'autre se fonde sur l'étude des patients comme HM (brièvement décrit au chapitre 1) chez qui on a pratiqué l'ablation de l'hippocampe pour cause d'épilepsie et qui n'était plus capable d'acquérir de nouveaux souvenirs après l'opération, bien qu'il pût se rappeler la plupart des événements antérieurs.

Des expériences sur des cellules et sur des patients comme HM nous ont donné une idée de la manière dont se forment les nouvelles traces mnésiques, mais elles laissent complètement de côté des aspects narratifs ou constructifs tout aussi importants de la mémoire. Par exemple, comment chaque nouvel article est-il revu et censuré (si nécessaire) avant d'être classé selon le moment et l'endroit où il est survenu. Comment ces souvenirs sont-ils progressivement assimilés dans notre « moi autobiographique », pour devenir une partie de notre identité ? Ces aspects subtils de la mémoire sont notoirement difficiles à étudier chez des gens normaux, mais je me suis rendu compte qu'on pouvait les explorer chez des patients comme Mme Macken qui « refoulent » ce qui s'est passé quelques minutes avant.

On n'a même pas besoin d'eau froide pour dresser la carte de ce nouveau territoire. J'ai découvert que je pouvais gentiment pousser certains patients à admettre que le bras gauche « ne fonctionne pas » ou est « faible », voire « paralysé » (bien que cet aveu n'ait pas paru les gêner). Après avoir réussi à susciter un tel aveu, je m'absentais dix minutes. À mon retour, le patient ne gardait aucun souvenir de son « aveu », faisant une sorte d'amnésie sélective pour ce qui concernait son bras gauche. Une femme qui avait pleuré pendant dix bonnes minutes en comprenant qu'elle était paralysée (une « réaction catastrophique ») ne conservait aucun souvenir de cet événement quelques heures plus tard, bien qu'il ait dû s'agir d'une expérience marquante et riche en émotions. C'est ce qui se rapproche le plus d'un refoulement freudien.

Le cours naturel du syndrome du déni nous fournit

d'autres moyens d'explorer les fonctions de la mémoire. Pour des raisons non élucidées, la plupart des patients ont tendance à guérir complètement du syndrome de déni au bout de deux ou trois semaines, bien que leurs membres restent presque toujours paralysés ou extrêmement faibles. (Ne serait-il pas merveilleux que des alcooliques ou des anorexiques qui rejettent l'affreuse vérité sur leurs excès de boisson ou leur image du corps puissent guérir aussi vite du déni ? De l'eau glacée dans l'oreille gauche ferait-elle l'affaire ?) Et si je demandais à un patient une fois qu'il est « remis » de son déni de paralysie : « Quand je vous ai vu la semaine dernière et que je vous ai interrogé à propos de votre bras gauche, qu'est-ce que vous m'avez dit ? » Admettrait-il avoir été dans le déni ?

La première patiente à qui j'ai posé la question était Muntaz Shah qui avait nié sa paralysie pendant près d'un mois après son attaque et qui guérit ensuite complètement de son déni (mais pas de la paralysie).

J'ai commencé par la question évidente :

– Madame Shah, vous souvenez-vous de moi ?

– Oui, vous êtes venu me voir au Mercy Hospital. Vous débarquiez toujours avec ces deux élèves infirmières, Becky et Susan. (Tout était vrai ; jusque-là tout allait bien.)

– Vous vous rappelez que je vous ai interrogée à propos de vos bras ? Qu'avez-vous répondu ?

– Je vous ai dit que mon bras gauche était paralysé.

– Vous vous rappelez que je vous ai vue plusieurs fois ? Qu'avez-vous dit chaque fois ?

– Plusieurs fois, plusieurs fois – oui, j'ai dit la même chose, que j'étais paralysée.

(En fait, elle m'avait affirmé chaque fois que son bras n'avait rien.)

– Muntaz. Réfléchissez. Vous vous rappelez m'avoir dit que votre bras gauche allait bien, qu'il n'était pas paralysé ?

– Eh bien, docteur, si j'ai dit ça, cela sous-entend que je mentais. Et je ne suis pas une menteuse.

Muntaz avait apparemment refoulé les dizaines d'épisodes de déni au cours de mes nombreuses visites à l'hôpital.

La même chose s'est produite avec une autre patiente, Jean, que j'ai auscultée au centre de rééducation de San Diego. Nous avons passé en revue les questions habituelles.

– Pouvez-vous vous servir de votre bras droit ?

– Oh oui.

– Et de votre bras gauche ?

– Oui.

Mais quand j'en suis arrivé à la question : « Sont-ils de force égale ? », Jean m'a dit : « Non, mon bras gauche est plus fort. »

M'efforçant de cacher ma surprise, j'ai désigné une table en acajou au bout du couloir et lui ai demandé si elle pourrait la soulever avec sa main droite.

– Je pense que oui.

– De combien ?

Elle évalua la table, qui devait peser dans les quarante kilos, fit la moue et dit :

– D'environ deux centimètres, je suppose.

– Pouvez-vous soulever une table avec votre main gauche ?

– Oh certainement. De cinq centimètres !

C'était là un autre exemple de « formation réactionnelle ».

En revanche, le lendemain, une fois guérie de son déni, elle contesta mes dires.

– Jean, vous vous souvenez de la question que je vous ai posée hier ?

– Oui, dit-elle en retirant ses lunettes de sa main droite. Vous m'avez demandé si je pouvais soulever une table de la main droite et j'ai répondu que je pourrais la soulever d'environ deux centimètres.

– Et pour votre main gauche ?

– Je vous ai expliqué que je ne pouvais pas m'en servir, répondit-elle, l'air perplexe[14].

Le « modèle » de déni que nous avons envisagé plus tôt fournit une explication partielle non seulement des formes subtiles de déni auxquelles nous nous prêtons tous, mais aussi des protestations véhémentes des patients en déni. Cela repose sur la notion que l'hémisphère gauche s'efforce de préserver une vision du monde cohérente à tout prix et que, pour ce faire, il lui faut parfois exclure des informations représentant une « menace » potentielle pour la stabilité du moi.

Mais si nous pouvions rendre plus acceptable ce fait « désagréable » – plus inoffensif pour le système de croyances d'un patient ? Serait-il alors enclin à accepter que son bras gauche est paralysé ? En d'autres termes, est-il possible de « guérir » son déni en falsifiant simplement la structure de ses croyances ?

J'ai commencé par faire un bilan neurologique tout simple de la patiente, en l'occurrence, une dénommée Nancy. Je lui ai ensuite montré une seringue de solution salée : « Pour cet examen, je vais injecter cet anesthésique dans votre bras gauche et, ensuite, votre bras gauche sera *provisoirement* paralysé pendant quelques minutes. » Après m'être assuré que Nancy comprenait bien, j'ai injecté l'eau salée. Admettrait-elle tout à coup qu'elle est paralysée, maintenant qu'on lui a rendu l'idée plus acceptable ou va-t-elle s'exclamer : « Votre piqûre n'a rien donné ; je peux parfaitement bouger le bras. » C'est un bel exemple d'expérience sur le système de croyances de quelqu'un, un champ d'investigation que j'ai appelé *l'épistémologie expérimentale*, rien que pour embêter les philosophes.

Nancy attendit tranquillement quelques minutes que son « injection » fasse son effet, tout en balayant du regard les divers microscopes anciens disposés dans mon bureau. « Pouvez-vous bouger le bras ? Non. On dirait qu'il ne veut rien faire. Il ne bouge pas. » Apparemment ma fausse piqûre avait porté ses fruits, puisqu'elle était à présent capable d'admettre que son bras gauche était effectivement paralysé.

Mais comment m'assurer que ce n'était pas simplement le résultat de mes talents de persuasion ? Peut-être que j'amenais Nancy « par l'hypnose » à accepter que son bras gauche était paralysé. J'ai donc vérifié, en répétant la même opération avec son bras droit. « Pour les besoins de l'examen neurologique, lui ai-je expliqué, je vais injecter cet anesthésique local dans votre bras droit, lequel sera paralysé quelques minutes par la suite. » Je lui ai fait la piqûre, avec la seringue contenant la solution salée, et je l'ai interrogée : « Pouvez-vous remuer le bras droit ? » Nancy baissa les yeux, porta sa main droite au menton et dit : « Oui, il bouge, voyez vous-même. » Je feignis la surprise. « Comment est-ce possible ? Je viens juste de vous injecter l'anesthésique que nous avons utilisé pour votre bras gauche ! » Elle secoua la tête, incrédule, et répondit : « Eh bien, je ne sais pas, docteur. Ce doit être une victoire de l'esprit sur la matière. J'y ai toujours cru [15]. »

Ce que nous appelons les fondements rationnels de nos croyances ne sont souvent que des tentatives extrêmement irrationnelles de justifier nos instincts.

Thomas Henry Huxley

Quand j'ai commencé ces recherches il y a environ cinq ans, je ne m'intéressais pas du tout à Sigmund Freud. (Il aurait pu dire que j'étais dans le déni.) Et comme la plupart de mes confrères, je nourrissais un grand scepticisme à l'égard de ses idées. Toute la communauté des neurosciences se méfie de lui parce qu'il nous a « vendu » des aspects insaisissables de la nature humaine qui sonnent juste mais ne peuvent être testés empiriquement. Après avoir travaillé avec ces patients, il m'est bientôt apparu que même si Freud avait écrit beaucoup de bêtises, son génie était indéniable, notamment si l'on pense au climat social et intellectuel de Vienne au début du XXe siècle. Freud fut l'un des premiers à souligner que l'on pouvait soumettre la nature humaine à un examen scientifique systématique, que l'on pouvait chercher des lois mentales comme un cardiologue étudierait le cœur ou un astronome le mouvement des planètes. Aujourd'hui, tout cela nous paraît évident, mais à l'époque c'était une vision révolutionnaire.

La contribution la plus précieuse de Freud fut sa découverte que notre esprit conscient est seulement une façade et qu'en fait nous sommes complètement inconscients à 90 % de ce qui se passe vraiment dans notre cerveau. (Un exemple frappant est le zombi du chapitre 4.) Quant aux défenses psychologiques, Freud a tapé juste. Qui peut douter de la réalité du « rire nerveux » ou des « rationalisations » ? Bien que nous ne cessions de nous adonner à ces ruses mentales, nous en sommes complètement inconscients et nous le nierions probablement si on nous le faisait remarquer. Pourtant, quand nous voyons quelqu'un d'autre se prêter à ce jeu, cela nous devient évident au point d'être comique, voire embarrassant. Bien entendu, les bons dramaturges ou romanciers le savent déjà (lisez Shakespeare ou Jane Austen), mais Freud a eu le mérite de souligner le rôle essentiel des défenses psychologiques pour nous aider à organiser notre vie mentale. Malheureusement, les théories qu'il a bâties pour les expliquer étaient nébuleuses et impossibles à prouver. Il s'est trop souvent reposé sur une terminologie obscure et sur une obsession pour la sexualité afin d'expliquer la condition humaine. En outre, il n'a jamais fait la moindre expérience pour valider ses théories.

Mais chez les patients en déni, on peut voir ces mécanismes à l'œuvre, pris en flagrant délit. On peut dresser une liste des nombreux types d'aveuglement que Sigmund et Anna Freud ont décrits et en rencontrer des exemples nets et amplifiés chez nos patients. C'est cette liste qui m'a convaincu pour la première fois de la réalité des défenses psychologiques et du rôle central qu'ils jouent dans la nature humaine.

• *Le déni* : le plus évident. « Mon bras marche très bien. » « Je peux bouger mon bras gauche – il n'est pas paralysé. »

• *Le refoulement* : comme nous l'avons vu, le patient va parfois admettre, après des questions répétées, qu'il est en fait paralysé, pour revenir peu après au déni – « refoulant » apparemment le souvenir de l'aveu fait quelques minutes plus tôt. De nombreux psychologues cognitifs prétendent que les souvenirs refoulés, tels que de soudains souvenirs de mauvais traitements dans l'enfance, sont faux – qu'ils ne sont guère que la moisson de graines psychologiques plantées par le thérapeute et mûries par le patient. Mais en l'occurrence, nous avons une preuve qu'une sorte de refoulement est à l'œuvre, bien que sur une plus petite échelle, sans que le comportement du patient puisse être induit par l'expérimentateur.

• *La formation réactionnelle* : C'est la propension à affirmer le contraire de ce que l'on soupçonne être vrai de soi-même. Par exemple, un homosexuel latent boira de la bière, se pavanera en bottes de cow-boy et jouera les machos, dans une tentative inconsciente d'affirmer sa virilité présumée. Une étude récente a même démontré qu'en visionnant des films classés X de pornographie masculine, les hommes qui vomissent ouvertement les pédés ont paradoxalement de plus grosses érections que les hommes sans préjugés. (Si vous vous demandez comment on a mesuré les érections, sachez que les chercheurs se sont servis d'un appareil que l'on appelle un pléthysmographe pénien.)

Cela me rappelle Jean – la femme qui prétendait être capable de soulever une grande table de deux centimètres de la main droite et de cinq de la main gauche, pourtant paralysée. Comme Mme Dodds qui, lorsqu'on lui demandait si elle avait noué ses lacets, répondait : « Oui, des *deux* mains. » Ce sont des exemples frappants de formation réactionnelle.

• *La rationalisation* : Nous en avons vu de nombreux exemples dans ce chapitre. « Je n'ai pas bougé le bras parce que je fais de l'arthrite dans l'épaule et que c'est douloureux. » Ou encore : « Les étudiants en médecine n'ont pas arrêté de me tripoter de la journée et je n'ai pas envie de bouger le bras. »

Prié de lever les deux mains, un homme a levé très haut la main droite et a dit en remarquant mon regard fixé sur sa main gauche inerte : « Comme vous le voyez, je m'équilibre avec la main gauche pour pouvoir lever la droite. »

Plus rarement, on a droit à de la fabulation claire et nette :

« Je vous touche le nez de la main gauche. »

« Bien sûr que j'applaudis. »

• *L'humour* : Même l'humour peut venir à la rescousse – pas seulement chez ces patients mais chez chacun de nous – comme le savait pertinemment Freud. Songez au rire nerveux ou à toutes ces occasions où vous avez recouru à l'humour pour détendre une situation. En outre, est-ce vraiment une coïncidence si tant de blagues évoquent des sujets potentiellement menaçants comme la mort ou la sexualité ? En fait, après avoir vu tous ces patients, je suis convaincu que le meilleur antidote à l'absurdité de la condition humaine est plutôt l'humour que l'art.

Je me souviens d'avoir demandé à un patient professeur de littérature anglaise de bouger son bras gauche paralysé :

– Monsieur Sinclair, pouvez-vous me toucher le nez avec votre main gauche ?

– Oui.

– Très bien, montrez-moi. Allez-y, touchez-le.

– Je ne reçois d'ordres de personne.

Interloqué, je lui ai demandé s'il plaisantait.

– Non, je suis parfaitement sérieux. Je ne plaisante pas. Pourquoi cette question ?

Il semble que bien que les remarques des patients soient teintées d'un sens de l'humour pervers, ils soient eux-mêmes inconscients d'être drôles.

Un autre exemple : « Madame Franco, pouvez-vous me toucher le nez de votre main gauche ?

– Oui, mais faites attention. Je risque de vous crever un œil. »

• *La projection* : C'est une tactique qu'on utilise quand, désireux d'éviter d'affronter une maladie ou un handicap, nous l'attribuons très commodément à quelqu'un d'autre. « Ce bras paralysé est celui de mon frère, je sais pertinemment que le mien va très bien. » Je laisse aux psychanalystes le soin de décider s'il s'agit vraiment de projection. Mais selon moi, c'en est proche.

Nous sommes donc en présence de patients qui adoptent exactement les mêmes types de mécanismes de défense freudiens – déni, rationalisation, fabulation, refoulement, formation réactionnelle, etc. – que chacun de nous utilise au quotidien. J'ai fini par comprendre qu'ils nous fournissent une fantastique occasion de tester scientifiquement les théories freudiennes pour la première fois. Ces patients sont un microcosme de vous et moi mais en « mieux », dans la mesure où leurs mécanismes de défense sont mis en œuvre de façon décuplée à l'intérieur d'une plage temporelle limitée. Nous pouvons donc faire les expériences dont les analystes freudiens se sont contentés de rêver. Par exemple, pourquoi adopte-t-on une défense particulière dans une situation donnée ? Pourquoi recourir au déni dans un cas et à la rationalisation ou à la formation réactionnelle dans un autre ? La personnalité détermine-t-elle le mécanisme de défense utilisé ? Et est-ce le contexte social ? Utilise-t-on une stratégie avec un supérieur et une autre avec des subalternes ? En d'autres termes, quelles sont les « lois » des mécanismes de défense psychologiques ? Nous avons encore du chemin à parcourir avant de pouvoir nous attaquer à ces questions [16], mais je trouve passionnant que nous autres scientifiques commencions à empiéter sur un territoire réservé jusque-là aux romanciers et aux philosophes.

En attendant, est-il possible que certaines de ces découvertes aient des implications pratiques sur le plan clinique ? Utiliser de l'eau froide pour corriger une fausse image du corps est fascinant à observer, mais cela pourrait-il aussi être utile pour les patients ? Est-ce qu'une irrigation répétée « guérirait » Mme Macken de son déni et l'inciterait à se prêter à la rééducation ? J'ai également commencé à m'interroger sur l'anorexie mentale. Ces patients présentent des troubles de l'appétit mais ont également une vision délirante de leur image corporelle – ils prétendent se « voir » gros quand ils se regardent dans un miroir, alors qu'ils sont d'une maigreur grotesque. Ce trouble de l'appétit (lié aux centres d'alimentation et de satiété dans l'hypothalamus) est-il primaire ou la déformation de l'image du corps en est-elle la cause ? Nous avons vu au chapitre précédent que certains patients atteints d'héminégligence se mettent vraiment à croire que l'objet dans le miroir est « réel » – leurs troubles sensoriels provoquent des modifications de leur système de croyances. Et chez les patients en déni ou atteints d'anosognosie, on remarque souvent une distorsion semblable de leurs croyances pour s'adapter à leur image du corps déformée. Ce genre de mécanismes interviendrait-il dans l'anorexie ? Nous savons que certaines parties du système limbique comme l'insula sont liées aux centres « de l'appétit » dans l'hypothalamus et également à des parties des lobes pariétaux chargées de l'image du corps. Est-il concevable que la quantité de nourriture absorbée sur une longue période, nos croyances intellectuelles sur notre ligne, notre perception de notre image du corps et notre appétit soient tous plus étroitement liés dans notre cerveau que nous ne l'imaginons – de sorte que la déformation de l'un de ces systèmes provoque par ricochet une perturbation dans les autres ? On peut tester cette idée en pratiquant l'irrigation à l'eau froide sur un anorexique (pour voir si cela corrigerait provisoirement son délire sur son image corporelle). C'est pousser un peu loin le bouchon, mais cela vaut la peine d'essayer, vu la simplicité du procédé et l'absence de traitement efficace pour l'anorexie. Trouble mortel dans environ dix pour cent des cas.

Taper sur Freud est un passe-temps intellectuel populaire de nos jours. Mais comme nous venons de le voir dans ce chapitre, il a eu des idées valables sur la condition humaine et, pour les mécanismes de défense, il a visé juste, bien qu'il ne sût pas du tout pourquoi ils se développaient, ni par le biais de quels mécanismes neuronaux ils passaient. Freud a eu une autre idée moins connue mais tout aussi intéressante en affirmant avoir découvert le dénominateur commun de toutes les grandes révolutions scientifiques : toutes humilient ou détrônent l'homme comme figure centrale du cosmos.

La première, selon lui, fut la révolution copernicienne qui a remplacé la vision géocentrique de l'univers par la notion que la Terre n'était qu'un grain de poussière dans le cosmos.

La deuxième fut la révolution darwinienne qui prétend que nous sommes des singes néotènes chétifs et glabres qui ont accidentellement développé certaines caractéristiques qui nous ont permis de survivre, du moins provisoirement.

La troisième révolution scientifique (prétendait-il modestement) fut sa propre découverte de l'inconscient et l'idée corollaire que l'impression humaine de « maîtriser sa vie » est illusoire. Selon lui, tout ce que nous faisons dans la vie est régi par un chaudron d'émotions, de pulsions et de motivations inconscientes et ce que nous appelons conscience n'est que le sommet de l'iceberg, une rationalisation *post hoc* élaborée de tous nos actes.

Je pense que Freud a effectivement identifié le dénominateur commun des grandes révolutions scientifiques. Seulement il n'explique pas le pourquoi de la chose – pourquoi les êtres humains apprécient-ils d'être « humiliés » ou détrônés ? Qu'obtenons-nous en échange si nous acceptons une nouvelle vision du monde qui rabaisse l'humanité ?

En l'occurrence, nous pouvons prendre le problème à l'envers et fournir une interprétation freudienne de l'attrait de la cosmologie, de l'évolution et des neurosciences, non seulement pour les spécialistes mais pour tout un chacun. Contrairement à d'autres animaux, les humains sont très conscients de leur propre mortalité et terrifiés par la mort. Mais l'étude de la cosmologie nous donne un sentiment d'intemporalité, d'appartenance à beaucoup plus vaste. Savoir que sa propre vie est limitée est moins effrayant quand on a conscience de faire partie d'un univers en évolution – un spectacle sans fin. C'est probablement là que le scientifique frôle l'expérience religieuse.

Le même raisonnement s'applique à l'étude de l'évolution, car il donne un sens du temps et de l'espace, permet de se voir en tant que partie d'un grand voyage. Idem pour les neurosciences. Dans cette révolution, nous avons renoncé à l'idée qu'il existait une âme distincte de notre esprit et de notre corps. Loin d'être terrifiante, cette notion est très libératrice. En effet, si vous croyez jouer un rôle hors normes dans ce bas monde, apporter un éclairage nouveau et unique dans l'examen du cosmos, alors votre annihilation devient inacceptable. En revanche, si vous faites partie de la grande danse cosmique de Shiva, plutôt que d'en être un simple spectateur, votre mort inévitable devient une joyeuse réunion avec la nature plutôt qu'une tragédie.

CHAPITRE 8

L'insupportable ressemblance de l'être

> *« On ne saurait absolument pas croire à l'impossible.*
> *Je prétends que vous ne vous y êtes pas suffisamment exercée, dit la Reine. Lorsque j'avais votre âge, je m'y appliquais régulièrement une demi-heure par jour. Eh bien, il m'est arrivé, après avoir pris le petit déjeuner, de croire jusqu'à six choses impossibles. »*
>
> Lewis CARROLL, *De l'autre côté du miroir.*

> *« En général, dit Holmes, plus une chose est étrange, moins elle se révèle mystérieuse. Ce sont les crimes ordinaires qui sont vraiment curieux, comme un visage banal est toujours le plus dur à identifier. »*
>
> Sherlock HOLMES.

Je n'oublierai jamais la détresse dans la voix à l'autre bout du fil. J'étais dans mon bureau en train de chercher une lettre dans mes piles de documents quand l'appel me parvint en début d'après-midi, et il me fallut quelques secondes pour enregistrer ce que mon interlocuteur racontait. Cet ancien diplomate du Venezuela avait un fils victime d'un délire affreux et cruel. Pouvais-je lui venir en aide ?

– Quelle sorte de délire ?

– Mon fils de trente ans pense que je ne suis pas son père, que je suis un imposteur. Il en dit autant de sa mère ; pour lui, nous ne sommes pas ses vrais parents. Nous ne savons pas quoi faire, ni à qui nous adresser. C'est un psychiatre de Boston qui nous a donné votre nom. Personne n'a encore réussi à trouver le moyen de guérir Arthur. (Il était au bord des larmes.) Docteur Ramachandran, nous aimons notre fils et nous sommes prêts à remuer ciel et terre pour l'aider. Pourriez-vous le recevoir ?

– Bien sûr. Amenez-le-moi.

Deux jours plus tard, Arthur entrait dans notre laboratoire où nous allions étudier son cas pendant un an. Bien de sa personne, il portait un T-shirt blanc, un jean et des mocassins. Il était timide et presque enfantin : il chuchotait souvent ses réponses aux questions ou nous contemplait en écarquillant les yeux. Parfois j'entendais à peine sa voix au-dessus du bourdonnement des ordinateurs et de l'air conditionné.

Les parents d'Arthur m'expliquèrent qu'il avait été victime d'un très grave accident de voiture pendant ses études à Santa Barbara. Sa tête était allée heurter le pare-brise avec une telle violence qu'il était resté trois semaines dans le coma, sans qu'on puisse jurer qu'il survivrait. Lorsqu'il finit par sortir du coma et commença une rééducation intensive, tout le monde reprit espoir. Il réapprit progressivement à parler et à marcher ; il se rappelait le passé et paraissait avoir retrouvé son état normal. Il n'avait que ce délire incroyable à propos de ses parents – à savoir que c'étaient des imposteurs – et rien ne pouvait le convaincre du contraire.

Après une brève conversation pour détendre l'atmosphère, j'ai interrogé Arthur :

– Qui vous a amené à l'hôpital ?

– Le type dans la salle d'attente. C'est le vieux monsieur qui s'est occupé de moi.

– Vous voulez dire votre père ?

– Non, non, docteur. Ce type n'est pas mon père. Il lui ressemble, c'est tout. C'est – comment on dit ? – un imposteur. Mais je ne pense pas qu'il soit animé de mauvaises intentions.

– Arthur, pourquoi pensez-vous qu'il s'agisse d'un imposteur ? Qu'est-ce qui vous donne cette impression ?

Il me jeta un regard patient, l'air de dire « faut tout lui expliquer » :

– Effectivement, il ressemble trait pour trait à mon père, mais il ne l'est pas. Il est gentil, mais il n'est certainement pas mon père !

– Mais, Arthur, pourquoi cet homme prétend-il être votre père ?

– Voilà le plus surprenant, docteur, répondit Arthur, l'air triste et résigné. Pourquoi quelqu'un irait-il prétendre être mon père ? (Il cherchait visiblement une explication plausible.) Peut-être que mon vrai père l'a engagé pour s'occuper de moi, lui a donné de l'argent pour régler mes factures.

Plus tard, dans mon bureau, avec les parents d'Arthur, le mystère s'épaissit encore. Apparemment leur fils ne les traitait pas d'imposteurs lorsqu'ils lui téléphonaient. Cela se produisait seulement quand ils étaient face à face. Cela sous-entendait qu'Arthur n'était pas frappé d'amnésie en ce qui concernait ses parents et qu'il n'était pas simplement « dingue ». En effet, sinon pourquoi aurait-il été normal au téléphone et n'aurait-il succombé au délire à propos de l'identité de ses parents qu'en les voyant ?

– C'est extrêmement pénible, me confia son père. Il reconnaît ses proches d'avant, dont ses copains de chambre à l'université, son meilleur ami depuis l'enfance et ses anciennes petites amies. Il ne traite aucun d'eux d'imposteur. On dirait qu'il nous en veut à sa mère et moi.

J'étais désolé pour les parents d'Arthur. Nous pourrions sonder le cerveau de leur fils et tenter de jeter un nouvel éclairage sur son état – voire les réconforter grâce à une explication logique de son étrange comportement – mais il n'y avait guère d'espoir de guérison. Ce genre de trouble neurologique est généralement permanent. Mais j'ai eu une agréable surprise un samedi matin quand le père d'Arthur m'a appelé, tout excité à propos d'une idée que lui avait donnée une émission de télévision sur les membres fantômes où j'expliquais qu'on pouvait tromper le cerveau à l'aide d'un simple miroir.

– Docteur Ramachandran, si vous pouvez amener quelqu'un à penser que son fantôme paralysé peut de nouveau bouger, pourquoi ne pas utiliser une ruse semblable pour aider Arthur à sortir de son délire ?

Pourquoi pas, en effet ? Le lendemain, le père d'Arthur entra dans la chambre de son fils :

– Arthur, tu ne devineras jamais ! L'homme avec qui tu as vécu ces derniers temps était un imposteur. Il n'était pas vraiment ton père. Tu as toujours eu raison. Je l'ai fait envoyer en Chine. Je suis ton vrai père. Il s'approcha d'Arthur et lui tapota l'épaule : Heureux de te voir, mon fils.

Arthur eut l'air surpris mais sembla accepter la nouvelle. Le lendemain, il revenait dans notre laboratoire.

– Qui est cet homme qui vous a amené aujourd'hui ?

– C'est mon vrai père.

– Qui s'occupait de vous la semaine dernière ?

– Oh ! ce type est rentré en Chine. Il ressemble à mon père, mais il est parti maintenant.

Quand j'ai eu son père au téléphone cet après-midi, il m'a confirmé qu'Arthur l'appelait à présent « papa », mais qu'il avait toujours l'air d'avoir l'impression que quelque chose clochait.

– Je pense qu'il m'accepte sur le plan intellectuel, mais pas sur le plan affectif. Quand je le serre dans mes bras, il ne manifeste aucune chaleur.

Hélas ! même cette acceptation intellectuelle de ses parents ne dura pas. Une semaine plus tard, Arthur affirmait que l'imposteur était revenu.

Arthur souffrait du syndrome de Capgras, l'un des plus rares et des plus pittoresques en neurologie[1]. Le patient qui est souvent parfaitement lucide en vient à considérer ses proches – généralement ses parents, ses enfants, son conjoint ou ses frères et sœurs – comme des imposteurs. Comme Arthur ne cessait de le répéter : « Cet homme ressemble trait pour trait à mon père mais il ne l'est pas. Cette femme qui prétend être ma mère ? Elle ment. Elle lui ressemble, mais ce n'est pas elle. » Bien que ce genre d'illusions étranges puissent surgir dans des états psychotiques, plus d'un tiers des cas recensés du syndrome de Capgras sont apparus en liaison avec des lésions traumatiques cérébrales, comme la blessure à la tête que s'était faite Arthur dans son accident. Cela m'amène à penser que le syndrome a une base organique. Mais comme la majorité des patients de Capgras semblent développer « spontanément » cette illusion, on les envoie généralement chez des psychiatres qui ont tendance à prôner une explication freudienne du trouble.

Selon ce point de vue, chacun de nous autres, gens dits normaux, est, dans son enfance, sexuellement attiré par ses parents. Chaque homme a envie de faire l'amour à sa mère et en vient à considérer son père comme un rival sexuel (Œdipe a montré le chemin) et chaque femme nourrit toute sa vie une obsession sexuelle pour son père (le complexe d'Électre). Bien que ces sentiments interdits soient complètement refoulés à l'âge adulte, ils restent latents, comme des braises enfouies sous les cendres longtemps après l'extinction du feu. Ensuite, d'après de nombreux psychiatres, on prend un coup sur la tête (ou un autre mécanisme de libération) et la sexualité refoulée vis-à-vis d'une mère ou d'un père remonte brutalement à la surface. Le patient qui se retrouve soudain et inexplicablement attiré sexuellement par ses parents s'interroge : « Mon Dieu ! Si c'est ma mère, comment se fait-il que je sois attiré par elle ? » Peut-être le seul moyen de préserver un semblant de santé mentale est-il de se dire : « Il doit s'agir d'une inconnue. » Ou encore : « Je ne pourrais jamais ressentir une telle jalousie sexuelle à l'égard de mon vrai père, cet homme doit donc être un imposteur. »

Cette explication est ingénieuse, comme la plupart des explications freudiennes, mais c'est alors que j'ai eu affaire à un patient victime du syndrome de Capgras qui nourrissait de semblables illusions à propos de son caniche : le Fifi qui le suivait partout était un imposteur ; le vrai vivait à Brooklyn. À mes yeux, ce cas a fichu en l'air l'explication freudienne du syndrome de Capgras. Une bestialité latente existe peut-être en chacun de nous, mais je ne pense pas que ce soit là le problème d'Arthur.

Pour étudier le syndrome de Capgras, il vaut mieux commencer par se pencher sur la neuroanatomie, notamment sur les voies de la reconnaissance visuelle et des émotions dans le cerveau. Rappelez-vous que les lobes temporaux contiennent des aires spécialisées dans la reconnaissance des visages et des objets (la voie « quoi » décrite au chapitre 4). Nous le savons parce que, lorsque des portions spécifiques de la voie « quoi » sont abîmées, les patients perdent leur capacité de reconnaître des visages [2], même ceux d'amis proches et de parents – comme l'a immortalisé Oliver Sacks dans son livre *L'Homme qui prenait sa femme pour un chapeau*. Dans un cerveau normal, ces aires de reconnaissance du visage (situées des deux côtés du cerveau) relaient l'information au système limbique, au beau milieu du cerveau, qui contribue alors à générer des réactions émotion-nelles devant des visages donnés (figure 8.1). Je peux ressentir de l'amour en voyant le visage de ma mère, de la colère devant celui d'un patron ou d'un rival sexuel, ou de l'indifférence déli-bérée devant un ami qui m'a trahi et n'a pas encore obtenu mon pardon. Dans chaque cas, quand je regarde le visage, mon cortex temporal reconnaît l'image – mère, patron, ami – et passe l'information à ma tonsille (une voie d'accès au système limbique) pour percevoir la signification émotionnelle de ce visage. Quand cette activation est alors relayée vers le reste de mon système limbique, je commence à ressentir les nuances de l'émotion – amour, colère, déception – correspondant à ce visage particulier. La véritable succession d'événements est sans aucun doute bien plus complexe, mais cette caricature en est un bon résumé.

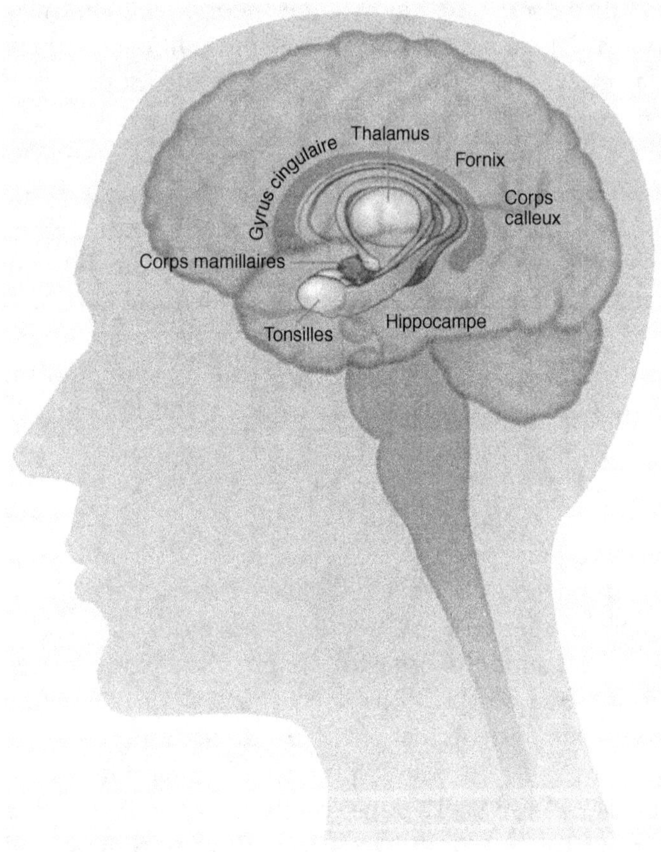

FIGURE 8.1

Le système limbique est chargé des émotions. Il se compose de noyaux (groupes de cellules) reliés par de longues fibres en forme de C. Les tonsilles – situées à l'avant du lobe temporal – reçoivent des influx des aires sensorielles et envoient des messages au reste du système limbique afin de générer une émotion. Cette activité passe ensuite dans l'hypothalamus et, de là, dans le système nerveux autonome, afin de préparer l'animal (ou l'être humain) à l'action.

Après avoir réfléchi aux symptômes d'Arthur, je me suis dit que son comportement étrange était peut-être le résultat d'une rupture entre ces deux aires (l'une chargée de la reconnaissance et l'autre des émotions). Peut-être que la voie de reconnaissance des visages d'Arthur était encore complètement normale, ce qui expliquait pourquoi il pouvait identifier tout le monde, dont son père et sa mère, mais que les liens entre son « aire du visage » et sa tonsille avaient été endommagés de manière sélective. Si tel était le cas, Arthur reconnaîtrait ses parents sans ressentir d'émotions en voyant leur visage. Ne ressentant rien en présence de sa mère bien aimée, il se dit en la voyant : « Si c'est ma mère, pourquoi, en sa présence, n'ai-je pas la sensation d'être avec ma mère ? » Peut-être que son seul moyen d'échapper à ce dilemme – la seule interprétation sensée qu'il puisse donner du fait de la rupture entre les deux aires de son cerveau – est de supposer que cette femme ressemble seulement à sa mère. Elle doit être un imposteur[3].

Voilà une idée fascinante, mais comment la tester ? Malgré la complexité apparente du défi, les psychologues ont découvert un moyen assez simple de mesurer la réponse émotionnelle à des visages, des objets, des scènes et des événements de la vie quotidienne. Pour comprendre comment cela marche, il faut savoir deux ou trois choses sur le système nerveux autonome (neurovégétatif) – une partie de notre cerveau qui contrôle les activités involontaires, apparemment automatiques, des organes, des vaisseaux sanguins, des glandes et bien d'autres tissus de notre corps. Quand nous sommes stimulés sur le plan émotionnel – disons par un visage menaçant ou attirant sexuellement –, l'information passe de notre aire de reconnaissance des visages à notre système limbique, puis dans une minuscule grappe de cellules dans l'hypothalamus, une sorte de centre de commande pour le système neurovégétatif. Les fibres nerveuses s'étendent de l'hypothalamus au cœur, aux muscles, voire à d'autres parties du cerveau, contribuant à préparer notre corps à la réaction adaptée devant ce visage particulier. Que nous soyons sur le point de nous battre, de fuir ou de nous accoupler, notre pression sanguine va augmenter et notre cœur se mettre à battre plus vite pour distribuer davantage d'oxygène dans nos tissus. En même temps, nous commençons à transpirer, non seulement pour dissiper la chaleur s'accumulant dans nos muscles, mais pour donner à nos mains moites une meilleure prise sur une branche d'arbre, une arme ou la gorge d'un ennemi.

Du point de vue de l'expérimentateur, nos mains moites sont l'aspect le plus important de notre réponse émotionnelle devant un visage menaçant. La moiteur de nos mains est révélatrice de ce que nous ressentons à l'égard de cet individu. En outre, on peut mesurer très facilement cette réaction en plaçant des électrodes sur nos paumes et en enregistrant les modifications de la résistance électrique de notre peau. (La réponse électrodermale ou réflexe psychogalvanique, cette simple petite procédure est à la base du célèbre détecteur de mensonge. Quand vous mentez, vos paumes transpirent très légèrement. Comme une peau humide présente moins de résistance électrique qu'une peau sèche, les électrodes réagissent et vous êtes pris en flagrant délit de mensonge.) En ce qui vous concerne, chaque fois que vous regardez votre père ou votre mère, croyez-le ou non, votre corps se met à transpirer imperceptiblement et votre réponse électrodermale monte en flèche comme prévu.

Que se passe-t-il donc quand Arthur regarde sa mère ou son père ? Selon mon hypothèse, même s'il se rend compte qu'ils ressemblent à ses parents (l'aire de reconnaissance de son cerveau est normale), il ne devrait pas enregistrer de changement en matière de conductance cutanée. La rupture dans son cerveau va empêcher ses mains de transpirer.

Avec la permission de la famille, nous avons commencé à tester Arthur par un jour d'hiver pluvieux dans notre laboratoire en sous-sol sur le campus. Assis dans un confortable fauteuil, Arthur plaisanta à propos du temps, disant que la voiture de son père serait certainement emportée par les flots avant que nous ayons terminé les expériences du matin. En sirotant un thé brûlant pour se réchauffer, Arthur contempla un économiseur d'écran pendant que nous fixions deux électrodes à son index gauche. La moindre augmentation de transpiration sur son doigt modifierait sa résistance cutanée et se traduirait par un bip sur l'écran.

Je lui ai alors montré une série de photos de sa mère, de son père et de son grand-père mêlée à des photos d'inconnus, et j'ai comparé ses réponses à celles de six étudiants à qui on avait montré une série identique et qui servaient de groupe de contrôle. Avant l'expérience, on expliquait aux sujets qu'on allait leur montrer des photos de visages connus et inconnus.

Une fois les électrodes fixées, on leur montrait chaque photo pendant deux secondes, avec un délai de quinze à vingt secondes entre deux photos, pour que la conductance de la peau revienne au point zéro.

Chez les étudiants, j'ai enregistré une forte modification de la réponse électrodermale devant les photos de leurs parents – comme prévu – mais non devant celles d'inconnus. En revanche, chez Arthur, la réponse électrodermale est restée uniformément basse. On ne notait pas de réaction accrue devant ses parents, mais il arrivait qu'on entende un faible bip au bout d'un long délai, comme s'il y regardait à deux fois. Ce résultat prouvait que notre théorie était correcte. Manifestement Arthur ne réagissait pas émotionnellement à ses parents, et c'était peut-être la cause de sa perte de réponse électrodermale.

Mais comment s'assurer qu'Arthur voyait vraiment les visages ? Peut-être que sa blessure crânienne avait endommagé les cellules de ses lobes temporaux qui l'aidaient à distinguer des visages, donnant une réponse électrodermale plate qu'il regarde sa mère ou un inconnu. Mais cela paraissait peu probable puisqu'il avait déjà admis que les gens qui l'avaient amené à l'hôpital – sa mère et son père – ressemblaient à ses parents. Il n'avait pas non plus de difficultés à reconnaître des visages célèbres comme celui de Bill Clinton et d'Albert Einstein. Il nous fallait tout de même tester ses capacités de reconnaissance.

Pour obtenir une preuve directe, j'ai fait la chose évidente. J'ai montré à Arthur seize paires de photos d'inconnus, chaque paire étant soit deux photos légèrement différentes d'une même personne ou des clichés de deux personnes différentes. La question était : Les photos montrent-elles la même personne ou non ? Le nez sur les photos, s'attachant aux détails, Arthur réussit le test quatorze fois sur seize.

Nous étions à présent sûrs qu'Arthur n'avait aucun problème pour reconnaître et distinguer des visages. Mais son incapacité de produire une réponse électrodermale forte devant ses parents pouvait-elle faire partie d'un trouble plus global de ses capacités émotionnelles ? Comment être certain que sa blessure crânienne n'avait pas aussi endommagé son système limbique ? Peut-être n'avait-il pas d'émotions, point barre.

Cela paraissait improbable parce qu'au cours des mois passés avec Arthur, je l'avais vu manifester tout un éventail d'émotions. Il riait de mes blagues et racontait les siennes.

Il avait exprimé de la contrariété, de la peur et de la colère, et je l'avais parfois vu pleurer. Quelle que soit la situation, ses émotions étaient adaptées. Le problème d'Arthur n'était donc ni sa capacité de reconnaître des visages, ni son aptitude à ressentir des émotions, ce qu'il avait perdu, c'était sa capacité d'établir un lien entre les deux.

Très bien, mais pourquoi ce phénomène concernait-il spécifiquement les parents proches ? Pourquoi ne pas traiter le facteur d'imposteur, puisque lui aussi est un visage familier ?

Peut-être que lorsqu'une personne normale (dont Arthur, avant son accident) rencontre quelqu'un qui lui est très proche sur le plan émotionnel – un parent, un conjoint, un frère ou une sœur – s'attend-elle à connaître un embrasement émotionnel, une sensation confuse de chaleur, même si cela reste parfois très faible. L'absence de cet embrasement est donc surprenant et le seul recours d'Arthur est alors de générer une illusion absurde – pour y trouver une explication logique ou l'évacuer. En revanche, quand il rencontre le facteur, comme il ne s'attend pas à un embrasement, Arthur n'a aucune raison de bâtir un délire pour expliquer son absence d'embrasement. Un facteur est un facteur, rien de plus (à moins que leurs rapports ne soient devenus amoureux).

Bien que l'illusion la plus courante chez les patients Capgras soit l'affirmation qu'un parent est un imposteur, on trouve des exemples encore plus étranges dans la littérature médicale plus ancienne. Dans un cas, par exemple, le patient, convaincu que son beau-père était un robot, le décapita et lui ouvrit le crâne pour y chercher des puces électroniques. Peut-être que, chez ce patient, la dissociation des émotions était si extrême qu'il a été poussé vers une illusion encore plus absurde que celle d'Arthur : son beau-père n'était même plus un être humain, mais un androïde sans âme[4].

Il y a environ un an, je donnais une conférence à La Jolla quand un spécialiste en neurologie souleva une objection astucieuse à ma théorie. Et les gens qui sont nés avec une maladie où leurs tonsilles (la voie d'accès au système limbique) se calcifient et s'atrophient ou ceux qui perdent leurs tonsilles (nous en avons deux chacun) à la suite d'une ablation ou d'un accident ? Ils ne développent pas de syndrome de Capgras, même si leur réponse électrodermale reste nulle devant tout stimulus évocateur sur le plan émotionnel. De même, des patients atteints de lésions aux lobes frontaux (qui reçoivent et traitent l'information du système limbique pour dresser des projets futurs compliqués) ne connaissent souvent pas de réponse électrodermale. Mais ils ne présentent pas de syndrome de Capgras.

Pourquoi pas ? Peut-être que ces patients vivent un émoussement général de toutes leurs réponses émotionnelles et n'ont donc pas de point de comparaison. Comme un Vulcan ou un Data pur-sang dans *Star Trek*, pourrait-on avancer légitimement, ils ne savent même pas ce qu'est une émotion, tandis que des patients Capgras comme Arthur jouissent d'une vie émotionnelle normale sur tous les autres plans.

Cette idée nous enseigne un principe important à propos de la fonction cérébrale, à savoir que toutes nos perceptions – en fait, peut-être tous les aspects de notre esprit – sont régies par des comparaisons et non des valeurs absolues. Cela semble vrai, qu'il s'agisse d'une chose aussi évidente que de juger de l'éclat de la typo dans un journal ou d'une chose aussi subtile que de détecter une petite anomalie dans son paysage émotionnel intérieur. C'est une conclusion d'une grande portée et elle aide aussi à illustrer la puissance de notre approche – de la discipline que l'on appelle à présent les neurosciences cognitives. On peut découvrir d'importants principes généraux sur le fonctionnement du cerveau et s'attaquer à de profondes questions philosophiques en effectuant des expériences relativement simples sur les bons patients. Nous sommes partis d'un état bizarre, nous avons proposé une théorie excentrique, farfelue, l'avons testée au labo et – grâce aux objections qu'elle suscite – avons appris davantage à propos du fonctionnement du cerveau sain.

Allons plus loin. Prenons ce trouble extraordinaire que l'on appelle le syndrome de Cotard : le patient qui en est atteint affirme qu'il est mort, qu'il sent l'odeur de la chair en décomposition, ou a l'impression que sa peau grouille de vers. Une fois encore, la plupart des gens, même des neurologues, sauteraient à la conclusion que le patient est fou. Mais cela n'expliquerait pas pourquoi le délire prend cette forme très précise. Je dirais pour ma part que le syndrome de Cotard est simplement une forme exagérée de celui de Capgras et qu'il a probablement une origine semblable. Dans le Capgras, l'aire de reconnaissance des visages seule est déconnectée de la tonsille, tandis que dans le Cotard, toutes les aires sensorielles pourraient être déconnectées du système limbique, ce qui conduit à une absence complète de contact émotionnel avec le monde. Voilà un autre exemple où un trouble cérébral étrange, que la plupart considèrent comme un problème psychiatrique, peut être expliqué en termes de circuit cérébral connu. Et une fois de plus, ces idées peuvent être testées en laboratoire. Je prédirais que les patients atteints de syndrome de Cotard présenteront une perte totale de réponse électrodermale devant tous les stimuli extérieurs – pas seulement les visages –, ce qui les laisse en rade sur une île de désolation émotionnelle, une expérience très proche de la mort.

Arthur semblait apprécier ses visites à notre laboratoire. Ses parents étaient contents qu'il y ait une explication logique à son état, qu'il ne soit pas simplement « dingue ». Je n'ai jamais révélé les détails à Arthur parce que je n'étais pas sûr de la façon dont il réagirait.

Le père d'Arthur, qui était un homme intelligent, me posa la question suivante, un jour, en l'absence de son fils :

– Si votre théorie est correcte, docteur – si l'information n'atteint pas ses tonsilles –, comment expliquez-vous qu'il n'ait aucune difficulté à nous reconnaître au téléphone ? Cela vous paraît-il sensé ?

– En fait, il existe une voie distincte entre le cortex auditif, l'aire de l'ouïe des lobes temporaux, et les tonsilles. Il est possible que ce chemin n'ait pas été touché par l'accident – seuls les centres visuels ont été déconnectés des tonsilles d'Arthur.

Cette conversation m'a fait réfléchir aux autres fonctions bien connues des tonsilles et des centres visuels qui les rejoignent. Par exemple, en enregistrant des réactions cellullaires dans les tonsilles, des scientifiques ont découvert qu'en plus de réagir aux expressions faciales et aux émotions, les cellules sont également « sensibles » à la direction du regard. Par exemple, une cellule s'activera si l'on vous regarde en face, tandis qu'une cellule voisine ne réagira que si le regard de l'autre est décalé d'un centimètre. D'autres cellules encore s'activent si le regard est dirigé vers la gauche ou vers la droite.

Ce phénomène n'a rien de surprenant, vu le rôle important que joue la direction du regard[5] dans les communications sociales des primates – le regard détourné de la culpabilité, de la honte ou de la gêne ; le regard intense et direct d'un amant ou le regard menaçant d'un ennemi. Nous avons tendance à oublier que les émotions, bien qu'elles soient vécues intérieurement, impliquent souvent des interactions avec autrui, lesquelles passent par le contact visuel. Étant donné les liens entre la direction du regard, la familiarité et les émotions, je me suis demandé si la capacité d'Arthur d'évaluer la direction d'un regard, disons en observant des photos de visages, n'était pas abîmée.

Pour en avoir le cœur net, j'ai préparé une série de photos du même modèle regardant soit directement l'objectif, soit un point situé un centimètre ou deux à droite ou à gauche de l'objectif. La tâche d'Arthur était simplement de nous dire si le modèle le regardait en face ou non. Si vous et moi sommes capables de détecter la moindre déviation du regard avec une exactitude incroyable, Arthur échoua lamentablement. Il fallait que le modèle détourne carrément les yeux pour qu'il soit capable de dire qu'il ne le regardait pas en face.

Cette découverte en soi est intéressante mais pas complètement inattendue, vu le rôle connu des tonsilles et des lobes temporaux dans la détection de la direction du regard. Mais au huitième essai avec ces photos, Arthur fit quelque chose de complètement inattendu. D'une voix douce presque contrite, il s'exclama que l'identité du modèle avait changé. Il regardait à présent quelqu'un d'autre !

Cela signifiait qu'un simple changement de direction du regard avait suffi pour provoquer l'illusion de Capgras. Pour lui, le « second » modèle était apparemment une nouvelle personne qui ressemblait simplement à la « première ».

« Celle-ci est plus âgée, affirma Arthur, étudiant soigneusement les deux images. C'est une femme ; l'autre est une jeune fille. » Plus tard, il fit une autre duplication – un modèle était âgé, un autre, jeune et un troisième encore plus jeune. À la fin de la séance, il insistait encore pour dire qu'il avait vu trois femmes différentes. Trois semaines plus tard il refit la même chose dans un test avec des photos d'un visage complètement nouveau.

Comment Arthur pouvait-il regarder le visage de ce qui était manifestement une seule et même personne et affirmer qu'en réalité, il y en avait trois ? Pourquoi le simple changement de direction du regard provoque-t-il cette profonde incapacité de relier des images successives ?

Les réponses se trouvent dans la mécanique de formation des souvenirs, notamment notre capacité de créer des représentations durables de visages. Un exemple. Un jour, vous allez à l'épicerie où un ami vous présente Joe. Vous formez un souvenir de cet épisode et vous le rangez dans votre cerveau. Deux semaines plus tard, vous croisez Joe à la bibliothèque. Il vous parle de votre ami commun, vous riez ensemble, et votre cerveau stocke un souvenir de ce second épisode. Plusieurs semaines se passent et vous rencontrez Joe dans son bureau – il est chercheur en médecine et il porte une blouse blanche – mais vous le reconnaissez aussitôt grâce à vos rencontres précédentes. D'autres souvenirs de Joe se créent pendant cette visite, de sorte qu'à présent, vous avez dans votre esprit une « catégorie » libellée Joe. Cette image mentale s'affine et s'enrichit progressivement chaque fois que vous rencontrez Joe, grâce à un sentiment croissant de familiarité qui incite à relier les images et les épisodes. Vous finissez par vous faire une idée bien définie de Joe – il raconte des blagues, travaille dans un labo, vous fait rire, en connaît un bout en matière de jardinage, etc.

Maintenant, songez à ce qui arrive à quelqu'un qui souffre d'une forme rare et précise d'amnésie, provoquée par une lésion de l'hippocampe (une autre structure cérébrale importante dans les lobes temporaux). Ces patients sont totalement incapables de former de nouveaux souvenirs, même s'ils se rappellent parfaitement tous les événements de leur vie qui se sont produits avant la lésion de l'hippocampe. La conclusion logique à tirer en l'occurrence n'est pas que les souvenirs sont en fait emmagasinés dans l'hippocampe (d'où la préservation d'anciens souvenirs), mais que l'hippocampe est essentiel pour l'acquisition de nouvelles traces mnésiques dans le cerveau. Quand ce genre de patient rencontre quelqu'un de nouveau (Joe) à trois occasions consécutives – à l'épicerie, à la bibliothèque et au bureau –, il ne se rappellera pas l'avoir déjà rencontré. Il ne le reconnaîtra tout simplement pas. Il affirmera chaque fois que Joe est un parfait inconnu pour lui, peu importe le nombre de fois où ils se seront croisés, auront bavardé, échangé des anecdotes, etc.

Mais Joe est-il vraiment un parfait inconnu ? Assez étonnamment, les expériences montrent que ces patients amnésiques conservent en fait la capacité de former de nouvelles catégories transcendant les « épisodes Joe » successifs. Si notre patient rencontrait Joe dix fois et que chaque fois Joe le fasse rire, il aurait tendance à se sentir vaguement jovial ou heureux à la rencontre suivante mais ne saurait toujours pas qui est Joe. Il n'aurait aucun sentiment de familiarité – aucun souvenir de chaque épisode Joe –, ce qui ne l'empêcherait pas d'admettre que Joe le rend joyeux. Cela signifie que le patient amnésique, contrairement à Arthur, est capable de relier des épisodes successifs pour créer un nouveau concept (une attente inconsciente de joie) même s'il oublie chaque épisode, tandis que Arthur se rappelle chaque épisode mais reste incapable de les relier.

Ainsi Arthur est à certains égards l'image inversée de notre amnésique. Quand il rencontre un parfait inconnu comme Joe, son cerveau crée un dossier pour Joe et les expériences associées à ce dernier. Mais si Joe sort de la pièce trente minutes et revient, le cerveau d'Arthur – au lieu de rouvrir l'ancien dossier pour le compléter – va parfois en créer un complètement nouveau.

Pourquoi cela se produit-il dans le syndrome de Capgras ? Peut-être que pour relier des épisodes successifs, le cerveau se fie à des signaux du système limbique – l'embrasement ou le sentiment de familiarité associé à un visage connu et un ensemble de souvenirs – et que si cette activation manque, le cerveau ne peut pas former de catégorie durable. En l'absence de cet embrasement, le cerveau crée simplement des catégories distinctes chaque fois, c'est pourquoi Arthur affirme rencontrer une nouvelle personne qui ressemble simplement à la personne qu'il a croisée il y a trente minutes. Les psychologues et philosophes cognitifs font souvent la distinction entre *tokens* et types – toutes nos expériences peuvent être classées en catégories générales ou types (gens ou voitures) versus des exemples ou *tokens* particuliers (Joe ou ma voiture). Nos expériences avec Arthur suggèrent que cette distinction n'est pas seulement académique, elle est profondément ancrée dans l'architecture du cerveau.

En poursuivant nos tests avec Arthur, nous avons remarqué qu'il présentait certaines autres excentricités. Par exemple, il semblait parfois avoir un problème avec les catégories visuelles. Chacun de nous procède à une taxonomie mentale ou à un regroupement d'événements et d'objets : les canards et les oies sont des oiseaux, mais les lapins, non. Notre cerveau crée ces catégories même en l'absence d'une formation spécifique en zoologie, probablement pour faciliter l'emmagasinement de souvenirs et accroître notre capacité d'accéder à ces souvenirs dans la seconde.

En revanche, Arthur faisait souvent des remarques laissant entendre qu'il se perdait dans les catégories. Par exemple, il nourrissait presque une obsession pour les juifs et les catholiques et il avait tendance à déclarer juives un nombre disproportionné de personnes récemment rencontrées. Cette propension m'a rappelé un autre syndrome rare, dit de Fregoli, qui consiste à voir la même personne partout. Dans la rue, presque tous les visages de femme ressembleront pour le patient à celui de sa mère, ou tous les jeunes gens ressembleront à son frère. (Je dirais qu'au lieu de présenter une rupture de connexions entre les aires de reconnaissance du visage et les tonsilles, le patient Fregoli a peut-être ces connexions en excès. Chaque visage paraîtra familier, suscitera un embrasement, ce qui l'amènera à revoir éternellement le même visage.)

Cette confusion Fregoli pourrait-elle se produire dans un cerveau normal par ailleurs ? Serait-ce une explication de la formation des stéréotypes racistes ? Le racisme ne vise souvent qu'un seul type physique (noirs, asiatiques, blancs, etc.). Peut-être qu'un unique épisode désagréable avec un membre d'une catégorie visuelle crée une connexion limbique qui finit par englober à tort tous les membres de cette catégorie, tout en restant parfaitement imperméable à toute tentative de « correction intellectuelle » fondée sur des informations stockées dans les centres cérébraux supérieurs. En effet, les points de vue intellectuels peuvent être influencés par cette réaction émotionnelle réflexe ; d'où la triste endurance du racisme.

Nos expériences avec Arthur nous ont permis de faire des découvertes sur la manière dont les souvenirs sont emmagasinés et récupérés dans le cerveau humain. Son histoire nous éclaire sur la manière dont chacun de nous construit des récits sur sa vie et les gens qui l'habitent. Dans un sens, votre vie – votre autobiographie – est une longue suite de souvenirs épisodiques très personnels à propos de votre premier baiser, votre mariage, la naissance d'un enfant, une expédition de pêche, etc. Mais cela ne s'arrête pas là. À l'évidence, il existe une identité personnelle, un sens d'un « moi » unifié qui court tel un fil d'or à travers le tissu de notre existence. Hume a établi une analogie entre la personnalité humaine et un fleuve – l'eau du fleuve ne cesse de changer, mais le fleuve lui-même reste constant. Que se passerait-il, demanda-t-il, si une personne plongeait le pied dans un fleuve, l'en sortait, puis l'y replongeait au bout d'une demi-heure – serait-ce le même fleuve ou un autre ? Si vous prenez cela pour une énigme sémantique débile, vous n'avez pas tort, car la réponse dépend de votre définition de

« même » et de « fleuve ». Mais débile ou non, une chose est claire. Pour Arthur, vu sa difficulté à relier des souvenirs épisodiques successifs, il pourrait bien y avoir deux fleuves ! Bien sûr cette tendance à dupliquer des événements et des objets était surtout prononcée lorsqu'il rencontrait des visages – cela se produisait moins souvent avec des objets. Pourtant il lui arrivait de passer les doigts dans ses cheveux et de prétendre qu'il portait une perruque, parce que son cuir chevelu lui paraissait étranger à cause des cicatrices laissées par la neurochirurgie qu'il avait subie. Arthur est même allé jusqu'à dupliquer des pays : Il affirma un jour qu'il y avait deux Panama (pays où il s'était récemment rendu pour une réunion de famille).

Le plus étonnant, c'est qu'Arthur se dupliquait parfois lui-même ! Un jour que je lui montrais des photos de lui, tirées d'un album de famille, j'ai désigné un instantané datant de deux ans avant son accident.

– C'est la photo de qui ?

– D'un autre Arthur. Il me ressemble trait pour trait, mais ce n'est pas moi. (Je n'en crus pas mes oreilles. Remarquant peut-être ma surprise, Arthur insista :) Regardez. Il a une moustache, moi, non.

Toutefois, il n'a pas réagi ainsi en se regardant dans un miroir. Peut-être était-il suffisamment sensé pour comprendre que le visage dans le miroir ne pouvait être celui d'un autre. Mais la tendance d'Arthur à se dupliquer lui-même – à se considérer comme un individu distinct d'un ancien Arthur – se manifestait parfois spontanément pendant une conversation. À ma surprise, il m'a déclaré un jour : « Oui, mes parents ont envoyé un chèque, mais c'était à l'autre Arthur. »

Toutefois, le problème le plus grave d'Arthur était son incapacité d'établir un contact émotionnel avec les êtres qui lui étaient le plus cher – ses parents – et cela lui causait une grande angoisse. Une voix intérieure devait lui souffler : « Si je ne ressens pas d'émotion, c'est certainement parce que je ne suis pas le vrai Arthur. » Un jour, Arthur s'est tourné vers sa mère : « Maman, si le vrai Arthur devait revenir, me promets-tu de continuer à me traiter en ami, à m'aimer ? » Comment un être humain sain, parfaitement intelligent sur d'autres plans, en vient-il à se croire double ? Cette division du moi, par nature unitaire, a quelque chose de contradictoire en soi. Si je croyais être plusieurs personnes à la fois, pour laquelle d'entre elles ferais-je des projets ? Laquelle est le vrai moi ? C'est un vrai dilemme douloureux pour Arthur.

Les philosophes affirment depuis des siècles que s'il est une chose à propos de notre existence qui est indubitable, c'est le simple fait que « je » existe en tant qu'être humain unique qui dure dans l'espace et le temps. Mais même cet axiome de base de l'existence humaine est remis en question par Arthur.

CHAPITRE 9

Dieu et le système limbique

<blockquote>

Il est très difficile d'expliquer ce sentiment (religieux cosmique) à un être pour qui cela reste une notion complètement étrangère... Les génies religieux de toutes les époques se distinguent par ce type de sentiment religieux qui ne connaît pas de dogme... Selon moi, la fonction la plus importante de l'art et de la science est de susciter ce sentiment et de le préserver chez ceux qui y sont sensibles.

Albert EINSTEIN.

</blockquote>

<blockquote>

Dieu est le plus grand démocrate du monde, puisqu'Il nous laisse libres de choisir entre le bien et le mal. Il est le plus grand tyran de tous les temps, parce qu'il lui arrive souvent de nous arracher la coupe que nous portons à nos lèvres et, sous prétexte de libre arbitre, nous accorde une marge si réduite qu'Il ne peut que rire à nos dépens. Voilà pourquoi l'hindouisme appelle le tout Son sport (Lila) ou traite le tout d'illusion (Maya)... Dansons donc au son de son bansi (flûte) et tout ira bien.

GANDHI.

</blockquote>

Imaginez que vous disposiez d'une limachine, une sorte de casque que vous pourriez simplement vous mettre sur la tête pour stimuler n'importe quelle petite région de votre cerveau sans provoquer de lésion permanente. Quel usage en feriez-vous ?

Non, ce n'est pas de la science-fiction. Cet appareil – que l'on appelle un stimulateur magnétique transcrânien – existe déjà, et il est assez facile à fabriquer. Quand on l'applique sur le cuir chevelu, il envoie un champ magnétique à variation rapide très puissant sur une parcelle de tissu cérébral, ce qui l'active et fournit ainsi des indices sur sa fonction. Par exemple, si vous stimuliez certaines parties de votre cortex moteur, différents muscles se contracteraient. Votre doigt se recourberait, ou bien vous sentiriez votre épaule remonter involontairement, comme tirée par des fils.

Si vous disposiez de cet appareil, quelle partie de votre cerveau stimuleriez-vous ? Si vous connaissiez la littérature des origines de la neurochirurgie sur le septum – cet amas de cellules situé à l'avant du thalamus au milieu de votre cerveau –, vous seriez peut-être tenté d'appliquer l'aimant à cet endroit[1]. Les patients stimulés dans cette région prétendent ressentir un plaisir intense, « comme un millier d'orgasmes en un ». Si, aveugle de naissance, vous aviez des aires visuelles intactes, vous stimuleriez peut-être des bouts de votre cortex visuel pour découvrir ce que l'on entend par la couleur et par la vue. Ou bien, sachant que le lobe frontal contribue à l'impression de bien-être, peut-être choisirez-vous de stimuler un point au-dessus de l'œil gauche dans l'espoir de connaître un état de « défonce » naturelle.

Quand, il y a quelques années, le Dr Michael Persinger, psychologue canadien, a mis la main sur un de ces appareils, il a choisi de stimuler ses lobes temporaux. Et il a découvert à sa grande surprise qu'il « faisait l'expérience » de Dieu pour la première fois de sa vie.

Ma consœur Patricia Churchland a lu un article que lui consacrait un magazine scientifique populaire canadien. Elle m'a aussitôt appelée :

– Rama, tu ne vas jamais me croire. Un Canadien a rencontré Dieu en stimulant ses lobes temporaux. Qu'est-ce que tu en dis ?

– Il fait de l'épilepsie temporale ?

– Non, pas du tout. Il est tout ce qu'il y a de plus normal.

– Mais il a stimulé ses propres lobes temporaux ?

– Si l'on en croit l'article.

– Hum ! Je me demande ce qui se passerait si on essayait de stimuler le cerveau d'un athée. Rencontrerait-il Dieu ? Peut-être devrions-nous essayer cet appareil sur Francis Crick.

L'observation du Dr Persinger n'était pas une surprise totale puisque j'ai toujours soupçonné les lobes temporaux, surtout le gauche, de plus ou moins jouer un rôle dans l'expérience religieuse. À la faculté de médecine, on apprend que les épileptiques du lobe temporal vivent souvent d'intenses expériences spirituelles pendant leurs crises et qu'ils ont tendance à se passionner pour des problèmes religieux et moraux lors des périodes intercritiques.

Ce syndrome implique-t-il que notre cerveau contient une sorte de circuit effectivement spécialisé dans l'expérience religieuse ? Existe-t-il un « module Dieu » dans notre tête ? Et si un tel circuit existe, d'où vient-il ? S'agit-il d'un produit de la sélection naturelle, une caractéristique humaine aussi naturelle au sens biologique que le langage ou la vision stéréoscopique ? Ou un mystère plus profond est-il en jeu, comme pourraient le prétendre un philosophe, un épistémologiste ou un théologien ?

Notre spécificité d'êtres humains tient à de nombreux traits, mais aucun n'est plus énigmatique que la religion – notre propension à croire en Dieu ou en une puissance supérieure qui transcende les simples apparences. Il paraît très improbable qu'une autre créature que les humains puisse méditer sur l'infini ou s'interroger sur le sens de son existence et du reste.

Peut-être que tout être sensible et intelligent capable de concevoir son propre avenir et d'affronter sa propre mortalité s'engagera un jour ou l'autre dans ce genre d'élucubrations angoissantes. Ma petite vie a-t-elle un sens dans ce grand tout ? Si le sperme de mon père n'avait pas fertilisé cet ovule particulier en cette nuit fatidique, existerais-je ? Et sinon, dans quelle mesure l'univers aurait-il alors existé ? N'aurait-il pas alors été, pour reprendre l'expression de Schrödinger, un « spectacle interprété devant des fauteuils vides » ? Et si mon père avait toussé à l'instant clé et qu'un autre spermatozoïde avait fertilisé l'ovule ? C'est à vous donner le vertige. Nous sommes tourmentés par ce paradoxe : notre vie paraît importante – avec tous ces chers souvenirs très privés – et pourtant nous savons qu'à l'échelle cosmique, notre brève existence ne représente pratiquement rien. Comment trouver un sens à ce dilemme ? Pour beaucoup la réponse est claire : il faut chercher un réconfort dans la religion.

Il doit y avoir une autre explication. Si les croyances religieuses sont purement et simplement le résultat combiné de vœux pieux et d'un désir d'immortalité, comment expliquez-vous les accès d'extase religieuse intense que connaissent les épileptiques du lobe temporal ou leur affirmation que Dieu s'adresse directement à eux ? De nombreux patients m'ont parlé d'une « lumière divine qui illumine toute chose » ou bien d'une « vérité ultime qui se trouve complètement hors d'atteinte de l'esprit ordinaire, trop immergé dans le tourbillon de la vie quotidienne pour remarquer sa beauté et sa grandeur ». Bien sûr, ils souffrent peut-être simplement d'hallucinations et d'illusions propres à un schizophrène, mais si tel est le cas, pourquoi ces hallucinations se produisent-elles surtout quand les lobes temporaux interviennent ? Et, plus déconcertant encore, pourquoi prennent-elles cette forme particulière ? Pourquoi ces patients ne voient-ils pas des cochons ou des ânes ?

En 1935, l'anatomiste James Papez remarqua que les patients qui mouraient de la rage succombaient souvent à des accès de fureur et de terreur extrêmes dans les heures précédant leur mort. Sachant que la maladie était transmise par des morsures de chien, il se dit qu'un composant de la salive de l'animal – le virus de la rage – devait remonter par les nerfs périphériques situés à côté de la morsure dans la moelle épinière, pour finir dans le cerveau. En disséquant des cerveaux des victimes, Papez découvrit la destination du virus – des amas de cellules nerveuses ou noyaux reliés par de grandes fibres en forme de C au fond du cerveau (figure 9.1). Un siècle plus tôt, le célèbre neurologue français Pierre Paul Broca avait baptisé cette structure le système limbique. Comme les patients atteints de la rage souffraient de violentes crises émotionnelles, Papez se dit que ces structures limbiques devaient jouer un rôle de premier plan dans les émotions humaines[2].

Le système limbique reçoit des influx de tous les systèmes sensoriels – vue, toucher, ouïe, goût et odorat. Ce dernier sens est en fait directement relié au système limbique, allant droit dans les tonsilles (une structure en forme d'amande qui sert de voie d'accès au système limbique). Ce n'est guère surprenant quand on sait que chez les mammifères inférieurs, l'odorat est intimement lié à l'émotion, au comportement de territoire, à l'agressivité et à la sexualité.

La production du système limbique, comme l'a compris Papez, est principalement adaptée à l'expérience et à l'expression des émotions. L'expérience des émotions passe par des connexions avec les lobes frontaux, et une grande partie de la richesse de notre vie émotionnelle intérieure dépend probablement de ces interactions. En revanche, l'expression de ces émotions requiert la participation d'un petit amas dense de cellules qui s'appelle l'hypothalamus, un centre de contrôle chargé de trois tâches précises. Premièrement, les noyaux hypothalamiques envoient des signaux hormonaux et neuronaux à l'hypophyse, que l'on décrit souvent comme le chef d'orchestre endocrinien. Les hormones libérées par ce système influencent presque toutes les parties du corps humain, un tour de force biologique sur lequel nous reviendrons dans notre analyse des interactions corps-esprit (chapitre 11). Deuxièmement, l'hypothalamus envoie des ordres au système neurovégétatif, qui contrôle diverses fonctions végétatives ou corporelles, dont la production des larmes, de la salive et de la sueur ainsi que la pression artérielle, le rythme cardiaque, la température corporelle, la respiration, le fonctionnement de la vessie, la défécation, etc. On peut donc considérer l'hypothalamus comme le « cerveau » de ce système nerveux subordonné archaïque. Troisièmement, il régit les comportements : la lutte, la fuite, l'alimentation et la sexualité. En bref, « centre de survie » du corps, l'hypothalamus le prépare à des urgences extrêmes ou parfois à la transmission de ses gènes.

Nos connaissances sur les fonctions du système limbique nous viennent surtout de patients souffrant de crises d'épilepsie issues de cette partie du cerveau. Quand on entend le mot « épilepsie », on pense généralement à quelqu'un qui fait une crise – la puissante contraction involontaire de tous les muscles du corps – et qui s'effondre par terre. Ces symptômes caractérisent effectivement la forme la plus connue de l'épilepsie. Ces crises surgissent généralement parce qu'un minuscule amas de neurones quelque part dans le cerveau se conduit mal, décharge de manière chaotique jusqu'à ce que son activité se répande comme une traînée de poudre dans l'ensemble du cerveau. Mais les crises peuvent également être partielles ou « focales », c'està-dire qu'elles se confinent à une petite partie du cerveau. Si ces crises focales se produisent surtout dans le cortex moteur, cela donne une succession de contractions musculaires – ou ce que l'on appelle l'épilepsie bravaisienne ou bravais-jacksonienne. Mais si elles se produisent dans le système limbique, les symptômes les plus frappants sont alors d'ordre émotionnel.

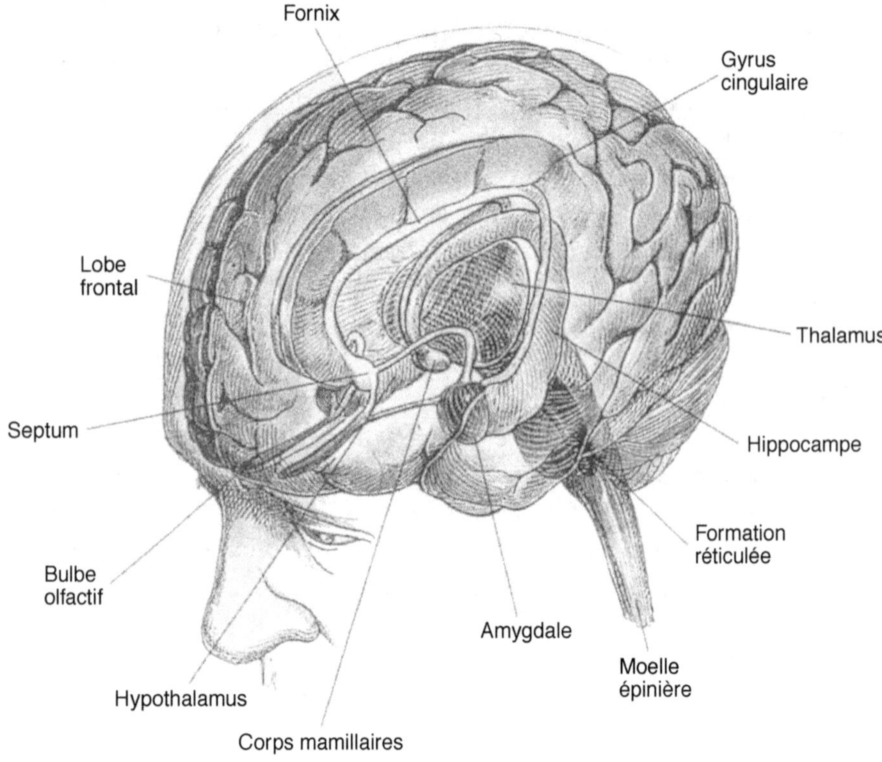

FIGURE 9.1

Un autre aspect du système limbique. Le système limbique se compose d'une série de structures interconnectées entourant un ventricule central rempli de liquide du cerveau antérieur et formant le bord interne du cortex cérébral. Ces structures comprennent l'hippocampe, les tonsilles, le septum, les noyaux antérieurs du thalamus, les corps mamillaires et le gyrus cingulaire. Le fornix est un long faisceau de fibres reliant l'hippocampe aux corps mamillaires. On voit également ici le corps calleux, un faisceau de fibres reliant les néo-cortex droit et gauche, le cervelet, une structure chargée des mouvements, et le tronc cérébral. Le système limbique n'est ni entièrement sensoriel ni moteur mais il constitue un système central de traitement du cerveau qui s'occupe des informations venant d'événements, de souvenirs d'événements et d'associations émotionnelles liées auxdits événements. Ce traitement est essentiel si l'expérience doit guider le comportement futur.

Les patients expliquent que leurs « sensations s'embrasent », ce qui se traduit par une extase intense ou un profond désespoir, un sentiment de catastrophe imminente, voire des crises de fureur et de terreur extrêmes. Il arrive que des femmes aient des orgasmes pendant ces crises, alors que, pour quelque raison obscure, ce n'est jamais le cas chez les hommes. Mais parmi ces patients, les plus remarquables sont ceux qui vivent des expériences spirituelles profondément bouleversantes, dont une sensation de présence divine et le sentiment de communiquer directement avec Dieu. Tout ce qui les entoure devient empreint de signification cosmique. Ils diront, par exemple : « J'ai enfin tout compris. C'est l'instant que j'ai attendu toute ma vie. Soudain tout prend un sens. » Ou : « Je perce enfin la véritable nature du cosmos. » Je trouve ironique que ce sentiment d'illumination, cette conviction absolue que la Vérité est enfin révélée, proviennent de structures limbiques chargées des émotions plutôt que des parties rationnelles et pensantes du cerveau qui s'enorgueillissent tant de leur capacité de faire la part des choses entre le vrai et le faux.

Dieu n'a octroyé à nous autres « normaux » que des visions fugitives d'une vérité plus profonde (cela m'arrive à l'audition d'un morceau de musique particulièrement émouvant ou devant le spectacle de la lune de Jupiter au télescope), mais ces patients jouissent du privilège unique de regarder Dieu droit dans les yeux chaque fois qu'ils font une crise. Qui peut dire si ces expériences sont « authentiques » (quoi qu'on entende par là) ou « pathologiques » ? Voudriez-vous vraiment, vous, médecin, mettre un tel patient sous traitement et interdire tout droit de visite au Tout-Puissant ?

Ces crises – ou visites – ne durent généralement que quelques secondes. Mais ces brefs orages des lobes temporaux provoquent parfois une altération irréversible de la personnalité du patient, si bien que, même entre deux crises, il reste différent des autres [3]. Personne ne sait pourquoi cela se produit, mais on dirait que les explosions électriques à répétition dans le cerveau du patient (le passage fréquent de salves massives d'impulsions nerveuses dans le système limbique) « facilitent » de manière permanente certaines voies, voire en ouvrent de nouvelles, comme un orage sur une colline crée de nouveaux ruisselets, sillons et passages. Ce processus, que l'on appellera embrasement, peut altérer de manière permanente – et parfois enrichir – la vie émotionnelle intérieure d'un patient.

Ces changements donnent naissance à ce que certains neurologues ont appelé une « personnalité de lobe temporal ». Les patients ont des émotions exacerbées et prêtent un sens cosmique aux événements les plus banals. On raconte qu'ils ont tendance à manquer d'humour, à être suffisants et à rédiger des journaux intimes où ils relatent en détail les événements quotidiens – un trait baptisé hypergraphie. Certains patients m'ont confié des centaines de pages couvertes de notations et de symboles mystiques. Il est souvent pénible de converser avec eux, puisqu'ils se révèlent ergoteurs, pédants et égocentriques (bien que, proportionnellement, moins que mes confrères scientifiques) et obsédés par des problèmes philosophiques et théologiques.

À la faculté de médecine, on apprend qu'il ne faut jamais s'attendre à rencontrer des « cas d'école » dans les hôpitaux, car ce ne sont jamais que des synthèses concoctées par les auteurs de manuels. Pourtant, quand Paul, trente-deux ans, directeur-adjoint d'un magasin Goodwill local, est entré dans notre laboratoire, j'ai eu l'impression qu'il sortait tout droit du Manuel de neurologie – la bible des praticiens. Vêtu d'une chemise indienne verte et d'un pantalon de coutil blanc, il arborait un maintien royal et portait une superbe croix en pierres précieuses autour du cou.

Nous disposons d'un fauteuil confortable dans notre laboratoire, mais Paul semblait peu disposé à se détendre. Les patients que j'interroge sont souvent un peu mal à l'aise au début, mais Paul n'était pas nerveux dans ce sens-là – il semblait plutôt se prendre pour un expert cité à la barre afin de témoigner sur lui-même et ses rapports avec Dieu. Il était sérieux, obnubilé par lui-même et il avait l'arrogance d'un croyant sans l'humilité des très pieux. Sans se faire prier, il se lança dans son récit.

« J'ai eu ma première crise à l'âge de huit ans. Je me rappelle avoir vu une lumière vive avant de tomber par terre et m'être demandé d'où elle venait. » Quelques années plus tard, il avait eu plusieurs nouvelles crises qui avaient complètement transformé sa vie. « Soudain, tout est devenu clair comme de l'eau de roche pour moi, docteur. Il n'y avait plus le moindre doute. » Il connut une extase qui éclipsait tout le reste. Dans cette extase, il avait rencontré le divin – sans limites, juste une union avec le Créateur. Il raconta tout cela avec force détail, visiblement déterminé à ne rien laisser de côté.

– Pourriez-vous être un peu plus précis ?

– Eh bien, ce n'est pas facile, docteur. Autant essayer d'expliquer l'extase de l'amour à un enfant qui n'est pas encore pubère. Vous voyez ce que je veux dire ?

– Que pensez-vous de l'extase de l'amour ?

– Eh bien, pour être franc, cela ne m'intéresse plus. Cela

n'a pas grand sens pour moi. Ce n'est rien à côté de la lumière divine que j'ai vue.

Plus tard dans l'après-midi, cela n'empêcha pas Paul de flirter sans vergogne avec deux de mes étudiantes et de tenter d'obtenir leur numéro de téléphone. Cette association paradoxale de perte de libido et d'obsession pour les rituels sexuels n'est pas inhabituelle chez les patients atteints d'épilepsie temporale.

Le lendemain, Paul revint à mon bureau avec un énorme manuscrit luxueusement relié – un projet auquel il travaillait depuis plusieurs mois. On y trouvait ses points de vue sur la philosophie, le mysticisme et la religion ; la nature de la Trinité ; une iconographie de l'étoile de David ; des dessins compliqués illustrant des thèmes spirituels, d'étranges symboles et cartes mystiques. Fascinant mais déconcertant. Je n'avais pas l'habitude de donner mon avis sur ce genre de documents.

Quand j'ai fini par lever le nez du manuscrit, j'ai vu une lueur étrange dans le regard de Paul. Il croisa les doigts et se caressa le menton.

– Une autre précision. J'ai des flash-back incroyables.

– Quel genre de flash-back ?

– Eh bien, l'autre jour, pendant une crise, je me suis rappelé dans le moindre détail un livre que j'ai lu il y a des années. Ligne après ligne, page après page, mot pour mot.

– Vous en êtes sûr ? Avez-vous comparé vos souvenirs avec l'original ?

– Non, j'ai perdu ce livre. Mais ce genre de choses m'arrive souvent. Avec d'autres ouvrages, aussi.

La réflexion de Paul me fascina. Elle corroborait des déclarations que j'avais souvent entendues de la bouche d'autres patients et de médecins. Un de ces jours, je procéderai à un « test objectif » des capacités mnésiques étonnantes de Paul. Imagine-t-il seulement qu'il revit le moindre détail ? Ou, quand il fait une crise, lui manque-t-il la censure qui intervient dans la mémoire normale, si bien qu'il est obligé d'enregistrer le moindre détail banal – ce qui a pour conséquence une amélioration paradoxale de sa mémoire ? Le seul moyen de s'en assurer serait de récupérer le livre ou le passage dont il parlait pour le tester. Les résultats fourniraient d'importants aperçus sur la manière dont les traces mnésiques se forment dans le cerveau.

Un jour que Paul se rappelait ses flash-back, je l'ai interrompu :

– Paul, croyez-vous en Dieu ?

– Enfin, qu'y a-t-il d'autre ? me dit-il, perplexe.

Mais pourquoi des patients comme Paul ont-ils des expériences religieuses ? Quatre explications possibles me viennent à l'esprit. L'une est que Dieu visite vraiment ces gens. Si c'est vrai, tant mieux. De quel droit mettrions-nous en cause l'infinie sagesse de Dieu ? Malheureusement, cela ne peut être ni prouvé ni exclu sur des bases empiriques.

La deuxième est que, puisque ces patients ressentent toutes sortes d'émotions étranges et inexplicables, comme si un chaudron débordait, peut-être leur seul recours est-il de chercher la purification dans les eaux paisibles de la sérénité religieuse. Ou encore le fatras émotionnel est peut-être interprété à tort comme des messages mystiques d'un autre monde.

Je doute de cette dernière explication pour deux raisons. D'abord, il existe d'autres troubles neurologiques et psychiatriques tels que le syndrome du lobe frontal, la schizophrénie, de nombreuses maladies maniaco-dépressives, ou encore la dépression où les émotions sont perturbées, mais on rencontre rarement chez ces patients des préoccupations religieuses aussi vivaces. Même s'il arrive aux schizophrènes de parler de Dieu, cela ne dure pas ; ils n'ont ni la ferveur, ni ce côté obsessionnel et stéréotypé que l'on rencontre chez les épileptiques du lobe temporal. Les changements émotionnels seuls ne peuvent donc expliquer complètement une obsession religieuse[4].

La troisième explication fait appel aux connexions entre les centres sensoriels (la vision et l'ouïe) et la tonsille, cette partie du système limbique spécialisée dans la reconnaissance du sens émotionnel des événements du monde extérieur. À l'évidence, tout ce que vous croisez au cours d'une journée ne déclenche pas de signaux d'alarme ; ce serait inadapté et vous ne tarderiez pas à devenir fou. Pour faire face aux incertitudes du monde, vous avez besoin d'un moyen de jauger l'importance des événements avant de renvoyer au reste du système limbique et à l'hypothalamus un message leur demandant de vous aider à vous défendre ou à fuir.

Mais songez à ce qui pourrait se passer si des signaux fallacieux provoqués par une crise limbique empruntaient ces voies. Vous obtiendriez le genre d'embrasement dont j'ai parlé.

Ces voies de la saillance seraient renforcées, augmentant la communication entre les structures cérébrales. Les aires du cerveau sensoriel qui voient les gens et les événements et entendent des voix et des bruits deviendraient plus étroitement liées aux centres émotionnels. Le résultat ? Chaque objet et événement – et pas seulement les plus saillants – seraient empreints d'un sens profond, de sorte que le patient verrait « l'univers dans un grain de sable » et « tiendrait l'infini au creux de sa main ». Il flotterait sur un océan d'extase religieuse, porté par une vague universelle jusqu'aux rives du nirvana.

La quatrième hypothèse est encore plus spéculative. Serait-il possible que des êtres humains aient effectivement développé un circuit neuronal spécialisé dans le seul but de traiter l'expérience religieuse ? La croyance humaine dans le surnaturel est si répandue dans toutes les sociétés qu'il est tentant de se demander si cette propension à ces croyances n'aurait pas un fondement biologique[5]. Si tel est le cas, il faudrait répondre à une question clé : quelles sortes de pressions de sélection darwinienne pourraient-elles conduire à un tel mécanisme ? Et si un tel mécanisme existe, existe-t-il un gène ou un ensemble de gènes principalement chargés de la religiosité et des tendances spirituelles – un gène que les athées ne posséderaient pas ou bien auraient appris à circonvenir (je plaisante !) ?

Ce genre d'arguments est populaire dans une discipline relativement récente, la psychologie évolutionniste (anciennement sociobiologie). Selon ses principes essentiels, de nombreux traits et propensions de l'homme, même ceux que nous serions ordinairement tentés d'attribuer à la « culture », ont peut-être été choisis par la sélection naturelle à cause de leur capacité d'adaptation.

La tendance des hommes à la polygamie et à la promiscuité, alors que les femmes sont plus souvent monogames en est un bon exemple. Parmi les centaines de cultures humaines dans le monde, seule une, les Thodas d'Inde du Sud, a officiellement approuvé la polyandrie (le fait d'avoir plus d'un mari ou compagnon). Cela paraît sensé sur le plan de l'évolution, puisqu'une femme investit beaucoup plus de temps et d'efforts – une grossesse de neuf mois, risquée et pénible – dans chaque descendant, si bien qu'elle doit faire preuve de discernement dans le choix de ses partenaires sexuels. Pour un homme, la stratégie évolutionniste optimale est de disséminer ses gènes aussi largement que possible, vu ses quelques minutes (voire, hélas, secondes) d'investissement dans chaque rencontre. Il est peu probable que ces propensions comportementales soient culturelles : la culture a tendance à les interdire ou à les minimiser plutôt qu'à les encourager.

En revanche, nous devons nous garder de pousser trop loin ces arguments de « psychologie évolutionniste ». Ce n'est pas parce qu'un trait est universel – présent dans toutes les cultures dont certaines qui n'ont jamais eu de contacts – qu'il est génétique. Par exemple, presque toutes les cultures connues possèdent une tradition culinaire, si primitive soit-elle. (Oui, même les Anglais.) Mais personne n'en déduirait qu'il existe un module cuisine dans le cerveau spécifié par des gènes « cuisine » aiguisés par la sélection naturelle. La capacité de faire la cuisine est presque certainement une conséquence de nombreuses autres compétences sans rapport, comme un bon odorat, du goût et l'aptitude à suivre une recette pas à pas, de même qu'une généreuse dose de patience.

La religion (ou du moins la foi en Dieu et en la spiritualité) est-elle comme la cuisine – avec la culture tenant de loin le rôle dominant – ou plutôt comme la polygamie, qui semble avoir un solide fondement génétique ? Comment un psychologue évolutionniste expliquerait-il l'origine de la religion ? Il est possible que la tendance humaine universelle à rechercher des figures d'autorité – ce qui se traduit par l'existence d'un clergé organisé, la participation à des rituels, des psalmodies, incantations et danses, des rites sacrificiels et l'adhésion à un code moral – encourage le conformisme et contribue à la stabilité du groupe social – ou « parenté » – qui partage les mêmes gènes. Les gènes favorisant la culture de ces traits conformistes auraient donc tendance à prospérer et à se multiplier, et ceux qui ne les posséderaient pas seraient exclus et punis pour leur comportement social déviant. Peut-être que le moyen le plus simple de garantir ce genre de stabilité et de conformisme est de croire en une puissance supérieure transcendante qui contrôle notre destinée. Rien d'étonnant à ce que les épileptiques du lobe temporal aient un sentiment de toute-puissance et de grandeur, comme pour dire : « Je suis l'élu. Il est de mon devoir et mon privilège de transmettre l'œuvre de Dieu à vous autres, êtres inférieurs. »

Convenons qu'il s'agit là d'un argument très spéculatif même pour les normes plutôt laxistes de la psychologie évolutionniste. Mais qu'on croie ou non aux « gènes » de la conformité religieuse, il est clair que certaines parties du lobe temporal jouent un rôle plus direct dans la genèse de ce genre d'expériences que toute autre partie du cerveau. Et s'il faut se fier aux expériences personnelles du Dr Persinger, cela doit être vrai non seulement des épileptiques mais aussi de vous et moi.

Je m'empresse d'ajouter qu'en ce qui concerne le patient, les changements qui ont pu survenir sont authentiques – voire désirables parfois – et le médecin n'a nullement le droit de porter de jugements de valeur sur de tels enjolivements ésotériques de la personnalité. Sur quoi se fonde-t-on pour déterminer si une expérience mystique est normale ou anormale ? On a souvent tendance à assimiler « inhabituel » ou « rare » à anormal, mais c'est une erreur logique. Le génie est un trait rare mais très apprécié, alors que les caries dentaires sont courantes mais manifestement peu désirables. De quelle catégorie l'expérience mystique relève-t-elle ? Pourquoi la vérité révélée de ce genre d'expériences transcendantes serait-elle « inférieure » aux vérités plus terre à terre qui nous occupent, nous autres scientifiques ? En effet, si vous êtes tenté de tirer cette conclusion hâtive, n'oubliez pas que l'on pourrait recourir aux mêmes preuves – l'implication des lobes temporaux dans la religion – pour défendre, plutôt que de mettre en doute, l'existence de Dieu. Pour prendre une analogie, songez au fait que la plupart des animaux n'ont pas de récepteurs ni de mécanisme neuronal pour la vision en couleurs. Seuls quelques rares privilégiés en possèdent, mais en concluriez-vous que la couleur n'est pas réelle ? Manifestement non, mais pourquoi le même argument ne s'appliquerait-il pas à Dieu ? Peut-être que seuls les « élus » ont les connexions neuronales nécessaires. (Après tout, « les voies de Dieu sont impénétrables ».) En d'autres termes, mon objectif en tant que scientifique est de découvrir comment et pourquoi les sentiments religieux proviennent du cerveau, mais cela n'a aucun rapport avec le fait de savoir si Dieu existe ou non.

Nous disposons donc de plusieurs hypothèses concurrentes sur le pourquoi de ces expériences chez les épileptiques du lobe temporal. Même si toutes ces théories font appel aux mêmes structures neuronales, elles postulent des mécanismes très différents et il serait bon de trouver un moyen de les distinguer. L'étude de la réponse électrodermale du patient permet de comprendre que l'embrasement renforce toutes les connexions du cortex temporal à la tonsille. Généralement un objet est reconnu par les aires visuelles des lobes temporaux. Son importance émotionnelle – s'agit-il d'un visage amical ou d'un lion féroce ? – est signalée par la tonsille et transmise au système limbique de sorte que vous êtes stimulé émotionnellement et que vous vous mettez à transpirer. Mais si l'embrasement a renforcé toutes les connexions à l'intérieur de ces voies, alors tout devient important. Quoi que vous regardiez – un inconnu banal, une chaise ou une table – cela devrait activer fortement le système limbique et vous faire transpirer. Ainsi, contrairement à vous et moi qui ne devrions afficher une réponse électrodermale accrue que devant nos mères, pères, conjoints ou lions, voire un violent bruit soudain, l'épileptique du lobe temporal devrait afficher une réponse électrodermale accrue devant tout ce qui existe sous le soleil.

Pour tester cette éventualité, j'ai contacté deux de mes confrères spécialisés dans le diagnostic et le traitement de l'épilepsie – le Dr Vincent Iragui et le Dr Evelyn Tecoma. Étant donné la nature très controversée du concept de la « personnalité du lobe temporal » (tout le monde ne s'accorde pas pour dire que c'est le plus souvent chez les épileptiques qu'on rencontre ces traits de personnalité), mes idées les ont intrigués. Quelques jours plus tard, ils choisissaient deux de leurs patients présentant des « symptômes » évidents de ce syndrome – hypergraphie, penchants spirituels et un besoin obsessionnel de parler de leurs sentiments, ainsi que de sujets religieux et métaphysiques.

Les deux sujets étaient impatients de participer. Dans ce qui se révélera peut-être la première expérience scientifique sur la religion, je les ai installés dans des fauteuils confortables et leur ai placé des électrodes inoffensives sur les mains. Après les avoir assis devant l'écran d'un ordinateur, je leur ai montré des échantillons pris au hasard de mots et d'images – par exemple, des mots désignant des objets inanimés ordinaires (une chaussure, un vase, une table, et l'équivalent), des visages familiers (parents, frères et sœurs), des visages inconnus, des images et des mots excitants sur le plan sexuel (des pin-up de magazines érotiques), des obscénités évoquant la sexualité, de l'extrême violence et de l'horreur (un alligator dévorant une personne vivante, un homme s'immolant par le feu) et des images et des mots religieux (comme le mot « Dieu »).

Si vous et moi étions soumis à ce genre d'exercice, nous afficherions d'énormes réponses électrodermales devant les scènes de violence et les images et mots explicites sur le plan sexuel, une réponse assez importante devant des visages familiers et le plus souvent aucune réaction devant toutes les autres catégories (à moins que nous ne soyons des fétichistes de la chaussure).

Quid des patients ? Selon l'hypothèse de l'embrasement, ils devraient présenter un pic de réaction devant toutes les propositions. Mais à notre grand étonnement, nous n'avons noté chez nos deux sujets de réponses amplifiées que devant les images et mots religieux. Leurs réponses devant les autres catégories, dont les images et les mots de la sexualité, qui suscitent généralement une réaction forte, étaient étrangement faibles par comparaison avec ce que l'on voit chez les individus normaux[6].

Les résultats montrent donc qu'il n'y a pas eu d'accroissement général de toutes les connexions – mais plutôt une diminution. En revanche, on a noté une amplification sélective des réponses devant les mots à connotation religieuse. C'est à se demander si cette technique ne pourrait pas servir d'« index de la piété » pour distinguer les faux religieux (les athées non avoués) des vrais croyants. On pourrait obtenir le zéro absolu sur l'échelle en mesurant la réponse électrodermale de Francis Crick.

Je tiens à souligner que tous les épileptiques du lobe temporal ne deviennent pas mystiques. Il existe de nombreuses connexions neuronales parallèles entre le cortex temporal et la tonsille. Selon celles qui interviennent, certains patients peuvent connaître d'autres déformations de personnalité, s'obséder pour l'écriture, le dessin, la discussion philosophique ou, plus rarement, pour la sexualité. Il est probable que leur réponse électrodermale monterait en flèche devant ces stimuli plutôt que devant des images religieuses, une éventualité actuellement à l'étude dans notre laboratoire et d'autres.

Dieu s'adressait-Il directement à nous par le biais de l'appareil de mesure de la réponse électrodermale ? Disposions-nous à présent d'une ligne directe avec le ciel ? Quelle que soit l'interprétation que l'on donne de l'amplification sélective devant des images et des mots religieux, le résultat élimine une des explications proposées pour ces expériences – à savoir que ces gens deviennent spirituels simplement parce que tout ce qui les entoure prend de l'importance et de la profondeur. Au contraire, le résultat suggère qu'il y a eu un accroissement sélectif des réactions devant certaines catégories de stimuli

– tels que des images et des mots religieux – et une réelle diminution des réactions devant d'autres catégories comme celles à connotation sexuelle (ce qui est cohérent avec la baisse de libido que signalent certains de ces patients).

Ces résultats impliquent-ils qu'il existe dans les lobes temporaux des structures neuronales spécialisées dans la religion ou la spiritualité, accrues sélectivement par l'épilepsie ? C'est une hypothèse séduisante, mais d'autres interprétations sont possibles. Pour ce que nous en savons, les changements qui ont déclenché la ferveur religieuse de ces patients pourraient se produire n'importe où, pas nécessairement dans les lobes temporaux. Une telle activité finirait toujours par se déverser dans le système limbique et donner exactement le même résultat – une réponse électrodermale accrue devant des images religieuses. Une réponse forte en soi ne garantit donc pas que les lobes temporaux soient directement impliqués dans la religion[7].

Toutefois une autre expérience devrait résoudre ce problème une fois pour toutes. Elle exploite le fait que lorsque les crises deviennent gravement invalidantes, mettent la vie en danger et ne répondent plus aux traitements, on pratique souvent l'ablation de parties du lobe temporal. Qu'arriverait-il à la personnalité du patient – notamment à ses penchants spirituels – si on lui retirait un morceau du lobe temporal ? Certains de ses changements de personnalité acquis « s'inverseraient-ils » ? Cesserait-il soudain d'avoir des expériences mystiques pour devenir athée ou agnostique ? Aurait-on effectué une « Dieutomie » ?

Il nous reste à mener ce genre d'expérience, mais en attendant nous avons déjà tiré un enseignement de nos études des réponses électrodermales : les crises ont modifié de manière permanente la vie mentale des patients, produisant parfois des déformations intéressantes et très sélectives de leur personnalité. Après tout, on rencontre rarement des bouleversements émotionnels aussi profonds, ou bien des préoccupations religieuses dans d'autres troubles neurologiques. L'explication la plus simple de l'expérience des épileptiques est la suivante : des changements permanents sont intervenus dans le circuit du lobe temporal, à cause d'un accroissement sélectif de certaines connexions et l'effacement d'autres, le tout créant de nouveaux sommets et vallées dans le paysage émotionnel du patient.

Qu'en conclure ? À l'évidence, il existe des circuits dans le cerveau humain qui sont impliqués dans l'expérience religieuse et qui deviennent hyperactifs chez certains épileptiques. Nous ignorons toujours si ces circuits ont évolué spécialement pour la religion (comme pourraient le prétendre certains psychologues évolutionnistes) ou s'ils génèrent d'autres émotions simplement propices à ce genre de croyances (bien que cela n'explique pas la ferveur rencontrée chez de nombreux patients). Nous sommes donc encore loin de démontrer qu'il existe un « module Dieu » dans le cerveau qui pourrait être spécifié génétiquement, mais pour moi, le plus passionnant, c'est qu'on peut commencer à s'attaquer scientifiquement à des questions à propos de Dieu et de la spiritualité.

Pour nombre des sujets abordés dans les chapitres précédents – membres fantômes, héminégligence et syndrome de Capgras –, nous disposons à présent d'interprétations raisonnables grâce à nos expériences. Mais en cherchant les centres cérébraux s'occupant de l'expérience religieuse et de Dieu, j'ai compris que je venais de pénétrer dans la zone floue de la neurologie. Certaines questions sur le cerveau sont si mystérieuses, si énigmatiques, que la plupart des scientifiques sérieux se contentent de les éviter, en invoquant tous les prétextes possibles : « Il serait prématuré d'étudier ce sujet » et « Ce serait complètement idiot de ma part de me lancer dans pareille quête ». Pourtant ce sont justement les problèmes qui nous fascinent le plus. Le plus évident est bien sûr la religion, un trait typiquement humain, mais ce n'est qu'un des mystères non résolus de la nature humaine. Et les autres traits uniques aux humains – notre don pour la musique, les maths, l'humour et la poésie ? Qu'est-ce qui a permis à Mozart de composer une symphonie entière dans sa tête ou à des mathématiciens comme Fermat et Ramanujan de « découvrir » des hypothèses et des théorèmes parfaits sans jamais passer par des démonstrations point par point ? Et que se passe-t-il dans le cerveau d'un Dylan Thomas pour lui permettre d'écrire une poésie aussi évocatrice ? L'étincelle créatrice est-elle simplement une expression de l'étincelle divine que chacun porte en soi ? L'ironie veut que des indices nous soient fournis par un état bizarre baptisé le syndrome de l'idiot savant ou syndrome d'Asperger. Ces individus (attardés et pourtant très doués) nous donnent des aperçus très précieux sur l'évolution de la nature humaine

– sujet qui a viré à l'obsession chez certains des plus grands esprits scientifiques du XIXe siècle.

L'époque victorienne a été témoin d'un ardent débat intellectuel entre deux brillants biologistes – Darwin et Wallace. Darwin est un nom familier. Tout le monde l'associe à la découverte que la sélection naturelle est la principale force motrice de l'évolution organique. Il est dommage que Wallace reste pratiquement inconnu, sauf des biologistes et des historiens des sciences, puisque cet érudit tout aussi brillant est arrivé à la même conclusion de son côté. En fait, la toute première communication scientifique sur l'évolution par la sélection naturelle fut l'œuvre conjointe de Darwin et Wallace, et c'est Joseph Hooker qui en fit part à la Liennean Society en 1850. Au lieu de se battre pour en revendiquer la paternité, comme le font nombre de scientifiques contemporains, ils reconnurent joyeusement leurs contributions réciproques et Wallace écrivit même un livre intitulé *Darwinism* où il célébrait ce qu'il appelait la théorie de la sélection naturelle « de Darwin ». En entendant parler de cet ouvrage, Darwin répliqua : « Vous ne devriez pas parler de darwinisme puisque cette doctrine pourrait aussi bien être baptisée wallacisme. »

Que dit cette théorie ? Elle se compose de trois éléments[8] :

1. Comme la population excède de loin les ressources disponibles, il faut se livrer à une lutte constante pour exister dans la nature.

2. Il n'existe pas deux individus d'une même espèce exactement identiques (sauf dans le cas de vrais jumeaux). On note effectivement toujours des variantes aléatoires, si minimes soient-elles, dans le type corporel qui découlent du mélange aléatoire des gènes se produisant pendant la division cellulaire – un mélange qui garantit que les descendants sont différents les uns des autres et de leurs parents, augmentant ainsi les chances de leur candidature pour l'évolution.

3. Ces combinaisons fortuites de gènes qui font que des individus sont légèrement mieux adaptés à un environnement donné ont tendance à se multiplier et à se propager dans une population puisqu'elles augmentent la survie et la reproduction de ces individus.

Darwin pensait que son principe de sélection naturelle pouvait expliquer non seulement l'apparition de caractéristiques morphologiques comme les doigts ou le nez, mais aussi la structure du cerveau et donc nos capacités mentales. En d'autres termes, la sélection naturelle expliquerait nos talents en musique, art, littérature et autres activités humaines intellectuelles. Wallace n'était pas d'accord. Il concédait que le principe de Darwin expliquait peut-être les doigts, les orteils voire certains traits mentaux simples, mais que certaines aptitudes typiquement humaines comme le don des maths et le talent musical ne pouvaient être le fruit du mécanisme aveugle du hasard.

Pourquoi ? D'après Wallace, en évoluant, le cerveau a rencontré une nouvelle force tout aussi puissante baptisée culture. Une fois la culture, le langage et l'écriture apparus, selon lui, l'évolution humaine est devenue lamarckienne – en d'autres termes, il était possible de transmettre la sagesse accumulée dans une vie à sa progéniture. Votre progéniture sera beaucoup plus avertie que celle d'illettrés, non parce que vos gènes ont changé, mais simplement parce que cette connaissance – sous la forme de culture – a été transférée de votre cerveau à celui de votre enfant. À cet égard, le cerveau est en symbiose avec la culture ; les deux sont aussi interdépendants que le bernard-l'ermite et sa carapace, ou encore la cellule nucléée et ses mitochondries. Pour Wallace, la culture est le moteur de l'évolution humaine, faisant de nous des êtres absolument uniques dans le règne animal. N'est-il pas extraordinaire, disait-il, que nous soyons le seul animal chez qui l'esprit est beaucoup plus important que tout autre organe et prend un sens énorme à cause de ce que nous appelons « culture » ? En outre, notre cerveau nous aide à éviter le besoin de nous spécialiser davantage[9]. La plupart des organismes évoluent afin de se spécialiser de plus en plus en prenant possession de nouvelles niches de l'environnement, qu'il s'agisse d'un cou plus long pour la girafe ou du sonar pour la chauve-souris. En revanche, les êtres humains ont développé un organe, le cerveau, qui leur donne la capacité d'éviter la spécialisation. Nous pouvons coloniser l'Arctique sans développer de fourrure pendant des millions d'années comme l'ours polaire parce que nous pouvons en tuer un, lui prendre sa fourrure et nous en draper. Et ensuite nous pouvons la léguer à nos enfants et petits-enfants.

Le second argument de Wallace contre « le pur hasard à l'origine des dons d'un Mozart » fait appel à ce que l'on pourrait appeler l'intelligence potentielle (une expression utilisée par Richard Gregory). Prenez un jeune membre à peine instruit d'une société aborigène contemporaine (voire servez-vous d'une machine à remonter le temps pour récupérer un homme de Cro-Magnon) et offrez-lui une éducation secondaire moderne à Rio, New York ou Tokyo. Il ne sera pas différent des autres enfants élevés dans ces villes. Selon Wallace, cela signifie que l'aborigène ou l'homme de Cro-Magnon possède une intelligence potentielle qui excède de loin tout ce dont il pourrait avoir besoin pour vivre dans son environnement naturel. Ce genre d'intelligence potentielle pourrait être opposé à l'intelligence cinétique, acquise par l'éducation. Mais pourquoi diable cette intelligence potentielle s'est-elle développée ? Elle n'est pas née pour permettre l'apprentissage du latin dans des écoles anglaises. Ni celui du calcul, bien qu'il soit à la portée de tout le monde si on veut s'en donner la peine. Quelle était la pression de la sélection pour l'émergence de ces capacités latentes ? La sélection naturelle peut seulement expliquer l'apparition de capacités réelles exprimées par l'organisme – jamais des potentielles. Quand elles sont utiles et concourent à la survie, elles sont transmises à la génération suivante. Mais que dire d'un gène au don pour les maths ? Quel avantage cela apporte-t-il à une personne non instruite ?

Wallace a écrit : « Les sauvages les plus primitifs avec les vocabulaires les moins abondants [ont] la capacité de prononcer divers sons articulés et de leur donner une quantité presque infinie de modulation et d'inflexion [qui] n'est en rien inférieure à celles des races [européennes] plus évoluées. Un outil a été développé en anticipation des besoins de son possesseur. » Et l'argument tient, encore mieux, pour d'autres capacités humaines ésotériques comme les mathématiques ou le talent musical.

Voilà le hic ! Un outil a été développé *en anticipation* des besoins de son possesseur, mais nous savons que l'évolution n'est pas capable de prévoir. Voilà un exemple où l'évolution paraît être capable d'anticiper. Comment est-ce possible ?

Wallace a vaillamment tenté de résoudre ce paradoxe. Comment l'amélioration de talents mathématiques ésotériques – sous une forme latente – affecte-t-elle la survie d'une race qui possède cette capacité latente et l'extinction d'une autre qui ne la possède pas ? « Il est un peu curieux, écrivait-il, que lorsque tous les écrivains modernes admettent la grande ancienneté de l'homme, la plupart défendent le développement très récent de l'intellect et refuseront d'envisager qu'aient pu exister des hommes, égaux à nous sur le plan des capacités mentales, aux temps préhistoriques. »

Mais nous savons qu'ils existaient. Les capacités crâniennes de l'homme de Neandertal et de Cro-Magnon étaient en fait plus grandes que la nôtre et il n'est pas inconcevable que leur intelligence potentielle latente ait été égale voire supérieure à celle de l'*Homo Sapiens*.

Est-il donc possible que ces incroyables aptitudes latentes aient émergé dans le cerveau préhistorique pour ne devenir réalité que dans le dernier millier d'années ? Réponse de Wallace : C'est l'œuvre de Dieu ! « Une intelligence supérieure a dû diriger le développement de la nature humaine. » La grâce humaine est une expression terrestre de la « grâce divine ».

C'est là que Wallace s'est séparé de Darwin qui a résolument maintenu que la sélection naturelle était la première force de l'évolution et qu'elle pouvait expliquer l'émergence des traits mentaux les plus ésotériques, sans l'aide d'un être suprême.

Comment un biologiste moderne pourrait-il résoudre le paradoxe de Wallace ? Il soutiendrait probablement que des traits humains ésotériques et « avancés » comme le don pour les maths et la musique sont des manifestations spécifiques de ce que l'on appelle généralement « l'intelligence moyenne » – elle-même la production d'un cerveau « emballé » qui a explosé en taille et en complexité au cours des trois derniers millions d'années [10]. L'intelligence moyenne a évolué afin qu'on puisse communiquer, chasser, engranger de la nourriture, se livrer à des rituels sociaux compliqués et faire les mille et une choses qui plaisent aux humains et les aident à survivre. Mais une fois cette intelligence en place, on pouvait en faire n'importe quel usage, comme le calcul, la musique, et la conception d'instruments scientifiques pour étendre la portée de nos sens. Prenons une analogie. Pensez à la main humaine, par exemple : même si elle a développé son extraordinaire polyvalence afin de saisir des branches d'arbre, on peut à présent l'utiliser pour compter, écrire des poèmes, bercer bébé, brandir un sceptre et faire des ombres chinoises.

Mais pour ce qui est de l'esprit, l'argument ne tient pas selon moi. Je ne dis pas qu'il soit faux, mais l'idée que l'aptitude à transpercer une antilope d'une lance ait ensuite servi pour le calcul me paraît un peu douteuse. J'aimerais suggérer une autre explication, qui nous ramène non seulement au syndrome de l'idiot savant mais aussi au problème plus général de l'émergence sporadique de talents et de génie dans une population normale.

Les « idiots savants » sont des êtres dont les capacités mentales ou l'intelligence moyenne sont abyssalement basses mais qui présentent des îlots de talent époustouflants. Par exemple, on connaît des idiots savants au QI inférieur à 50 qui, à peine capables de s'intégrer dans une société normale, peuvent aisément citer un nombre premier à huit chiffres, un exploit que la plupart des profs de maths titulaires seraient incapables d'égaler. Un idiot savant a trouvé la racine cubique d'un nombre à six chiffres et doublé 8 388 628 vingt-quatre fois pour obtenir 140 737 355 328 en quelques secondes. Ces individus sont une réfutation vivante de l'argument voulant que les talents spécialisés soient simplement des utilisations astucieuses de l'intelligence moyenne [11].

Les domaines de l'art et de la musique regorgent d'idiots savants dont les talents ont ébahi et ravi des publics à travers les temps. Oliver Sacks décrit Tom, un garçon de treize ans qui était aveugle et incapable de lacer ses chaussures. Sans avoir jamais reçu la moindre formation musicale, il a appris à jouer du piano rien qu'en écoutant des pianistes. Il absorbait des arias rien qu'en les entendant et pouvait interpréter n'importe quel morceau de musique au premier essai aussi bien que n'importe quel concertiste. L'un de ses exploits les plus remarquables fut de jouer trois morceaux à la fois. D'une main, il jouait « Fisher's Horn Pipe », de l'autre « Yankee Doodle Dandy », tout en chantant « Dixie ». Il pouvait aussi jouer du piano en tournant le dos au clavier. Tom composait sa propre musique, mais, comme l'a fait remarquer un observateur : « Il a l'air d'être un agent inconscient agissant parce qu'agi et son esprit est un récepteur vide où la nature emmagasine ses joyaux pour y faire appel à volonté. »

Nadia, dont le QI oscillait entre 60 et 70, était un génie artistique. À l'âge de six ans, elle présentait tous les symptômes d'un autisme grave – comportement ritualiste, incapacité d'avoir des rapports avec autrui et langage limité. Elle pouvait à peine aligner deux mots. Pourtant, malgré sa jeunesse, Nadia était capable de dessiner des images très ressemblantes des gens qui l'entouraient, de chevaux, voire de scènes complexes ne ressemblant en rien aux gribouillis des enfants de son âge. Ses dessins étaient si animés qu'ils semblaient jaillir de la feuille et ils n'auraient pas déparé une galerie de Madison Avenue (figure 9.2).

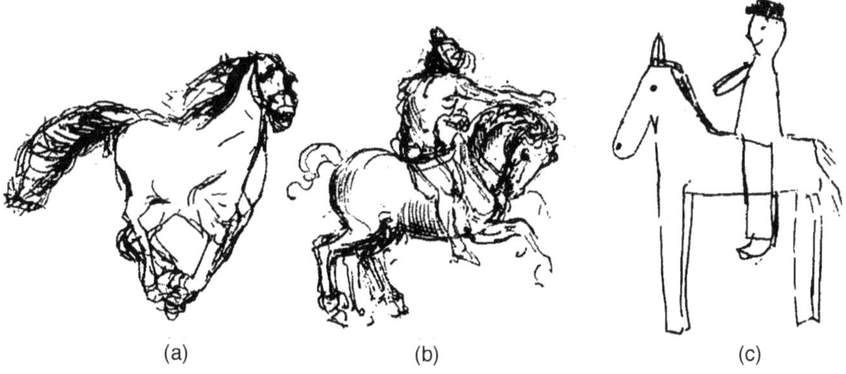

Figure 9.2
(a) Un cheval dessiné par Nadia, l'idiote savante autiste, à l'âge de cinq ans. (b) Un cheval dessiné par Léonard de Vinci. (c) Un cheval dessiné par un enfant normal de huit ans. Notez que le dessin de Nadia est très supérieur à celui de l'enfant de huit ans et presque aussi bon (voire meilleur) que le cheval de Vinci. (a) et (c) sont tirés de Nadia *de Lorna Selfe, avec l'aimable autorisation d'Academic Press, New York.*

D'autres idiots savants ont des talents incroyablement précis. Un garçon peut vous donner l'heure, à la seconde, sans regarder une montre. Il peut même le faire dans son sommeil : il lui arrive de marmonner l'heure exacte en rêvant. « L'horloge » dans sa tête est aussi exacte qu'une Rolex. Une autre pouvait évaluer les dimensions exactes d'un objet à six mètres de distance. Vous et moi proposerions une approximation. Elle affirmait : « Ce rocher fait exactement soixante centimètres de haut et vingt-sept centimètres et demi de large. » Et elle avait raison.

Ces exemples montrent que les talents ésotériques spécialisés n'émergent pas spontanément de l'intelligence moyenne, car si tel était le cas, comment un idiot pourrait-il les posséder ?

Il n'est pas non plus nécessaire d'invoquer l'exemple pathologique extrême d'idiots savants pour le démontrer, car il existe un élément de ce syndrome dans chaque personne douée et dans chaque génie. Le « génie », contrairement à l'erreur courante, n'est pas synonyme d'intelligence surhumaine. La plupart des génies que j'ai eu le privilège de rencontrer ressemblent plus à des idiots savants qu'ils ne voudraient bien l'admettre – extraordinairement talentueux dans une poignée de domaines mais très ordinaires à d'autres égards.

Pensez à l'histoire célèbre du génie mathématique indien Ramanujan qui, au début du siècle, était employé de bureau dans le port de Madras, à quelques kilomètres du lieu de ma naissance. Il sortait du collège où il avait obtenu de mauvais résultats dans toutes les matières et il n'avait pas reçu de formation en mathématiques. Cela ne l'empêchait pas d'être incroyablement doué en maths et d'en être obsédé. Comme il était pauvre au point de ne pas pouvoir s'offrir du papier, il notait ses équations mathématiques sur de vieilles enveloppes et il découvrit plusieurs nouveaux théorèmes avant l'âge de vingt-deux ans. Ne connaissant aucun théoricien des maths en Inde, il décida de communiquer ses découvertes à plusieurs mathématiciens d'autres parties du monde, dont Cambridge en Angleterre. L'un des premiers théoriciens du nombre de l'époque, G.H. Hardy, reçut ses gribouillis et se dit aussitôt que Ramanujan était un cinglé. Après avoir jeté un œil dessus, il partit jouer au tennis. Pendant la partie, les équations de Ramanujan ne cessèrent de le hanter. « Je n'avais encore rien vu de semblable. Elles doivent être vraies parce que personne n'aurait l'imagination pour les inventer. » Il s'empressa de rentrer et de vérifier l'exactitude des équations compliquées, vit que la plupart étaient exactes et envoya immédiatement un mot à son confrère J.E. Littlewood qui examina aussi les manuscrits. Les deux sommités comprirent rapidement que Ramanujan était probablement un génie de très gros calibre. Ils l'invitèrent à Cambridge, où il travailla de nombreuses années et finit par les surpasser grâce à l'originalité et à l'importance de ses contributions.

Je parle de cette histoire parce que, si vous deviez dîner avec Ramanujan, vous le trouveriez très ordinaire. Il ressemblait à tout un chacun malgré ses dons en mathématiques complètement hors normes – presque surnaturels. Une fois de plus, si l'aptitude mathématique est simplement une fonction de l'intelligence moyenne, une conséquence du fait que le cerveau a grossi et s'est amélioré, alors davantage de gens intelligents devraient être meilleurs en maths, et vice versa. Mais si vous rencontriez Ramanujan, vous sauriez que ce n'est pas vrai.

Quelle est la solution ? La propre « explication » de Ramanujan – il prétend que les équations lui ont été murmurées dans ses rêves par la déesse du village, Namagiri – ne nous avance guère. Mais deux autres possibilités me viennent à l'esprit.

Le premier point de vue, plus parcimonieux, est que l'intelligence moyenne est en fait la somme de plusieurs traits mentaux différents – les gènes et les traits s'influençant mutuellement. Comme les gènes s'associent au hasard dans la population, de temps à autre on obtient une combinaison fortuite de traits – comme une imagerie visuelle vivace associée à d'excellentes compétences numériques – et ce genre de mélange peut donner lieu à toutes sortes d'interactions inattendues. C'est ainsi qu'est né cet extraordinaire épanouissement de talents que l'on nomme génie – les dons d'un Einstein capable de « visualiser » ses équations, ou d'un Mozart qui non seulement entendait mais voyait ses compositions musicales s'organiser dans son esprit. Ce genre de génie est rare parce que ces heureuses combinaisons génétiques le sont.

Mais cet argument pose un problème. Si le génie résulte de combinaisons génétiques heureuses, comment explique-t-on les talents de Nadia et de Tom, dont l'intelligence moyenne est catastrophique ? (En effet, les aptitudes sociales d'un idiot savant autiste peuvent être inférieures à celles d'un bonobo.) En outre, on voit mal pourquoi un talent aussi unique devrait en fait être plus courant chez les idiots savants que dans la population globale qui possède davantage de traits sains à brasser à chaque génération. (Jusqu'à dix pour cent des enfants autistes ont l'oreille absolue, contre seulement un ou deux pour cent de la population globale.) En outre, chez cet individu, les traits devraient précisément « s'emboîter » et interagir pour donner un résultat élégant plutôt qu'un non-sens, un scénario aussi improbable que de voir une fédération de cancres produire un travail de génie artistique ou scientifique.

Cela m'amène à la seconde explication du syndrome de l'idiot savant et du génie en général. Comment un individu incapable de lacer ses chaussures ou d'alimenter une conversation normale peut-il calculer des nombres premiers ? La réponse se trouve peut-être dans une région de l'hémisphère gauche, le gyrus angulaire qui, en cas de lésion, rend certaines personnes (comme Bill, le pilote du premier chapitre) incapables de faire des calculs simples, comme de soustraire 7 de 100. Cela ne signifie pas que le gyrus angulaire gauche soit le module des maths du cerveau, mais on peut dire que cette structure joue un rôle essentiel pour le calcul, mais non pour le langage, la mémoire ou la vision. Il semble qu'on ait besoin du gyrus angulaire gauche pour les maths.

Mettons que les idiots savants souffrent d'une lésion cérébrale précoce avant ou peu après la naissance. Est-il possible que leur cerveau subisse une forme de mise à jour topographique comme chez les patients ayant des membres fantômes ? Est-ce que la blessure prénatale ou néonatale conduit à un rebranchement inhabituel ? Chez les idiots savants, une partie du cerveau peut pour quelque raison obscure recevoir des influx plus élevés que la moyenne ou une impulsion équivalente pour devenir plus dense et plus grand – un énorme gyrus angulaire, par exemple. Quelle serait la conséquence pour le don des maths ? Cela produirait-il un enfant capable de trouver des nombres premiers à huit chiffres ? En vérité, nous en savons si peu sur la manière dont les neurones effectuent ce genre d'opérations abstraites qu'il est difficile de prédire les retentissements d'un tel changement. Un gyrus angulaire doublé de volume pourrait conduire non à une simple multiplication par deux des dons mathématiques mais à une augmentation logarithmique ou centuple. On peut imaginer une explosion de talents résultant de cette augmentation du volume cérébral simple mais « anormale ». Le même argument pourrait s'appliquer à la musique, au langage, à n'importe quel trait humain [12].

Cet argument est loufoque et effrontément spéculatif, mais au moins il est vérifiable. Un idiot savant des maths devrait avoir un gyrus angulaire gauche grand ou hypertrophié, tandis qu'un idiot savant artiste aurait un gyrus angulaire droit hypertrophié. Ce genre d'expériences n'a pas été fait, à ma connaissance, bien que nous sachions qu'une lésion du cortex pariétal droit, où se trouve le gyrus angulaire, peut sérieusement perturber les talents artistiques (comme une lésion au gauche, le calcul).

On peut avancer un argument semblable pour expliquer l'émergence occasionnelle de génie ou de talent extraordinaire dans la population normale, ou pour répondre à la question particulièrement délicate de savoir comment ces capacités sont apparues dans l'évolution. Peut-être que lorsque le cerveau atteint une masse critique, des traits nouveaux et imprévus, des propriétés qui ne sont pas spécifiquement choisies par la sélection naturelle émergent. Peut-être que le cerveau devait grossir pour une autre raison d'adaptation – lancer des lances, parler ou naviguer – et que le moyen le plus simple d'y parvenir était d'augmenter un ou deux morphogènes (gènes qui modifient la taille et la forme des organismes en développement). Mais comme une telle croissance hormonale ou morphogène ne peut augmenter de manière sélective la taille de certaines parties en en épargnant d'autres, le bonus est peut-être un cerveau plus gros, dont un gyrus angulaire énorme et l'accroissement démultiplié des dons en maths. Remarquez que cet argument est très différent de la croyance très répandue voulant que l'on développe une aptitude très « moyenne » avant de la déployer pour une compétence particulière.

Si on pousse cette spéculation encore plus loin, il est possible que des humains soient sexuellement séduits par ce genre de talents ésotériques – qu'il s'agisse de musique, de poésie, de dessin ou de maths – surtout parce qu'ils sont le signe extérieur visible d'un cerveau géant ? Comme la grande queue irisée du paon ou les défenses majestueuses de l'éléphant constituent une publicité pour la santé de l'animal, l'aptitude humaine à chanter un air ou à écrire un sonnet serait l'indice d'un cerveau supérieur. (Cette vérité affichée joue peut-être un rôle important dans le choix du partenaire. En effet Richard Dawkins a suggéré, en ne plaisantant qu'à moitié, que la taille et la force d'une érection masculine peuvent être des indices de l'état de santé général.)

Ce raisonnement soulève des possibilités fascinantes. Par exemple, on pourrait injecter des hormones ou des morphogènes dans le cerveau d'un fœtus ou d'un nourrisson pour tenter d'en augmenter artificiellement la taille. Cela donnerait-il une race de génies doués de talents surhumains ? Inutile de dire qu'il serait contraire à l'éthique de pratiquer l'expérience sur des humains, mais un mauvais génie pourrait être tenté de l'essayer sur des grands singes. Dans ce cas, verrait-on une soudaine floraison de talents mentaux extraordinaires chez ces singes ? Pourrait-on accélérer le rythme de l'évolution simienne par le biais d'une combinaison de génie génétique, d'intervention hormonale et de sélection artificielle ?

Mon argument de base sur les idiots savants – à savoir que certaines régions cérébrales spécialisées peuvent avoir grossi au détriment d'autres – peut s'avérer ou non. Mais même s'il tient la route, n'oubliez pas qu'aucun idiot savant ne sera jamais un Picasso ou un Einstein. Pour être un vrai génie, il faut d'autres capacités, pas seulement des îlots de talent. La plupart des idiots savants ne sont pas vraiment créatifs. Si vous regardez un dessin de Nadia, vous voyez effectivement une capacité artistique créative [13], mais chez les idiots savants matheux ou musiciens, on ne trouve pas d'exemples de ce type. Il semble leur manquer la qualité ineffable appelée créativité, qui nous met face à l'essence même de ce que c'est que d'être humain. Certains affirment que la créativité est simplement l'aptitude à relier au hasard des idées apparemment sans rapport, mais cela ne suffit pas. Le singe proverbial avec une machine à écrire finira par taper une pièce de Shakespeare, mais il lui faudrait un milliard de vies avant de produire une seule phrase intelligible – sans parler d'un sonnet ou d'une pièce.

Récemment, quand j'ai confié à un confrère mon intérêt pour la créativité, il m'a répété l'argument usé qui consiste à dire que nous remuons simplement des idées dans notre tête, produisant des combinaisons aléatoires jusqu'à ce que l'on tombe sur de satisfaisantes sur le plan esthétique. Je l'ai donc défié de remuer des mots et des idées pour trouver une seule métaphore évocatrice de l'expression « pousser les choses à des extrêmes ridicules » ou « en faire trop ». Il s'est gratté la tête et, au bout d'une demi-heure, a fini par avouer qu'il ne trouvait rien d'original (malgré son QI verbal très élevé, ajouterai-je). Je lui ai alors fait remarquer que Shakespeare avait entassé cinq métaphores de ce genre dans une seule phrase :

> *« ... dorer l'or raffiné, peindre le lis, jeter un parfum*
> *sur la violette, polir la glace, ou ajouter une nouvelle couleur*
> *à l'arc-en-ciel... c'est autant d'excès inutiles et ridicules. »*

Cela paraît si simple. Mais comment se fait-il que Shakespeare y ait songé et personne d'autre ? Chacun de nous dispose des mêmes mots. L'idée n'a rien de compliqué ni d'ésotérique. En fait, elle devient claire comme de l'eau de roche une fois qu'elle est expliquée et elle possède cette qualité universelle – « comment n'y ai-je pas pensé plus tôt ? » – qui caractérise les idées les plus belles et créatrices. Or vous et moi ne trouverions jamais une série aussi élégante de métaphores en nous contentant de déterrer et de mélanger au hasard des mots dans notre tête. Ce qui manque, c'est l'étincelle créatrice du génie, un trait qui reste aussi mystérieux pour nous qu'il l'était pour Wallace. Pas étonnant qu'il se soit senti obligé de faire appel à l'intervention divine.

CHAPITRE 10

Mourir de rire

Dieu est un comique jouant devant un public qui a peur de rire.

Friedrich NIETZSCHE.

Dieu est un pirate.

Francis CRICK.

En 1931, le matin de l'enterrement de sa mère, Willy Anderson – un plombier londonien de vingt-cinq ans – mit un costume noir neuf, une chemise blanche et d'élégantes chaussures prêtées par son frère. Il avait beaucoup aimé sa mère, et son chagrin était visible. Les proches se réunirent et suivirent dans le recueillement un office d'une heure dans une église où régnait une chaleur étouffante. Willy fut soulagé de sortir enfin dans l'air frais du cimetière pour rendre un dernier hommage à la défunte. Mais à l'instant où les fossoyeurs descendaient le cercueil dans la tombe, il éclata de rire. Cela commença par une sorte de grognement étouffé qui se transforma bientôt en gloussement prolongé. Willy baissa la tête et se masqua la bouche de sa main droite, dans une tentative désespérée d'étouffer cette gaieté déplacée. En vain. Malgré lui et à son grand embarras, il s'esclaffa littéralement. Il dut s'éloigner sous les yeux de l'assistance ébahie.

Ce soir-là, son cousin le conduisit à l'hôpital. Le rire s'était calmé au bout de quelques heures, mais il était si inexplicable, si incongru, que toute la famille avait le sentiment qu'il fallait le traiter comme une urgence médicale. Le Dr Astley Clark, le médecin de garde, examina les pupilles de Willy et vérifia ses fonctions vitales. Deux jours plus tard, une infirmière trouvait son patient gisant inconscient sur son lit, après une grave hémorragie méningée. Willy mourut sans reprendre conscience. L'autopsie révéla une rupture d'anévrisme dans une artère à la base du cerveau qui avait comprimé une partie de son hypothalamus, des corps mamillaires et autres structures sur le plancher du cerveau.

Âgée de cinquante-huit ans, Ruth Greenough dirigeait une petite bibliothèque de quartier à Philadelphie. Malgré une légère attaque, elle continuait à travailler. Un matin de 1936, elle fut prise d'une violente migraine, et quelques secondes après, ses yeux se révulsèrent et elle se mit à rire. À rire si fort qu'elle en tremblait et était incapable de s'arrêter. Les expirations courtes se succédèrent si rapidement que son cerveau fut bientôt privé d'oxygène. Ruth se mit à transpirer abondamment et à porter de temps à autre la main à sa gorge comme si elle étouffait. L'injection de morphine que lui fit un médecin n'eut aucun effet. Elle continua à rire pendant une heure et demie, avec les yeux bien ouverts mais révulsés. Elle était consciente et capable d'obéir aux instructions du médecin sans pouvoir articuler un mot. Elle finit par s'allonger, complètement épuisée. Son rire persistait, mais silencieux. Puis elle sombra dans le coma et rendit l'âme au bout de vingt-quatre heures. Elle est littéralement morte de rire. L'autopsie a révélé qu'une cavité au milieu du cerveau (le troisième ventricule) était remplie de sang. Une hémorragie s'était produite, touchant le plancher de son thalamus et comprimant plusieurs structures voisines. Le Dr Purdon Martin, le neurologue anglais qui a décrit le cas de Ruth, a déclaré : « Le rire est une parodie, mais la grande ironie, c'est que le rire s'impose au patient comme un présage de sa propre ruine [1]. »

Plus récemment, la revue britannique *Nature* a rapporté un cas moderne de rire provoqué par une stimulation électrique directe du cerveau lors d'une opération. La patiente, Susan, était une adolescente de quinze ans qu'on soignait pour une épilepsie réfractaire. Les médecins qui espéraient exciser le tissu au point focal de ses crises exploraient des régions voisines pour s'assurer qu'ils ne supprimeraient pas de fonctions d'une importance critique. Quand le chirurgien stimula le cortex moteur complémentaire de Susan (proche d'une région des lobes frontaux qui reçoit des afférences des centres émotionnels du cerveau), il obtint une réaction inattendue. Susan fut prise d'un fou rire incontrôlable (elle n'était pas sous anesthésie). Bizarrement, elle attribua son hilarité à ce qu'elle voyait autour d'elle, dont la photo d'un cheval, et ajouta que les gens qui l'entouraient avaient l'air incroyablement drôles. Aux médecins, elle déclara : « Vous êtes à mourir de rire, plantés là[2]. »

Le genre de rire pathologique observé chez Willy et Ruth est rare ; la littérature médicale n'en recense qu'une vingtaine de cas. Mais quand on les rassemble, on est frappé par un détail. L'activité anormale ou la lésion qui provoque des gloussements est presque toujours située dans des portions du système limbique, un ensemble de structures comprenant l'hypothalamus, les corps mamillaires et le gyrus cingulaire qui jouent un rôle dans les émotions (voir figure 8.1). Vu la complexité du rire et ses accents culturels infinis, je trouve un peu déconcertant qu'un amas relativement petit de structures cérébrales soit derrière le phénomène – une sorte de « circuit du rire ».

Toutefois, identifier l'emplacement de ce circuit ne nous dit pas pourquoi le rire existe ni quelle est sa fonction biologique. (On ne peut pas dire qu'il se soit développé parce que c'est bon. Ce serait tourner en rond. Autant affirmer que la sexualité existe parce que c'est bon au lieu de dire que c'est bon parce que cela donne une motivation de répandre ses gènes.) Demander pourquoi un trait donné s'est développé (qu'il s'agisse du bâillement, du rire, des pleurs ou de la danse) est absolument essentiel pour comprendre sa fonction biologique, or cette question est rarement soulevée par les neurologues qui étudient des patients cérébrolésés. C'est étonnant puisque le cerveau a été formé par la sélection naturelle au même titre que n'importe quel autre organe, comme les reins, le foie ou le pancréas.

Heureusement les choses changent, grâce en partie à la « psychologie évolutionniste », la nouvelle discipline dont j'ai parlé au chapitre précédent[3]. Le principe central de ce domaine controversé est que de nombreux traits saillants du comportement humain passent par le biais de modules spécialisés (des organes mentaux) formés spécifiquement par la sélection naturelle. Pendant que nos ancêtres du pléistocène s'ébattaient en petits groupes dans les savanes, leur cerveau inventait des solutions pour leurs problèmes quotidiens – reconnaître un parent, choisir des partenaires sexuels sains ou fuir de la nourriture dégageant une odeur désagréable.

Par exemple, les psychologues évolutionnistes diraient que notre dégoût des fèces – loin de nous être enseigné par nos parents – est probablement inscrit dans notre cerveau. Comme les fèces risquent de renfermer des bactéries, des œufs et des parasites infectieux, nos ancêtres hominidés qui possédaient des gènes de « dégoût des fèces » survécurent et transmirent ces gènes, tandis que ceux qui en étaient privés furent balayés de la surface de la Terre (contrairement aux bousiers qui doivent trouver irrésistible l'odeur des excréments). Cette idée explique peut-être même pourquoi les fèces infectées par le choléra, la salmonellose ou la shigellose sentent particulièrement mauvais[4].

La psychologie évolutionniste est l'une de ces disciplines qui ont tendance à polariser les scientifiques. Ou vous êtes pour, ou bien passionnément contre, comme certains sont nativistes (les gènes déterminent tout) ou empiristes (le cerveau est une ardoise vide dont les circuits sont ensuite déterminés par l'environnement, dont la culture). En fait, le cerveau se révèle beaucoup moins ordonné que ne l'impliquent ces dichotomies simplistes. Pour certains traits – et je vais démontrer que le rire en fait partie –, le point de vue évolutionniste est essentiel et contribue à expliquer pourquoi il existe un circuit du rire spécialisé. Pour d'autres traits, cette approche est une perte de temps (comme nous l'avons noté au chapitre 9, la notion qu'il puisse exister des gènes ou des organes mentaux pour la cuisine est idiot, même s'il s'agit d'un trait humain universel).

Plus que toute autre discipline, la psychologie évolutionniste a l'art de rendre floue la distinction entre réalité et fiction, un problème exacerbé par le fait que la plupart de ses explications sont impossibles à vérifier : on ne peut pas faire d'expériences pour les confirmer ou les infirmer. Certaines des théories proposées – nous posséderions des mécanismes génétiquement programmés pour nous aider à détecter des partenaires féconds, ou bien les femmes ont des nausées matinales pour protéger le fœtus d'empoisonnement alimentaire – sont ingénieuses. D'autres paraissent ridiculement tirées par les cheveux. Un jour que j'étais d'humeur espiègle, j'ai rédigé une parodie de psychologie évolutionniste rien que pour embêter mes confrères dans ce domaine. Je voulais voir jusqu'où on pouvait aller dans l'invention d'explications évolutionnistes arbitraires et invérifiables pour des aspects du comportement humain que la plupart jugerait d'origine « culturelle ». Le résultat fut une satire intitulée : « Pourquoi les hommes préfèrent-ils les blondes ? » J'ai soumis mon essai à une revue médicale qui l'a aussitôt accepté. Je n'en revenais pas. J'ai également été très étonné de voir que pas mal de mes confrères ne s'esclaffaient pas devant ma prose ; pour eux, il s'agissait d'une argumentation parfaitement plausible, non d'une parodie [5]. (Si cela vous intéresse, je le décris dans les notes.)

Et le rire ? Peut-on trouver une explication évolutionniste raisonnable, ou la vraie signification du rire nous échappera-t-elle toujours ?

Si un éthologue venu d'ailleurs débarquait sur Terre et nous observait, nous autres humains, il serait mythifié par de nombreux aspects de notre comportement, mais je parierais que le rire serait un des premiers sur la liste. En nous regardant vivre, il remarquerait que de temps à autre, nous nous interrompons brusquement, nous grimaçons et produisons un bruit répétitif sonore. Quelle fonction peut donc remplir ce comportement mystérieux ? Il ne fait aucun doute que les facteurs culturels influencent l'humour et ce que l'on juge drôle – on attribue un bon sens de l'humour aux Anglais, tandis que les Allemands ou les Suisses sont censés en être plutôt dénués. Mais même si c'est vrai, pourrait-il tout de même y avoir une sorte de « structure profonde » à la base de l'humour ? Les détails du phénomène varient d'une culture à l'autre et sont influencés par l'éducation reçue, mais cela ne signifie pas qu'il n'existe pas de mécanisme génétiquement déterminé pour le rire – un dénominateur commun à la base de tous les types d'humour. Effectivement, de nombreuses personnes ont laissé entendre qu'un tel mécanisme existait et les théories sur les origines biologiques de l'humour et du rire ont une longue histoire qui remonte à Schopenhauer et Kant, deux philosophes allemands manquant singulièrement d'humour.

Prenons l'histoire drôle suivante :

Un homme muni d'un sac en papier entre dans un bar et commande un verre. Le barman lui sourit, le sert puis, incapable de refréner sa curiosité, lui demande : « Qu'est-ce que vous avez dans ce sac ? » L'homme lâche un petit rire et répond : « Vous voulez voir ? Pourquoi pas ? » Et il sort du sac un piano minuscule, d'une quinzaine de centimètres de haut. « Qu'est-ce que c'est que ça ? » s'exclame le barman. L'homme ne dit rien, fourre de nouveau la main dans le sac et en sort un homme minuscule, d'une trentaine de centimètres de haut, qu'il assoit devant le piano. « Ça alors ! s'écrie le barman, complètement ébahi, je n'ai jamais rien vu de pareil. » Le petit homme se met à jouer du Chopin. « Nom d'un chien, s'écrie le barman. Où l'avez-vous dégotté ? » L'homme soupire : « J'ai trouvé une lampe magique renfermant un bon génie. Il vous accorde tout ce que vous voulez, mais vous n'avez droit qu'à un souhait. » « Ben voyons ! » ricane le barman. « Vous ne me croyez pas », réplique l'autre, un peu vexé. Il sort de la poche de son manteau une lampe en argent avec une poignée ouvragée. « Voilà la lampe du génie. Frottez-la si vous ne me croyez pas. » Le barman prend la lampe, jette un regard sceptique à son interlocuteur et frotte l'objet. Et crac ! un génie apparaît, s'incline devant le barman et lui dit : « Monsieur, faites un vœu. Et je le réaliserai. » Le barman en reste bouche bée puis, reprenant ses esprits, enchaîne : « Eh bien, soit ! Donnez-moi un milliard ! » Le génie agite sa baguette magique et soudain un billard atterrit au milieu du bar. Le barman se tourne vers son client : « Qu'est-ce qu'il a ce génie ? J'ai demandé un milliard et il me file un billard. Il est sourd ou quoi ? » L'homme le regarde et répond : « Vous croyez vraiment que j'avais réclamé un pianiste mesurant trente centimètres ? »

Pourquoi cette blague est-elle drôle ? Et qu'a-t-elle de commun avec les autres ? Malgré leur diversité apparente, la plupart des histoires et des incidents drôles ont la structure logique suivante : vous suscitez l'attente chez votre interlocuteur en faisant lentement monter la tension. À la toute dernière seconde, vous introduisez un revirement inattendu qui entraîne une réinterprétation totale de tout ce qui précède. En outre, il est essentiel que la nouvelle interprétation, bien que complètement inattendue, soit autant la suite logique de toutes les données que l'interprétation initialement attendue. À cet égard, les blagues ont beaucoup en commun avec la créativité scientifique, avec ce que Thomas Kuhn appelle un « changement de paradigme » en réaction à une seule « anomalie ». (Ce n'est probablement pas une coïncidence si beaucoup des scientifiques les plus créatifs ont un grand sens de l'humour.) Bien entendu, l'anomalie dans la blague est la chute traditionnelle et la blague n'est « drôle » que si l'interlocuteur comprend la chute en voyant dans un éclair de perspicacité en quoi une interprétation complètement nouvelle de la même série de données peut intégrer la chute anormale. Plus l'attente est longue et ponctuée d'imprévus, plus la chute sera drôle. Les bons humoristes se servent de ce principe en s'ingéniant à faire monter la tension, car rien n'est plus mortel pour l'humour qu'une chute prématurée.

Mais si l'introduction d'un revirement soudain est nécessaire pour la genèse de l'humour, cela ne suffit pas. Mettons que mon avion s'apprête à atterrir à San Diego et que je boucle ma ceinture. Le pilote annonce soudain que les « secousses » que lui (et moi) avions précédemment attribuées à des turbulences sont en fait dues à une panne de moteur et qu'il est nécessaire de se délester de carburant avant d'atterrir. Un changement de paradigme s'est opéré dans mon esprit, mais cela ne me donne pas du tout envie de rire. Cela m'oriente plutôt vers l'anomalie et me prépare à y faire face. Un autre exemple. Un jour, des amis d'Iowa City m'avaient prêté leur maison. Je me suis donc retrouvé seul dans un lieu peu familier. Au beau milieu de la nuit, j'allais m'endormir quand j'ai entendu un bruit au rez-de-chaussée : « Ce doit être le vent. » Au bout de quelques minutes, un autre bruit sourd, plus fort que le précédent, m'a tiré de mon sommeil. Une fois de plus je l'ai « rationalisé » et je me suis rendormi. Vingt minutes plus tard, un bruit très violent me faisait bondir hors de mon lit. Que se passait-il ? Était-ce un cambrioleur ? Bien entendu, mon système limbique étant activé, j'ai « orienté », attrapé une torche et j'ai dévalé l'escalier. Rien de drôle jusque-là. C'est alors que j'ai vu par terre un grand vase en morceaux et un gros chat tigré à côté – le coupable ! En l'occurrence, j'ai éclaté de rire parce que j'ai compris que l'anomalie que j'avais détectée et le changement de paradigme postérieur avaient peu d'importance. Tout pouvait être expliqué par la présence du chat plutôt que par la théorie plus menaçante du cambrioleur.

Sur la base de cet exemple, nous pouvons affiner notre définition de l'humour et du rire. Quand une personne longe le chemin de l'attente et qu'il se produit un retournement soudain qui entraîne une réinterprétation totale des mêmes faits et que la nouvelle interprétation a des implications banales plutôt que terrifiantes, le rire surgit.

Mais pourquoi le rire ? Pourquoi ce son explosif et répétitif ? Le point de vue de Freud voulant que le rire libère une tension interne refoulée ne tient pas vraiment debout si on ne recourt pas à une métaphore hydraulique compliquée et forcée. Il expliquait que de l'eau s'accumulant dans un système de tuyaux va trouver sa sortie par la voie de moindre résistance (comme une valve de sécurité s'ouvre quand une trop grande pression s'accumule dans le système) et que le rire pourrait fournir une soupape de sûreté semblable pour permettre l'évacuation de l'énergie psychique (quoi que cela veuille dire). Cette « explication » ne me satisfait pas ; elle appartient à cette classe d'explications que Peter Medawar a qualifiée d'« analgésiques » : celles qui « atténuent la douleur de l'incompréhension sans en supprimer la cause ».

En revanche, pour un éthologue, toute vocalisation stéréotypée implique presque toujours que l'organisme s'efforce de communiquer quelque chose à son groupe social. De quoi pourrait-il s'agir dans le cas du rire ? Je dirais que son principal objectif est peut-être de permettre à l'individu d'alerter un de ses semblables que l'anomalie détectée est banale, qu'il n'y a pas de quoi s'inquiéter. En fait celui qui rit prévient qu'il s'agissait d'une fausse alerte, que les autres n'ont pas besoin de gaspiller leurs précieuses énergies pour réagir devant une fausse menace[6]. Cela explique aussi pourquoi le rire est si contagieux, car la valeur de ce type de signal s'amplifierait en se répandant dans le groupe social.

Cette « théorie de la fausse alerte » de l'humour peut aussi expliquer la grosse farce. Un passant – de préférence corpulent et imbu de lui-même – glisse sur une peau de banane et s'étale par terre. Si sa tête explosait en heurtant le trottoir, vous ne ririez pas en voyant le sang couler ; vous vous rueriez au secours du blessé ou vous précipiteriez vers le téléphone le plus proche pour appeler une ambulance. Mais s'il se relevait tranquillement, s'époussetait et reprenait sa route, vous éclateriez probablement de rire, signalant par là à ceux qui se tiennent non loin qu'il n'est pas nécessaire de courir l'aider. Bien entendu, devant Laurel et Hardy ou Mr. Bean, nous sommes plus enclins à tolérer que la malheureuse victime se blesse parce que nous sommes parfaitement conscients qu'il ne s'agit que d'un film.

Si ce modèle explique l'origine évolutionniste du rire, il ne nous éclaire pas sur les fonctions de l'humour chez l'homme moderne. Mais, une fois le mécanisme en place, il pouvait être aisément exploité dans d'autres buts. (C'est courant dans l'évolution. Les plumes se sont développées chez les oiseaux pour fournir une isolation avant d'être adaptées pour le vol.) La capacité de réinterpréter les événements à la lumière de nouvelles données a peut-être été affinée au cours des générations pour nous aider à juxtaposer par jeu des idées ou des concepts plus larges – en d'autres termes à faire preuve de créativité. Cette aptitude à considérer des idées familières sous de nouveaux angles (un élément essentiel de l'humour) pourrait être un antidote au conservatisme et un catalyseur d'invention. Le rire et l'humour sont peut-être la répétition générale de la créativité et, si c'est le cas, peut-être devrait-on introduire très tôt dans le programme des écoles élémentaires les blagues, jeux de mots et autres formes d'humour[7].

Si ces suggestions peuvent contribuer à expliquer la structure logique de l'humour, elles ne nous disent pas pourquoi l'humour lui-même sert parfois de mécanisme de défense psychologique. Est-ce une coïncidence, par exemple, si un nombre disproportionné de blagues traitent de sujets potentiellement troublants, comme la mort ou la sexualité ? Il est possible que les histoires drôles soient une tentative de banaliser des anomalies réellement troublantes en prétendant qu'elles sont sans importance ; on se distrait de son anxiété en déclenchant son propre mécanisme de fausse alerte. Ainsi un trait qui se développait pour apaiser autrui dans un groupe social devient intériorisé pour affronter des situations réellement stressantes et peut se manifester par ce qu'on appelle le rire nerveux. Donc, même un phénomène aussi mystérieux que le « rire nerveux » commence à prendre un sens à la lumière de certaines des idées évolutionnistes évoquées ici.

Le sourire peut également avoir de semblables origines évolutionnistes, comme une forme de rire « atténué ». Quand un de nos ancêtres primates voyait arriver un autre individu, peut-être commençait-il par lui montrer les dents dans une grimace menaçante, convaincu qu'il était qu'un inconnu est forcément un ennemi potentiel. Mais s'il reconnaissait dans le nouvel arrivant un ami ou un parent, il réprimait peut-être sa grimace, produisant ainsi un sourire, lequel peut avoir à son tour évolué en salut humain rituel : « Je sais que vous ne constituez pas de menace[8]. » Donc, selon moi, un sourire est une réaction d'orientation *avortée* du même genre que le rire.

Les idées évoquées jusqu'ici contribuent à expliquer les fonctions biologiques ainsi que l'éventuelle origine évolutionniste de l'humour, du rire et du sourire, mais elles ne nous apprennent rien sur les possibles mécanismes neuronaux sous-jacents. Revenons à Willy qui a succombé à l'hilarité lors de l'enterrement de sa mère et à Ruth qui est littéralement morte de rire. Leur comportement étrange implique l'existence d'un circuit du rire situé principalement dans des parties du système limbique et de ses projections dans les lobes frontaux. Vu le rôle connu du système limbique dans la production d'une réaction devant une menace ou alerte potentielle, il ne serait pas vraiment surprenant qu'il intervienne aussi dans la réaction d'orientation avortée en réponse à une fausse alerte – le rire. Certaines parties de ce circuit s'occupent des émotions – le sentiment de gaieté qui accompagne le rire – tandis que d'autres parties sont impliquées dans l'acte physique lui-même, mais pour l'instant nous ignorons de quelles parties il s'agit.

Il existe un autre trouble neurologique curieux, l'asymbolie à la douleur, qui offre des indices supplémentaires sur les structures neurologiques sous-jacentes du rire. Les patients atteints ne se plaignent pas de souffrir lorsqu'on leur pique délibérément le doigt avec une aiguille. Ils vous diront : « Docteur, je sens la douleur, mais cela ne me fait pas mal. » Apparemment ils ne ressentent pas l'impact de la douleur, facteur d'aversion. J'ai remarqué également que, Dieu sait pourquoi, nombre d'entre eux se mettent à glousser, comme si on les chatouillait. Par exemple, dans un hôpital de Madras en Inde, j'ai récemment examiné une institutrice qui m'a confié que la piqûre que je lui faisais dans le cadre d'un banal bilan neurologique lui paraissait incroyablement drôle – sans pouvoir expliquer pourquoi.

Je me suis intéressé à l'asymbolie à la douleur surtout parce qu'elle vient corroborer la théorie évolutionniste du rire que j'ai proposée dans ce chapitre. On voit souvent ce syndrome en cas de lésion d'une structure appelée l'insula – située au fond du sillon entre les lobes pariétaux et temporaux (et étroitement reliée aux structures abîmées chez Willy et Ruth). Cette structure reçoit des influx sensoriels, dont la douleur issue de la peau et des organes internes et envoie ses efférences vers des parties du système limbique (comme le gyrus cingulaire) de sorte qu'on commence à connaître la forte réaction d'aversion – le supplice – à la douleur. Une partie du cerveau de la personne (l'insula) lui dit : « Voilà quelque chose de doulou-reux, une menace potentielle », tandis qu'une autre (le gyrus cingulaire du système limbique) annonce une fraction de seconde plus tard : « Pas de quoi s'inquiéter ; il n'y a pas l'ombre d'une menace. » Ainsi les deux ingrédients clés – menace suivie de déflation – sont présents et le seul moyen pour le patient de résoudre le paradoxe est de rire, comme le prédirait ma théorie.

Ce même raisonnement peut expliquer pourquoi les cha-touilles font rire[9]. Vous vous approchez d'un enfant en tendant la main d'une manière menaçante. L'enfant s'interroge : « Va-t-il me faire mal, me secouer ou m'enfoncer le doigt dans le ventre ? » Non, vos doigts entrent légèrement en contact inter-mittent avec son ventre. Une fois de plus la recette – menace suivie de déflation – opère et l'enfant rit, comme pour informer ses copains : « Il ne nous veut pas de mal. C'est juste un jeu. » Cela peut d'ailleurs aider les enfants à pratiquer le genre d'exer-cice mental requis pour l'humour adulte. En d'autres termes, ce que nous appelons l'humour « cognitif sophistiqué » a la même forme logique que les chatouilles et emprunte donc les mêmes circuits neuronaux – le détecteur « menaçant mais inof-fensif » qui implique l'insula, le gyrus cingulaire et d'autres parties du système limbique. Ainsi la cooptation de mécanismes est la règle plutôt que l'exception dans l'évolution des traits phy-siques et mentaux (bien que dans ce cas, la cooptation se pro-duise pour une fonction liée d'un niveau supérieur plutôt que pour une fonction complètement différente).

Ces idées nourrissent un débat passionné qui occupe depuis dix ans biologistes et psychologues évolutionnistes. Deux camps s'opposent. L'un prétend (avec des démentis) que chacun de nos traits mentaux – ou au moins quatre-vingt-dix-neuf pour cent d'entre eux – est précisément choisi par la sélection natu-relle. L'autre, représenté par Stephen Jay Gould, qualifie les membres du premier d'« ultra-darwinistes » et prétend qu'il faut tenir compte d'autres facteurs. (Certains facteurs appartien-nent au processus de sélection lui-même et d'autres à la matière brute sur laquelle agit la sélection naturelle.) Tous les biolo-gistes de ma connaissance ont des idées bien arrêtées sur la nature de ces facteurs. Voici quelques-uns de mes exemples préférés :

• Ce qu'on observe maintenant peut être un bonus ou un produit dérivé utile d'un autre élément choisi dans un but complètement différent. Par exemple, un nez développé pour l'odorat, le réchauffement et l'humidification de l'air peut aussi servir de support à des lunettes. Les mains destinées au départ à s'agripper aux branches sont à présent utiles pour compter.

• Un trait peut être un raffinement (par le biais de la sélection naturelle) d'un autre trait choisi à l'origine dans un but complètement différent. Les plumes se sont développées à partir des écailles reptiliennes pour tenir chaud aux oiseaux mais ont été transformées depuis en plumes d'ailes pour le vol ; c'est ce que l'on appelle la préadaptation.

• La sélection naturelle ne peut choisir qu'à partir de ce qui est disponible, ce qui représente souvent un répertoire très limité, lequel est déterminé par l'histoire évolutionniste précédente de l'organisme, de même que par certaines voies de développement qui sont soit fermées, soit ouvertes de manière permanente.

Cela me surprendrait beaucoup que ces trois affirmations ne s'appliquent pas dans une certaine mesure aux nombreux traits mentaux qui constituent la nature humaine. En effet, maints autres principes de cette sorte (dont Dame chance ou contingence) ne sont pas couverts par l'expression « sélection naturelle [10] ». Pourtant les ultra-darwinistes s'accrochent au point de vue que presque tous les traits, autres que ceux qui sont manifestement acquis, sont des produits spécifiques de la sélection naturelle. Pour eux, la préadaptation, la contingence et le reste ne jouent qu'un rôle mineur dans l'évolution ; ce sont « des exceptions qui confirment la règle ». En plus, ils pensent qu'il est possible en principe de désassembler divers traits mentaux humains en tenant compte des contraintes d'environnement et de société. (L'ingénierie inverse, ou désassemblage, est l'idée qu'on comprend mieux comment quelque chose fonctionne en demandant à quel défi de l'environnement il est censé répondre. Une idée populaire, on ne s'en étonnera pas, chez les ingénieurs et les informaticiens.) En tant que biologiste, je suis enclin à suivre Gould, je pense que la sélection naturelle est sans aucun doute la force la plus importante de l'évolution, mais je crois aussi qu'il faut examiner chaque cas individuellement. Autrement dit, c'est un problème empirique que de savoir si un trait mental ou physique observé chez un animal ou un être humain a été choisi par la sélection naturelle. En outre, il existe des dizaines de moyens de résoudre un problème de l'environnement, et à moins de connaître l'histoire évolutionniste, la taxonomie et la paléontologie de l'animal que vous observez, vous ne pouvez pas trouver la route exacte qu'a empruntée ce trait particulier (comme des plumes, le rire ou l'ouïe) pour évoluer jusqu'à sa forme présente. On parle de la « trajectoire » suivie par le trait « dans le paysage de l'aptitude ».

Les trois petits os de notre oreille moyenne – marteau, enclume et étrier – incarnent mon exemple préféré de ce phénomène. Maintenant utilisés par l'ouïe, deux de ces os (le marteau et l'enclume) faisaient à l'origine partie de la mâchoire inférieure de nos ancêtres reptiliens qui s'en servaient pour la mastication. Les reptiles avaient besoin de mâchoires flexibles, comprenant plusieurs éléments et charnières afin d'avaler des proies géantes, tandis que les mammifères préféraient un seul os solide (dentaire) pour casser les noix et mâcher des substances résistantes comme des graines. Quand les reptiles sont devenus des mammifères, deux des os de la mâchoire ont été récupérés par l'oreille moyenne et utilisés pour amplifier les sons (en partie parce que les premiers mammifères étaient nocturnes et comptaient principalement sur l'ouïe pour leur survie). Il s'agit d'une solution si adaptée et si étrange qu'à moins de bien connaître l'anatomie comparée ou de découvrir des intermédiaires fossiles, on n'aurait jamais pu le déduire en se contentant de songer aux besoins fonctionnels de l'organisme. Contrairement au point de vue ultradarwiniste, l'ingénierie inverse ne marche pas toujours en biologie pour la simple raison que Dieu n'est pas un ingénieur, mais un pirate.

Quel rapport avec des traits humains comme le sourire ? Tout. Si mon argument pour le sourire est exact, même s'il a évolué par le biais de la sélection naturelle, toutes ses caractéristiques ne sont pas adaptées à la demande actuelle. Le sourire prend sa forme particulière non pas à cause de la seule sélection naturelle mais parce qu'il a évolué à partir de son opposé exact – la grimace menaçante. Il n'y a aucun moyen de le déduire de l'ingénierie inverse (ni de deviner sa trajectoire particulière dans le paysage de l'aptitude) à moins qu'on ne soit aussi au courant de l'existence des canines, que l'on sache que les primates non humains les dénudent pour faire semblant d'être menaçants ou que l'on sache que la vraie-fausse menace a elle-même évolué à partir de la vraie menace. (Les grandes canines sont vraiment dangereuses.)

Selon moi, il est ironique que chaque fois qu'on vous sourit, on produise en fait une demi-menace en dénudant ses dents. Quand Darwin a publié *L'Origine des espèces*, il a délicatement laissé entendre dans son dernier chapitre que nous aussi descendions peut-être du singe. L'homme d'État anglais Benjamin Disraeli, furieux de cette conclusion, posa la fameuse question rhétorique lors d'une réunion à Oxford : « L'homme est-il ange ou bête ? » Pour y répondre, il lui aurait suffi de regarder les canines de sa femme lorsqu'elle lui souriait et il aurait compris que dans ce simple geste humain universel d'amitié se terre un sinistre rappel de notre passé sauvage.

Citons la conclusion de Darwin dans *La Descendance de l'homme* :

> *« En l'occurrence, ce qui nous intéresse, ce ne sont pas les espoirs et les craintes, seulement la vérité. Il nous faut admettre que, malgré toutes ses nobles qualités, la sympathie qu'il ressent pour les plus démunis, sa bienveillance qui s'étend non seulement à son prochain mais à la plus humble des créatures, son intelligence digne de Dieu qui a percé le secret des mouvements et de la constitution du système solaire – malgré tous ses pouvoirs que l'on glorifie –, l'homme porte encore dans son corps la trace indélébile de sa modeste origine. »*

CHAPITRE 11

Vous avez oublié le jumeau

Une de mes vieilles maximes est qu'une fois que vous avez exclu l'impossible, ce qui reste, si improbable cela soit-il, doit être la vérité.

Sherlock HOLMES.

Trente-deux ans, cheveux roux flamboyants relevés en chignon banane, Mary Knight entra dans le cabinet du Dr Monroe, s'assit et lui sourit. Elle était enceinte de neuf mois, et jusque-là tout semblait bien se passer. Il s'agissait d'une grossesse attendue depuis longtemps, très désirée, mais c'était aussi sa première visite au Dr Monroe. Cela se passait en 1932, époque où l'argent était rare. Le mari de Mary n'avait pas d'emploi régulier, et elle n'avait que vaguement consulté une sage-femme de sa rue.

Mais aujourd'hui, c'était différent. Mary sentait le bébé bouger depuis quelque temps et soupçonnait que la délivrance était proche. Il était temps de se préparer à la naissance.

Le Dr Monroe examina la jeune femme. Son abdomen était très gros et bas, suggérant une chute du fœtus. Ses seins étaient gonflés, ses tétons tachetés.

Pourtant quelque chose clochait. Le stéthoscope ne captait pas de battements de cœur clairs du fœtus. Le bébé se trouvait-il dans une position bizarre ? Avait-il des ennuis ? Non, ce n'était pas ça. Le Dr Monroe remarqua alors l'état du nombril de sa patiente. Il était inverti, normal, alors qu'un signe certain de grossesse est justement un nombril en éversion ou sorti.

Le médecin avait entendu parler de grossesses nerveuses à la faculté. Certaines femmes qui désirent désespérément être enceintes – et parfois celles qui redoutent profondément la grossesse – développent tous les signes et symptômes d'une vraie grossesse. Leur ventre gonfle dans des proportions énormes, aidé par une cambrure accentuée du dos et le dépôt mystérieux de graisse abdominale. Leurs tétons se pigmentent, comme chez les femmes enceintes. Elles cessent d'avoir leurs règles, ont des montées de lait, des nausées matinales et sentent bouger le fœtus. Tout paraît normal à un détail près : il n'y a pas de bébé.

Le Dr Monroe savait que Mary Knight faisait une grossesse nerveuse, mais comment le lui annoncer ? Comment lui expliquer que cela se passait seulement dans sa tête, que le changement spectaculaire de son corps était le produit d'une illusion ?

– Mary, lui dit-il avec douceur. Le bébé arrive. Il va naître cet après-midi. Je vais vous endormir à l'éther pour vous éviter de souffrir. Mais le travail a commencé.

Folle de joie, Mary se soumit à l'anesthésie.

Un peu plus tard, quand Mary se réveilla, le Dr Monroe lui caressa doucement la main. Il lui donna quelques minutes pour reprendre ses esprits et lui dit : « Mary, je suis désolé. J'ai une affreuse nouvelle à vous apprendre. Le bébé était mort-né. J'ai fait tout ce que j'ai pu, mais en vain. Je suis navré. »

Mary fondit en larmes, mais accepta le verdict du médecin. Et là, sur la table d'examen, son abdomen se mit à dégonfler. Le bébé était mort et elle était anéantie. Il allait lui falloir rentrer et annoncer la triste nouvelle à son mari et à sa mère. Quelle déception pour la famille !

Une semaine passa. Puis, à l'étonnement du Dr Monroe, Mary fit irruption dans son cabinet, le ventre en avant.

– Docteur, s'écria-t-elle. Je suis de retour. Vous avez oublié de délivrer le jumeau ! Je le sens qui bouge [1].

Il y a environ trois ans, je suis tombé sur l'histoire de Mary Knight dans une vieille monographie des années 1930. L'article était du Dr Silas Weir Mitchell, le médecin de Philadelphie qui avait inventé le terme de grossesse nerveuse. Il parlait de grossesse fantôme. Le récit serait venu d'un autre que je n'y aurais pas cru, mais Weir Mitchell est un fin clinicien et j'ai appris à faire très attention à ses publications. J'ai été surtout frappé par le rapport de son article avec des débats contemporains sur l'influence de l'esprit sur le corps et vice versa.

Comme je suis né et que j'ai grandi en Inde, on me demande souvent si je pense qu'il existe des rapports entre l'esprit et le corps qui échappent aux cultures occidentales. Comment les yogis contrôlent-ils leur pression sanguine, leur rythme cardiaque et leur respiration ? Est-il vrai que les plus doués sont capables d'inverser leur péristaltisme (si tant est qu'on ait envie de le faire) ? La maladie est-elle une conséquence du stress chronique ? La méditation fait-elle vivre plus longtemps ?

Vous m'auriez posé ces questions il y a cinq ans, je vous aurais répondu à contrecœur : « Bien sûr, à l'évidence l'esprit peut affecter le corps. Une attitude enjouée peut contribuer à accélérer une guérison en stimulant votre système immunitaire. Il existe aussi le soi-disant effet placebo qu'on ne comprend pas entièrement – le seul fait de croire en une thérapie semble améliorer le bien-être, sinon la santé. »

Mais quant à l'esprit capable de guérir l'incurable, j'avais tendance à être très sceptique. Ce n'était pas seulement ma formation en médecine occidentale qui voulait ça ; je trouvais aussi nombre des affirmations empiriques peu convaincantes. Cela avance à quoi que des malades atteintes d'un cancer du sein faisant preuve d'optimisme vivent, en moyenne, deux mois de plus que celles qui nient leur maladie ? Ce répit de deux mois est toujours cela de gagné, mais par comparaison avec l'accroissement du taux de survie de malades atteints de pneumonie grâce à un antibiotique comme la pénicilline, il n'y a pas de quoi en faire tout un plat. (Je sais qu'il n'est pas bien vu actuellement de vanter les bienfaits des antibiotiques, mais il suffit d'avoir rencontré un enfant sauvé d'une pneumonie ou d'une diphtérie par quelques injections de pénicilline pour être convaincu que les antibiotiques sont un médicament miracle.)

Néanmoins, à la faculté de médecine, on m'a également appris qu'une certaine proportion de cancers incurables – minuscule certainement – disparaît mystérieusement sans aucun traitement et que « de nombreux malades avec une tumeur diagnostiquée maligne ont survécu à leur médecin ». Je me rappelle encore mon scepticisme quand mon professeur m'expliqua qu'on appelait ce genre de chose des « rémissions spontanées ». Comment un phénomène en science, où tout est cause et effet, peut-il se produire spontanément – notamment une chose aussi spectaculaire que la disparition d'un cancer malin ?

Quand j'ai soulevé cette objection, on m'a rappelé le fait fondamental de la « variabilité biologique » – à savoir que les effets cumulés de petites différences individuelles peuvent expliquer une myriade de réactions inattendues. Mais dire que la régression d'une tumeur vient de la variabilité ne mène pas à grand-chose ; on ne peut guère parler d'explication. Même si c'est un effet de la variabilité, il faut poser la question suivante : « Quelle est la variable critique qui cause la régression chez un patient donné ? » Car si nous pouvions résoudre cette question, nous aurions *ipso facto* découvert un moyen de guérir un cancer. Bien entendu, il peut se révéler que la rémission est le résultat d'une association fortuite de plusieurs variables, mais cela ne rend pas le problème insoluble, simplement plus difficile. Alors pourquoi les spécialistes du cancer ne prêtent-ils pas plus d'attention à ces cas au lieu de les considérer comme des curiosités ? Ne pourrait-on pas étudier de près ces rares survivants, pour découvrir ce qui donne de la résistance aux agents virulents ou bien freine des gènes de suppression de tumeurs renégats ? Cette stratégie a été appliquée avec succès à la recherche contre le sida. La découverte que certains survivants à long terme portent un gène de mutation qui empêche le virus d'envahir leurs cellules immunes est à présent exploitée cliniquement.

Mais revenons à la médecine esprit-corps. L'observation que certains cancers régressent de temps à autre spontanément ne prouve pas nécessairement que l'hypnose ou une attitude positive provoquent ce genre de rémissions. Il ne faut pas commettre l'erreur de fourrer dans le même sac tous les phénomènes mystérieux simplement parce qu'ils le sont, car c'est peut-être là leur seul point commun. Pour être convaincu, il me suffit d'un seul exemple avéré où l'esprit a directement influencé les processus corporels, un exemple clair et net.

Quand je suis tombé sur le cas de Mary Knight, il m'est apparu que la grossesse nerveuse ou fantôme pourrait bien être un exemple du rapport que je cherchais. Si l'esprit humain peut faire apparaître une chose aussi complexe qu'une grossesse, qu'est-ce que le cerveau peut faire d'autre au ou pour le corps ? Quelles sont les limites aux interactions esprit-corps et par quelles voies passent ces étranges phénomènes ?

Fait étonnant, l'illusion de la grossesse fantôme est associée à tout un éventail de changements physiologiques liés à la grossesse – arrêt des règles, gonflement des seins, pigmentation des mamelons, envies alimentaires, nausées matinales et surtout développement abdominal progressif et mouvements actifs du fœtus culminant en réelles douleurs de travail ! Parfois, mais pas toujours, on note un élargissement de l'utérus et du col, mais les radios sont négatives. À la faculté, on m'a appris que, s'ils ne sont pas prudents, même des obstétriciens patentés peuvent se laisser berner[2] par le tableau clinique et que, par le passé, on a procédé à pas mal de césariennes sur des patientes atteintes de grossesse nerveuse. Comme a su le voir le Dr Monroe chez Mary, le signe parlant est le nombril.

Les médecins modernes connaissant les grossesses nerveuses pensent qu'elles viennent d'une tumeur pituitaire ou ovarienne qui provoque une libération d'hormones, imitant les signes d'une grossesse. De minuscules adénomes hypophysaires à prolactine indécelables cliniquement pourraient éliminer l'ovulation et les règles et faire apparaître les autres symptômes. Mais si tel est le cas, pourquoi cet état est-il parfois réversible ? Quel genre de tumeur pourrait expliquer ce qui est arrivé à Mary Knight ? Elle entre en « travail » et son ventre se résorbe. Puis son ventre regrossit à cause du « jumeau ». Si une tumeur était à l'origine de tout cela, ce serait une énigme encore plus grande que la grossesse nerveuse.

Qu'est-ce qui provoque une grossesse nerveuse ? Les facteurs culturels jouent indéniablement un rôle important[3] et pourraient expliquer le déclin de la grossesse nerveuse passée de une sur deux cents à la fin du XVIIe siècle à environ une sur dix mille grossesses aujourd'hui. Jadis, une femme se devait d'être mère un jour ou l'autre, et quand elle avait l'impression d'être enceinte, il n'y avait pas d'ultrasons pour contredire le diagnostic. Personne ne pouvait affirmer : « Allons, il n'y a pas de fœtus. » Inversement, les femmes enceintes aujourd'hui se soumettent à des tas d'examens laissant peu de place à l'ambiguïté ; confronter la patiente avec la preuve physique d'un ultrason suffit généralement à dissiper l'illusion et les changements physiques associés.

On ne peut pas nier l'influence de la culture sur la grossesse nerveuse, mais qu'est-ce qui provoque les changements physiques avérés ? Selon les quelques études effectuées sur cette curieuse affliction de l'esprit et du corps, le gonflement abdominal en soi est généralement provoqué par une combinaison de cinq facteurs : une accumulation de gaz intestinaux, un abaissement du diaphragme, une poussée en avant de la portion pelvienne de la colonne vertébrale, une augmentation spectaculaire de l'omentum – un tablier de graisse qui pend devant les intestins – et, dans de rares cas, un renflement de l'utérus. L'hypothalamus – une partie du cerveau qui régule les sécrétions endocriniennes – peut aussi se dérégler, produisant de profonds changements hormonaux qui imitent presque tous les signes de la grossesse. En outre, cela va dans les deux sens : les effets du corps sur l'esprit sont aussi profonds que ceux de l'esprit sur le corps, donnant lieu à des boucles de feed-back complexes impliquées dans la production et le maintien de la fausse grossesse. Par exemple, le ballonnement abdominal produit par des gaz et la posture de femme enceinte pourraient s'expliquer en partie par un conditionnement opérant classique. Quand Mary, qui désire être enceinte, voit son abdomen grossir et sent son diaphragme tomber, elle apprend inconsciemment que plus il tombe bas, plus elle a l'air enceinte. De même, l'association d'aérophagie et de contractions autonomes des sphincters gastro-intestinaux qui augmenterait la rétention de gaz pourrait probablement aussi être apprise inconsciemment. De cette façon, par un processus d'apprentissage inconscient, le « bébé » de Mary et son « jumeau manquant » sortent littéralement de nulle part.

Voilà pour le renflement abdominal. Mais que dire des seins, des mamelons et des autres changements ? L'explication la plus parcimonieuse pour le spectre entier de signes cliniques que l'on note dans une grossesse nerveuse serait que le désir intense d'enfant et la dépression dont il s'accompagne réduirait les taux de dopamine et de noradrénaline – les transmetteurs de joie dans le cerveau. Cela à son tour réduirait la production de la gonadostimuline qui stimule l'ovulation, ainsi que d'une substance appelée le facteur inhibiteur de la prolactine[4]. Des taux bas de ces hormones provoqueraient un arrêt de l'ovulation et de la menstruation et une hausse du niveau de prolactine (hormone maternelle) qui cause le grossissement des seins et la lactation, le picotement des mamelons et le comportement maternel (bien que cela reste encore à prouver chez les humains), de même qu'une production accrue d'œstrogène et de progestérone par les ovaires, contribuant à l'impression globale de grossesse. Cette notion correspond à l'observation clinique connue voulant qu'une dépression grave puisse interrompre la menstruation – une stratégie évolutionniste pour éviter un gâchis de précieuses ressources dans l'ovulation et la grossesse quand on est impotent et déprimé.

Mais l'arrêt de la menstruation pendant la dépression est courante, tandis que la grossesse nerveuse est rare. Peut-être y a-t-il quelque chose de spécial dans la dépression causée par l'absence d'enfant dans une culture obsédée par l'enfant. Si le syndrome ne se présente que lorsque la dépression est associée à des fantasmes de grossesse, cela soulève une question fascinante : comment un désir très spécifique ou une illusion naissant dans le néocortex est-il traduit par l'hypothalamus pour provoquer une réduction de l'hormone folliculaire et la hausse de la prolactine – si c'est effectivement la cause ? Et, plus déconcertant encore, comment explique-t-on que certaines patientes faisant une grossesse nerveuse ne présentent pas un taux de prolactine accru ou que chez de nombreuses patientes le travail commence exactement au bout de neuf mois ? Qu'est-ce qui déclenche les contractions s'il n'y a pas de fœtus ? Quelle que soit la réponse à ces questions, la grossesse nerveuse fournit une excellente occasion d'explorer le mystérieux no man's land entre l'esprit et le corps.

Les fausses grossesses et les faux travails chez les femmes sont déjà surprenants, mais il existe même quelques exemples avérés de grossesses nerveuses chez des hommes ! Tout l'éventail des modifications physiques – gonflement abdominal, lactation, envies étranges, nausées, voire douleurs de travail – peut se produire comme syndrome isolé chez certains hommes. Mais on le rencontre plus couramment chez des hommes en profonde empathie avec leur femme enceinte qui font une grossesse sympathique ou un syndrome de couvade. Je me suis souvent demandé si l'empathie émotionnelle de l'homme avec la femme enceinte (ou peut-être des phéromones venant d'elle) ne libère pas de la prolactine – une hormone de grossesse clé – dans le cerveau de son mari, provoquant l'émergence de certains de ces changements. (Cette hypothèse n'est pas aussi extravagante qu'il y paraît ; les ouistitis tamarins mâles développent un taux de prolactine élevé quand ils sont à proximité des mères allaitantes et cela peut encourager l'affection paternelle ou filiale et réduire l'infanticide.) Je suis tenté d'interroger des hommes participant à des classes Lamaze et de mesurer les taux de prolactine chez ceux qui font l'expérience de certains de ces signes de couvade.

La grossesse nerveuse est spectaculaire. Mais s'agit-il d'un exemple exceptionnel et isolé de la médecine esprit-corps ? Je ne le crois pas. Prenons un exemple dont j'ai entendu parler pour la première fois en faculté de médecine. Une amie m'a dit : « Tu savais que Lewis Thomas prétend qu'en hypnotisant quelqu'un, on peut éliminer ses verrues ?

– À d'autres !

– Non, c'est vrai. Il existe des cas répertoriés[5]. On se fait hypnotiser et les verrues disparaissent en quelques jours, voire du jour au lendemain.

Cela paraît *a priori* complètement idiot, mais si c'est vrai, cela aurait des implications d'une portée considérable pour la science moderne. Une verrue est essentiellement une tumeur (un cancer bénin) produite par le papillomavirus. Si on peut l'éliminer par la suggestion hypnotique, pourquoi ne pas employer cette méthode pour éliminer un cancer du col de l'utérus, causé lui aussi par le papillomavirus (mais une souche différente) ? Je ne prétends pas que cela donnera de bons résultats – peut-être que les voies nerveuses influencées par l'hypnose atteignent la peau mais non la muqueuse du col – mais à moins d'en faire l'expérience, on ne le saura jamais.

En supposant, à titre d'exemple, que les verrues puissent être éliminées par l'hypnose, la question se pose : comment un individu peut-il simplement « chasser mentalement » une tumeur ? Il existe au moins deux possibilités. L'une implique le système neurovégétatif – les voies nerveuses qui contribuent à contrôler la pression sanguine, la transpiration, le rythme cardiaque, la diurèse, les érections et autres phénomènes physiologiques ne tombant pas sous le contrôle direct de la pensée consciente. Ces nerfs forment des circuits spécialisés qui pourvoient aux besoins de fonctions distinctes dans diverses parties du corps. Ainsi certains nerfs contrôlent la pousse des cheveux, d'autres provoquent la transpiration et certains génèrent la constriction locale de vaisseaux sanguins. Est-il possible que l'esprit, agissant par le biais du système neurovégétatif, puisse littéralement asphyxier la verrue en contractant les vaisseaux sanguins dans son voisinage immédiat, provoquant sa disparition ? Cette explication sous-entend un degré inattendu de contrôle par le système neurovégétatif et implique aussi que la suggestion hypnotique peut être « comprise » par le système neurovégétatif et transférée vers la région de la verrue.

La seconde possibilité est que la suggestion hypnotique va d'une manière ou d'une autre donner un coup de fouet au système immunitaire, éliminant ainsi le virus. Mais cela n'expliquerait pas au moins le cas répertorié d'une personne hypnotisée dont les verrues n'ont disparu que sur un côté de son corps. Pourquoi et comment le système immunitaire pourrait-il éliminer sélectivement des verrues sur un côté plutôt qu'un autre est un mystère qui invite à poursuivre la spéculation.

Les effets de réciprocité entre le système immunitaire et les signes perceptuels du monde qui nous entoure sont un exemple plus courant de l'interaction esprit-corps. Il y a plus de trente ans, on racontait souvent aux étudiants en médecine qu'une crise d'asthme pouvait être provoquée non seulement par l'inhalation du pollen d'une rose mais aussi par la seule vue de la fleur, même en plastique, provoquant une réaction allergique conditionnée. En d'autres termes, l'exposition à une vraie rose et à son pollen déclenche une association « apprise » dans le cerveau entre la simple apparence visuelle d'une rose et une contraction bronchique. Comment fonctionne exactement ce conditionnement ? Comment le message voyage-t-il des aires visuelles du cerveau aux mastocytes tapissant les bronches ? Quelles sont les voies impliquées ? Malgré trois décennies de médecine esprit-corps, nous n'avons toujours pas de réponses claires.

Quand j'étais étudiant en médecine à la fin des années 1960, j'ai interrogé un professeur de physiologie d'Oxford sur ce processus de conditionnement et je lui ai demandé si on pouvait utiliser cliniquement l'association conditionnée. « S'il est possible de provoquer une crise d'asthme par le conditionnement en se contentant de montrer une rose en plastique à un patient, il devrait théoriquement être aussi possible de neutraliser la crise par le conditionnement. Disons que vous souffriez d'asthme et que je vous donne un bronchodilatateur comme de la noradrénaline (ou un antihistaminique ou un stéroïde) chaque fois que je vous montre un tournesol en plastique. Vous pourriez vous mettre à associer l'image du tournesol à la guérison de l'asthme. Au bout d'un certain temps vous pourriez vous contenter de vous balader avec un tournesol en poche et de le regarder chaque fois que vous sentez venir une crise. »

À l'époque, ce professeur (qui a fini par devenir mon mentor) a jugé l'idée ingénieuse mais stupide, et nous en avons bien ri. Cela paraissait complètement loufoque. Ainsi remis à ma place, j'ai gardé mes pensées pour moi, me demandant *in petto* si on pouvait vraiment conditionner une réponse immunitaire et, dans ce cas, quelle serait la sélectivité de ce processus de conditionnement. Par exemple, on sait que si l'on injecte à un sujet des bacilles de tétanos dénaturés, il ne tardera pas à développer une immunité au tétanos, mais pour conserver l'immunité, il aura besoin d'injections de rappel régulières. Mais que se passerait-il si on faisait sonner une cloche ou si l'on allumait une lumière verte à chaque administration de ces injections de rappel ? Le cerveau apprendrait-il l'association ? Pourrait-on finir par se dispenser des rappels et se contenter de faire sonner une cloche ou d'allumer une lumière pour stimuler la prolifération sélective des cellules compétentes immunologiquement, ranimant ainsi l'immunité au tétanos du sujet ? Les implications d'une telle découverte pour la médecine clinique seraient énormes.

À ce jour je m'en veux toujours de ne pas avoir encore tenté cette expérience. Les idées sont restées enfouies dans un coin de mon esprit jusqu'à ce que, il y a quelques années, quelqu'un fasse une découverte accidentelle, prouvant que j'avais raté le coche. Le Dr Ralph Ader de l'université McMaster étudiait l'aversion pour la nourriture chez les souris. Afin de provoquer des nausées chez ces animaux, il leur donnait un médicament provoquant des nausées, de la cyclophosphamide, ainsi que de la saccharine, en se demandant si elles montreraient des signes de nausée la prochaine fois qu'il ne leur donnerait que de la saccharine. Cela marcha. Comme prévu, les animaux ont montré une aversion alimentaire, en l'occurrence à la saccharine. Mais le plus étonnant, c'est que les souris sont aussi tombées gravement malades, développant toutes sortes d'infections. On sait que la cyclophosphamide, outre qu'elle provoque des nausées, élimine le système immunitaire, mais pourquoi la saccharine seule aurait-elle cet effet ? Ader a eu raison d'avancer que la simple association de la saccharine inoffensive et du médicament immunosuppressif incitait le système immunitaire de la souris à apprendre l'association. Une fois cette association établie, chaque fois que la souris rencontre l'ersatz de sucre, son système immunitaire chute, la rendant vulnérable aux infections. Voilà encore un puissant exemple de l'influence de l'esprit sur le corps, que l'on célèbre comme un temps fort de l'histoire de la médecine et de l'immunologie[6].

Je mentionne ces exemples pour trois raisons. Un, n'écoutez pas vos professeurs – même s'ils viennent d'Oxford (ou comme dirait mon confrère Semir Zecki, surtout s'ils en viennent). Deux, ils illustrent notre ignorance et la nécessité de procéder à des expériences sur des sujets restés ignorés sans raison évidente ; des patients qui manifestent des phénomènes cliniques étranges n'en sont qu'un exemple. Trois, peut-être serait-il temps d'admettre que la division entre l'esprit et le corps n'est peut-être guère qu'un instrument pédagogique destiné à l'enseignement de la médecine – et non une construction utile pour comprendre la santé, la maladie et le comportement humains. Contrairement à ce que pensent nombre de mes confrères, le message prêché par des médecins comme Deepak Chopra et Andrew Weil est plus que du jargon de psy New Age. Il contient des idées importantes sur l'organisme humain – qui mérite une étude scientifique sérieuse.

Les gens ont de plus en plus de mal à accepter la stérilité et l'absence de compassion de la médecine occidentale, ce qui expliquerait la résurgence actuelle des médecines douces. Malheureusement, même si les remèdes préconisés par les gourous du New Age ont des accents de crédibilité, ils sont rarement soumis à des tests rigoureux[7]. Nous ne savons pas du tout lesquels (si tant est qu'il y en ait) marchent et ceux qui ne marchent pas, bien que les sceptiques les plus virulents admettraient qu'il se passe probablement quelque chose d'intéressant là-dedans. Si nous voulons avancer, il nous faut tester minutieusement ces prétentions et explorer les mécanismes cérébraux sous-jacents. Le principe global du conditionnement immunitaire a été clairement établi, mais peut-on associer des stimuli sensoriels différents à différents types de réponses immunitaires (par exemple, une cloche avec une réponse à la typhoïde et un sifflet au choléra) ou le phénomène est-il plus diffus – impliquant seulement un renforcement global de toutes vos fonctions immunitaires ? Est-ce que le conditionnement affecte l'immunité elle-même ou seulement la réponse inflammatoire ultérieure à l'agent provocateur ? Est-ce que l'hypnose exploite la même voie que les placebos[8] ? Tant que nous n'aurons pas de réponses claires à ces questions, la médecine occidentale et les médecines douces suivront des chemins exclusivement parallèles.

Avec toutes ces preuves à portée de main, pourquoi les praticiens de la médecine occidentale continuent-ils à ignorer les nombreux exemples frappants de liens directs entre l'esprit et le corps ?

La compréhension des mécanismes du progrès de la connaissance scientifique devrait nous fournir une explication. La plus grande partie du progrès de la science au jour le jour dépend simplement de l'apport d'une nouvelle pierre au grand édifice – une activité assez monotone que feu l'historien Thomas Kuhn appelait la « science normale ». Ce corpus de connaissances, constitué d'un nombre de croyances largement acceptées, est dans chaque cas appelé un « paradigme ». Année après année surgissent de nouvelles observations qui sont intégrées à un modèle standard existant. La plupart des scientifiques sont des maçons, non des architectes ; ils se contentent d'ajouter une nouvelle pierre à la cathédrale.

Mais parfois la nouvelle observation ne s'intègre nulle part. C'est une anomalie qui ne présente rien de commun avec la structure existante. Le scientifique a alors trois possibilités. Un, il peut ignorer l'anomalie, la balayer sous le tapis – une forme de « déni » psychologique étonnamment courant même chez les chercheurs les plus éminents.

Deux, il peut adapter un peu le paradigme, dans une tentative d'intégrer l'anomalie dans sa vision du monde, ce qui constituerait toujours une forme de science normale. Ou encore il peut générer des hypothèses auxiliaires *ad hoc* qui jaillissent comme autant de branches du même arbre. Mais bientôt les branches deviennent si lourdes et si nombreuses qu'elles menacent de faire tomber l'arbre lui-même.

Enfin, il peut démolir l'édifice et en créer un entièrement nouveau sans grande ressemblance avec l'original. Voilà ce que Kuhn a appelé un « changement de paradigme » ou une révolution scientifique.

Dans l'histoire de la science, on trouve de nombreux exemples d'anomalies qui ont d'abord été ignorées parce que jugées banales voire frauduleuses avant de se révéler d'une importance fondamentale. C'est dû au fait que la grande majorité des scientifiques est conservatrice et que lorsque émerge un nouveau fait qui menace de détruire le grand édifice, la première réaction est de l'ignorer ou de la nier. Ce n'est pas si bête que cela en a l'air. Comme la plupart des anomalies se révèlent de fausses alertes, il n'est pas mauvais de jouer la sécurité en les ignorant. Si nous tentions d'intégrer chaque rapport d'enlèvement par des extraterrestres ou de pliage de cuillers dans notre structure, la science ne serait pas devenue le corps de croyances très réussi et intérieurement cohérent qu'elle est aujourd'hui. Le scepticisme est aussi vital pour l'entreprise que les révolutions qui font la une des journaux.

Prenez la classification périodique, par exemple. Quand Mendeleïev a classé les éléments selon leur poids atomique, il a découvert que certains éléments ne s'intégraient pas vraiment – leur poids atomique paraissait erroné. Mais au lieu d'abandonner son modèle, il a choisi d'ignorer les poids anormaux, concluant plutôt qu'on ne les avait peut-être pas bien mesurés au départ. Et bien entendu, on a découvert par la suite que les poids atomiques en question étaient faux à cause de la présence de certains isotopes qui déformaient les mesures. Il y a une grande vérité dans la fameuse remarque paradoxale de Sir Arthur Eddington : « Ne pas croire les résultats des expériences tant qu'ils n'ont pas été confirmés par la théorie. »

Cela ne veut pas dire qu'il faille ignorer toutes les anomalies, puisque certaines ont le pouvoir de provoquer des changements de paradigmes. À nous de savoir quelle anomalie ne mérite pas qu'on s'y arrête et laquelle est une mine d'or potentielle. Malheureusement il n'existe pas de formule simple pour distinguer le banal de l'or, mais en règle générale, si une observation étrange, incohérente, traîne depuis des siècles sans avoir jamais été confirmée empiriquement malgré d'honnêtes tentatives répétées, il s'agit probablement d'une anomalie banale. (Je considère que la télépathie et les visions répétées d'Elvis relèvent de cette catégorie.) En revanche, si l'observation en question a résisté à plusieurs tentatives de réfutation et n'est considérée comme une étrangeté que parce qu'elle résiste aux explications dans le cadre de notre schéma conceptuel actuel, alors vous avez probablement affaire à une authentique anomalie.

La dérive des continents en est un célèbre exemple. En 1912, le météorologue allemand Alfred Wegener a remarqué que la côte orientale de l'Amérique du Sud et la côte occidentale d'Afrique s'emboîtaient exactement comme les pièces d'un puzzle géant. Il a également noté qu'on ne trouvait des fossiles d'un petit reptile d'eau douce, le mésosaurus, que dans deux parties du monde, au Brésil et en Afrique occidentale. Comment un lézard d'eau douce pouvait-il traverser l'Atlantique à la nage ? se demanda-t-il. Était-il concevable que dans un passé lointain ces deux continents aient été un tout qui s'était divisé ? Obsédé par cette idée, il chercha des preuves supplémentaires et les trouva sous la forme de fossiles de dinosaures éparpillés dans des strates rocheuses identiques, sur la côte occidentale de l'Afrique et la côte orientale du Brésil. C'était là une preuve incontestable, mais le plus étonnant est que l'ensemble de l'élite géologique l'a rejetée en prétendant que les dinosaures devaient avoir traversé à pied un pont à présent submergé reliant les deux continents. En 1974 encore, à St. John's College à Cambridge, un professeur de géologie secoua la tête quand j'ai évoqué Wegener : « Balivernes », fit-il, exaspéré.

Et pourtant nous savons à présent que Wegener avait raison. Son idée a été rejetée simplement parce qu'on ne pouvait pas concevoir un mécanisme susceptible de provoquer la dérive de continents entiers. S'il est une chose que nous tenons tous pour évidente, c'est la stabilité de la terre ferme. Mais une fois la tectonique des plaques découverte – l'étude de plaques rigides se mouvant sur un manteau brûlant et gluant, l'idée de Wegener est devenue crédible et a été universellement acceptée.

La morale de cette histoire c'est qu'il ne faut pas rejeter une idée simplement parce qu'on n'arrive pas à songer à un mécanisme qui l'explique. Et cet argument tient que l'on parle de continents, d'hérédité, de verrues ou de grossesse nerveuse. Après tout, la théorie de l'évolution de Darwin a été proposée et largement acceptée longtemps avant qu'on ait clairement compris les mécanismes de l'hérédité.

Le trouble des personnalités multiples nous fournit un second exemple d'une véritable anomalie, et, selon moi, il risque de se révéler aussi important pour la médecine que la dérive des continents pour la géologie. Encore aujourd'hui, le trouble des personnalités multiples continue à être ignoré par la communauté médicale bien qu'il fournisse un terrain d'expérimentation précieux pour les affirmations de la médecine esprit-corps. Dans ce syndrome, immortalisé par Stevenson dans le Dr Jekyll, un individu peut endosser deux personnalités distinctes, voire plus, chacune étant complètement inconsciente, ou seulement vaguement consciente, des autres. On a parfois rapporté dans la littérature clinique qu'une personnalité peut être diabétique tandis que l'autre ne l'est pas, ou que divers signes vitaux et bilans hormonaux sont différents chez les deux personnalités. On prétend même qu'une personnalité peut être allergique à une substance alors que l'autre ne l'est pas et qu'une peut être myope alors que l'autre a une vision de 10/10 [9].

Les personnalités multiples sont un défi pour le sens commun. Comment deux personnalités peuvent-elles habiter un même corps ? Au chapitre 7, nous avons appris que l'esprit ne cesse de lutter pour créer un système de croyances cohérent à partir d'une multiplicité d'expériences. En cas de divergences mineures, on réadapte généralement ses croyances ou on se lance dans le genre de dénis et de rationalisations dont parlait Freud. Mais imaginez ce qui se passerait si vous aviez deux systèmes de croyances – chacun cohérent et rationnel – mais qu'ils soient tous les deux complètement en conflit ? La meilleure solution serait peut-être de balkaniser ces croyances, de les isoler les unes des autres en créant deux personnalités.

Il existe bien entendu un élément de ce « syndrome » en chacun de nous. Nous parlons de fantasmes vierge/putain et nous faisons des réflexions du genre : « Je ne me sens pas moi-même aujourd'hui », ou encore : « Il est différent en votre présence. » Mais dans quelques rares cas, il est possible que ce schisme devienne littéral au point qu'on se retrouve avec deux « esprits différents ». Supposons qu'un système de croyances dise : « Je m'appelle Sue, je suis la femme sexy qui habite 123, rue Machin à Boston, qui fréquente des bars tous les soirs pour lever des mecs, boit son whisky sec et ne s'est jamais souciée de faire une analyse pour le sida. » Un autre dit : « Je m'appelle Peggy, je suis la femme d'intérieur en proie à l'ennui qui habite au 123 rue Machin à Boston, qui regarde la télé le soir, ne boit jamais rien de plus fort que des tisanes et va voir le médecin pour le moindre bobo. » Ces deux histoires sont si différentes qu'elles se réfèrent manifestement à deux personnes différentes. Mais Peggy Sue a un problème : Elle est ces deux personnes. Elle occupe un corps, un cerveau ! Peut-être que pour elle, le seul moyen d'éviter la guerre civile est de « diviser » ces croyances en deux groupes, comme des bulles de savon, ce qui donne cet étrange phénomène de personnalités multiples.

Selon de nombreux psychiatres, certains cas de personnalités multiples sont une conséquence de mauvais traitements physiques ou sexuels dans l'enfance. En grandissant, la petite fille trouve les mauvais traitements si intolérables sur le plan émotionnel qu'elle finit par les cantonner dans l'univers de Sue, pas dans celui de Peggy. Ce qui est remarquable, en revanche, c'est que pour maintenir l'illusion, elle investit chaque personnalité d'une voix, d'intonations, de motivations, de manies, voire de systèmes immunitaires différents – presque deux corps, serait-on tenté de dire. Peut-être a-t-elle besoin de dispositifs aussi complexes pour maintenir la séparation entre les deux esprits et éviter le danger toujours présent de les voir se fondre l'un dans l'autre et créer une lutte interne insupportable.

J'aimerais faire des expériences sur des gens comme Peggy Sue, mais j'en ai été empêché jusqu'ici par l'absence de ce que je qualifierais de cas évident de personnalités multiples. Mes confrères psychiatres me disent généralement en avoir croisé, mais que la plupart ont plusieurs et non deux personnalités. Un cas avait apparemment dix-neuf « alter ego » en lui. Les affirmations de cette sorte m'ont rendu très soupçonneux vis-à-vis du phénomène. Vu ses ressources et son temps limités, un scientifique doit toujours savoir quand gaspiller de précieuses heures pour des « effets » ténus et uniques (comme la fusion froide) et quand garder l'esprit ouvert (se souvenir des leçons de la dérive des continents ou des impacts d'astéroïdes). Peut-être que la meilleure stratégie est de ne se concentrer que sur des affirmations relativement faciles à démontrer ou à infirmer.

S'il m'arrive un jour de mettre la main sur un patient doté seulement de deux personnalités, j'ai l'intention d'éliminer les doutes en lui envoyant deux factures. S'il règle les deux, je saurai que j'en tiens un. Dans le cas contraire, ce sera un faux. Je ne serai jamais perdant.

Plus sérieusement, il serait intéressant de faire des études systématiques de la fonction immunitaire quand le patient se trouve dans les deux états différents en mesurant des aspects précis de la réaction immunitaire (par exemple, la production de cytokine par des lymphocytes et des monocytes et la production d'interleukine par des lymphocytes T provoquée par des mitogènes – des facteurs favorisant la division cellulaire). Ces expériences peuvent paraître fastidieuses et ésotériques, mais c'est seulement en les faisant que nous pouvons parvenir au bon mélange d'Orient et d'Occident et créer une nouvelle révolution en médecine. La plupart de mes professeurs n'avaient que mépris pour les anciennes pratiques hindoues démonstratives comme la médecine ayurvédique, le tantra et la méditation. Pourtant, l'ironie veut que l'origine de certains des médicaments les plus puissants que nous utilisons maintenant remonte à d'anciens remèdes de bonne femme comme l'écorce de saule (aspirine), la digitale et la réserpine. On a effectivement déterminé que plus de trente pour cent des médicaments utilisés dans la médecine occidentale dérivent de plantes. (Si vous considérez les moisissures – les antibiotiques – comme des « herbes », le pourcentage est encore plus élevé. Dans la médecine chinoise traditionnelle, on faisait souvent pénétrer des moisissures dans des plaies.)

La morale de l'histoire n'est pas que nous devrions croire aveuglément en la sagesse de l'Orient, mais que ces anciennes pratiques recèlent sans aucun doute bien des pépites. Toutefois, à moins de mener des expériences systématiques de style occidental, nous ne saurons jamais lesquelles sont efficaces (hypnose et méditation) et lesquelles ne le sont pas (la guérison par la voyance). Dans le monde entier, plusieurs laboratoires sont sur le point de lancer ce genre d'expériences, et la première moitié de ce siècle restera, selon moi, dans les souvenirs comme l'âge d'or de la neurologie et de la médecine esprit-corps. Ce sera une époque de grande euphorie pour les chercheurs novices arrivant dans ce domaine.

CHAPITRE 12

Les martiens voient-ils rouge ?

La philosophie moderne consiste à révéler, à exhumer et à abjurer tout ce qui a été dit avant.

V.S. Ramachandran.

Pourquoi la pensée, qui est une sécrétion du cerveau, est-elle plus admirable que la gravité, qui est une propriété de la matière ?

Charles Darwin.

Dans la première moitié du XXIe siècle, la science devra relever son plus grand défi en tentant de répondre à une question empreinte de mysticisme et de métaphysique depuis des millénaires : Quelle est la nature du moi ? Né en Inde et élevé dans la tradition hindoue, j'ai appris que le concept du moi est une illusion, un voile que l'on appelle *maya*. La quête de l'illumination consiste à lever ce voile et à prendre conscience qu'on fait en réalité « un avec le cosmos ». L'ironie a voulu qu'après des études poussées de médecine occidentale et plus de quinze ans de recherches sur des patients cérébrolésés ainsi que sur les illusions visuelles, j'en sois venu à comprendre qu'il y a une grande vérité dans ce point de vue – la notion d'un moi unique « habitant » le cerveau est peut-être une illusion. On crée sa propre « réalité » à partir de simples fragments d'information, et ce que l'on « voit » est une représentation fiable – mais pas toujours exacte – de ce qui existe dans le monde, et on est complètement inconscient de la grande majorité des événements à l'œuvre dans son cerveau. En effet, la plupart de nos actions sont effectuées par une horde de zombis inconscients qui cohabitent en paisible harmonie avec nous (la « personne ») à l'intérieur de notre corps. J'espère que les anecdotes que je vous ai livrées ont contribué à vous convaincre que le problème du moi – loin d'être une énigme métaphysique – est à présent mûr pour une enquête scientifique.

Néanmoins, nombre de gens jugent troublant que toute la richesse de notre vie mentale – nos pensées, sentiments, émotions, même ce que nous considérons comme notre moi intime – provienne entièrement de l'activité de petits morceaux de protoplasme dans le cerveau. Comment est-ce possible ? Comment une chose aussi profondément mystérieuse que la conscience peut-elle naître d'un bout de viande à l'intérieur du crâne ? Le problème de l'esprit et de la matière, de l'illusion et de la réalité préoccupe les philosophies orientale et occidentale depuis des millénaires, mais rien de durablement valable n'en est sorti. Pour citer le psychologue anglais Stuart Sutherland : « La conscience est un phénomène fascinant mais insaisissable : il est impossible de préciser ce que c'est, ce qu'elle fait, ni pourquoi elle s'est développée. »

Je ne prétendrai pas avoir résolu ces mystères[1], mais je pense qu'il existe une nouvelle voie pour étudier la conscience en la traitant non comme un problème philosophique, logique ou conceptuel, mais plutôt comme un problème empirique.

À part quelques excentriques (dits panpsychistes) qui pensent que tout dans l'univers est conscient, y compris des objets comme des fourmilières, des thermostats et des plateaux de table en Formica, la plupart admettent à présent que la conscience naît dans le cerveau et non dans les humeurs, le foie, le pancréas ou autre organe. C'est déjà un bon début. Mais je réduirai encore la portée de l'enquête en suggérant que la conscience naît non du cerveau dans son entier mais de certains circuits cérébraux spécialisés qui effectuent un type de calcul particulier. Pour décrire la nature de ces circuits et les calculs particuliers qu'ils effectuent, je m'appuierai sur les nombreux exemples de la psychologie perceptuelle et de la neurologie que nous avons déjà croisés dans ce livre. On verra que le circuit qui incarne la qualité subjective vive de la conscience réside principalement dans des parties des lobes temporaux (comme les tonsilles, le septum, l'hypothalamus et l'insula) et une unique zone de projections dans les lobes frontaux

– le gyrus cingulaire. En outre, l'activité de ces structures doit répondre à trois critères importants, que j'appellerai (avec mes excuses à Newton qui a décrit les trois lois fondamentales de la physique) les « trois lois des qualia » (« qualia » veut dire simplement la sensation brute telle la qualité subjective de la « douleur » ou « rouge » ou « gnocchi aux truffes »). Mon objectif en identifiant ces trois lois et les structures spécialisées qui les renferment est de favoriser d'autres recherches sur l'origine biologique de la conscience.

Le mystère central du cosmos, pour ce qui me concerne, est le suivant : pourquoi deux descriptions parallèles de l'univers se côtoient-elles toujours – le récit à la première personne (« je vois du rouge ») et le récit à la troisième personne (« Il dit qu'il voit du rouge quand certaines voies de son cerveau rencontrent une longueur d'ondes de six cents nanomètres ») ? Comment ces deux récits peuvent-ils être si différents tout en restant complémentaires ? Pourquoi ne dispose-t-on pas seulement d'un récit à la troisième personne, car selon le point de vue objectif du physicien et du neuroscientifique, c'est le seul qui existe vraiment ? (On appelle béhavioristes les scientifiques prônant ce point de vue.) En effet, dans leur schéma de « science objective », la nécessité d'un récit à la première personne ne se présente même pas – ce qui sous-entend que la conscience n'existe tout simplement pas. Mais nous savons tous pertinemment que cela ne peut être vrai. Cela me rappelle cette blague sur le béhavioriste qui, juste après avoir passionnément fait l'amour, regarde sa compagne et dit : « Manifestement c'était bon pour toi, mais l'était-ce pour moi ? » Ce besoin de concilier les récits de l'univers à la première personne et à la troisième personne (le point de vue « je » contre le point de vue « il ») est le problème non résolu le plus important de la science. Supprimez cette séparation, disent les mystiques et les sages indiens, et vous verrez que la distinction entre le moi et le non-moi est une illusion – qu'en réalité, on fait un avec le cosmos.

Les philosophes appellent cette énigme le mystère des qualia ou de la sensation subjective. Comment le flux d'ions et de courants électriques dans des petites particules de gelée – les neurones dans mon cerveau – génère-t-il dans son entier le monde subjectif des sensations comme le rouge, la chaleur, le froid ou la douleur ? Par quelle magie la matière se transforme-t-elle en ce tissu invisible de sentiments et de sensations ? Ce problème est si déconcertant que tout le monde ne s'accorde pas pour dire qu'il s'agisse même d'un problème. J'illustrerai cette énigme des qualia par deux simples expériences faisant appel à l'imagination.

Pour commencer, imaginez que vous soyez un supersavant de l'avenir n'ignorant rien des mécanismes du cerveau humain. Malheureusement vous êtes aussi complètement daltonien. Vous ne possédez pas de cônes rétiniens (les structures de la rétine qui permettent à vos yeux de distinguer les différentes couleurs), mais vous avez des bâtonnets (pour voir le noir et le blanc), ainsi que le mécanisme nécessaire pour le traitement des couleurs plus haut dans votre cerveau. Si vos yeux pouvaient distinguer les couleurs, votre cerveau en serait aussi capable.

Mettons que vous étudiez mon cerveau. Je perçois normalement les couleurs – je peux voir que le ciel est bleu, que l'herbe est verte et qu'une banane est jaune – et vous voulez savoir ce que j'entends par ces adjectifs. Quand je regarde des objets et que je les dis turquoise, chartreuse ou vermillon, vous n'avez pas la moindre idée de quoi je parle. Pour vous, ce ne sont que des nuances de gris.

Mais comme ce phénomène vous fascine, vous pointez un spectromètre sur la surface d'une pomme rouge mûre. Il indique qu'une lumière d'une longueur d'onde de six cents nanomètres émane du fruit. Toutefois, vous n'avez toujours pas la moindre idée de la couleur à laquelle cela peut correspondre parce que vous ne pouvez pas la voir. Intrigué, vous étudiez les pigments sensibles à la lumière de mes yeux et les voies de la couleur dans mon cerveau jusqu'à ce que vous finissiez par obtenir une description complète des lois du traitement de la longueur d'onde. Votre théorie vous permet de retracer toute la séquence de la perception de la couleur, des récepteurs dans mes yeux jusqu'au cerveau, où vous observez l'activité neuronale que provoque le mot « rouge ». En bref, vous maîtrisez parfaitement les lois de la vision des couleurs (ou, plus exactement, les lois du traitement des longueurs d'onde) et vous pouvez me dire à l'avance quel mot je vais utiliser pour décrire la couleur d'une pomme, d'une orange ou d'un citron. En tant que supersavant, vous n'avez pas de raison de douter de l'exhaustivité de votre récit.

Satisfait, vous venez me voir avec un ordinogramme :

– Ramachandran, voilà ce qui se passe dans votre cerveau !

– C'est ce qui s'y passe, c'est sûr. Mais je vois aussi le rouge. Où est le rouge dans cet ordinogramme ?

– Qu'est-ce que c'est que ça ?

– Cela fait partie de l'expérience réelle et indicible de la couleur, que je serai certainement incapable de vous faire partager puisque vous êtes daltonien.

Cet exemple conduit à une définition de « qualia » : il existe des aspects de mon état cérébral qui semblent rendre incomplète la description scientifique – de mon point de vue.

Comme second exemple, imaginez un gymnote amazonien qui soit très intelligent, en fait autant que vous et moi. Mais il possède quelque chose qui nous manque – à savoir la capacité de sentir des champs électriques à l'aide d'organes spéciaux dans sa peau. Comme le supersavant de l'exemple précédent, vous pouvez étudier la neurophysiologie de ce poisson et comprendre comment les organes électriques sur les flancs de son corps transforment le courant électrique, comment cette information est transmise au cerveau, quelle partie du cerveau analyse l'information et comment le poisson utilise cette information pour éviter les prédateurs, trouver des proies, etc. Mais si le poisson pouvait parler, il vous dirait : « Parfait, mais vous ne saurez jamais l'effet que cela fait de percevoir de l'électricité. »

Ces exemples font clairement comprendre pourquoi on pense que les qualia sont un problème essentiellement intime. Et aussi pourquoi ce problème n'est pas nécessairement scientifique. Rappelez-vous, votre description scientifique est complète. C'est juste que votre récit est incomplet sur le plan épistémologique parce que vous ne ferez jamais l'expérience des champs électriques ou du rouge. Pour vous, cela restera toujours un récit « à la troisième personne ».

Pendant des siècles, les philosophes ont supposé que cet écart entre le cerveau et l'esprit posait un problème épistémologique profond – une barrière infranchissable. Mais est-ce vraiment le cas ? Soit, la barrière n'a pas encore été franchie, mais faut-il en conclure que c'est impossible ? J'aimerais démontrer qu'en fait il n'y a pas de barrière, pas de grande division dans la nature entre l'esprit et la matière. Je pense effectivement que cette barrière n'est qu'apparente et qu'elle naît du langage. Ce genre d'obstacle survient en cas de traduction d'un langage dans un autre[2].

Comment cette idée s'applique-t-elle au cerveau et à l'étude de la conscience ? Je suggère que nous avons affaire en l'occurrence à deux langages mutuellement inintelligibles. L'un est le langage des impulsions nerveuses – les schémas spatiaux et temporels de l'activité neuronale qui nous permettent de voir le rouge, par exemple. Le second langage, celui qui nous permet de communiquer ce que nous voyons à d'autres, est une langue parlée naturelle comme l'anglais, le français ou le japonais – des ondes d'air voyageant entre vous et votre interlocuteur. Les deux sont des langages au sens strictement technique, à savoir que ce sont des messages riches en informations servant à transmettre un sens, par le biais de synapses entre différentes régions cérébrales dans un cas et par le biais de l'air entre deux personnes dans l'autre.

Le problème est que je ne peux vous entretenir, vous le supersavant daltonien, de mes qualia (mon expérience de la vision du rouge) qu'en utilisant un langage parlé. Mais la traduction fausse tout : l'« expérience » reste indicible. Le caractère rouge du rouge vous restera éternellement inaccessible.

Et si je devais me passer du langage parlé comme moyen de communication et brancher à la place un câble de voies neuronales (prélevées dans une culture de tissu ou chez un autre individu) entre les aires de traitement des couleurs dans mon cerveau et celles du vôtre (rappelez-vous que votre cerveau est doté du mécanisme pour la vision des couleurs bien que vos yeux soient incapables de distinguer des longueurs d'onde parce qu'ils n'ont pas de récepteurs de couleurs) ? Le câble permet à l'information couleur de passer directement de mon cerveau dans des neurones du vôtre sans traduction intermédiaire. C'est un scénario tiré par les cheveux, mais il n'a rien d'impossible sur le plan de la logique.

Tout à l'heure, quand j'ai dit « rouge », cela n'a eu aucun sens pour vous puisque le simple usage du mot « rouge » implique déjà une traduction. Mais si vous oubliez la traduction pour utiliser le câble, de sorte que les impulsions nerveuses elles-mêmes aillent directement dans l'aire des couleurs, alors peut-être vous exclamerez-vous : « Je vois exactement ce que vous voulez dire. Je vis une merveilleuse expérience toute neuve [3]. »

Ce scénario démolit l'argument des philosophes voulant qu'il y ait une barrière logique insurmontable pour la compréhension des qualia. En principe, on peut vivre les qualia d'une autre créature, même ceux du gymnote. Si vous pouviez découvrir ce que fait la région électroceptive du cerveau du poisson et que vous puissiez la greffer aux parties voulues de votre cerveau avec toutes les connexions associées voulues, vous commenceriez à ressentir les qualia électriques du poisson. Bien sûr, nous pourrions entrer dans le débat philosophique qui consiste à savoir s'il est nécessaire d'être un poisson pour les vivre ou si cela serait possible à l'être humain, mais c'est une autre histoire. Ma démonstration logique ne concerne que les qualia électriques – pas le fait d'être un poisson.

L'idée clé en l'occurrence est que le problème des qualia n'est pas unique au problème esprit-corps. Il n'est pas différent des problèmes que soulève n'importe quelle traduction, et il n'est donc pas nécessaire d'invoquer une grande division en nature entre le monde des qualia et le monde matériel. Il n'y a qu'un monde avec des tas de barrières de traduction. Si vous les surmontez, le problème disparaît.

Cela a peut-être des allures de débat théorique, ésotérique, mais laissez-moi vous donner un exemple plus réaliste – une expérience dont nous avons le projet. Au XVIIe siècle, l'astronome anglais William Molyneux a lancé un défi. Que se passerait-il si un enfant était élevé dans l'obscurité totale de la naissance à l'âge de vingt et un ans et qu'on lui permettait soudain de voir un cube ? Reconnaîtrait-il le cube ? Que se passerait-il si l'enfant pouvait soudain voir la lumière ordinaire ? Ferait-il l'expérience de la lumière en s'exclamant : « Ah ! maintenant je vois ce que l'on entend par lumière ! », ou serait-il complètement perdu et continuerait-il à être aveugle ? (Pour son raisonnement, le philosophe suppose que les voies visuelles de l'enfant n'ont pas dégénéré à cause de la privation de lumière et qu'il a un concept intellectuel de la vision, tout comme notre supersavant avait un concept intellectuel de la couleur avant que nous ne recourions au câble.)

Cette hypothèse peut recevoir une réponse empirique. Certains individus naissent avec de telles lésions oculaires qu'ils n'ont jamais vu le monde et se demandent ce qu'est la vision : pour eux, c'est aussi déconcertant que l'électroception du poisson pour vous. Il est à présent possible de stimuler directement de petites parties de leur cerveau avec un appareil, un stimulateur magnétique transcrânien – un aimant variable extrêmement puissant qui active le tissu neuronal avec une certaine précision. Que se passerait-il si l'on stimulait le cortex visuel d'une telle personne avec des impulsions magnétiques, contournant ainsi l'optique non fonctionnelle de l'œil ? Je peux imaginer deux résultats possibles. Il pourrait dire : « Je sens un drôle de truc à l'arrière de ma tête », mais rien d'autre. Ou au contraire : « Mon Dieu ! C'est extraordinaire ! Je comprends maintenant ce que vous voulez dire. Je connais enfin cette chose abstraite appelée vision. Voilà donc la lumière, la couleur, la vue ! »

Cette expérience est l'équivalent logique de celle du câble neuronal que nous avons pratiquée sur le supersavant parce que nous contournons le langage parlé et que nous touchons directement le cerveau de l'aveugle. Vous allez me demander : s'il vit effectivement des sensations entièrement neuves (ce que vous et moi appelons la vision), comment pouvons-nous être sûrs qu'il s'agit en fait de la vraie vision ? Une solution serait de chercher des preuves topographiques dans son cerveau. Je pourrais stimuler différentes parties de son cortex visuel et lui demander de désigner diverses régions du monde extérieur où il ressent ces étranges sensations nouvelles. Cela ressemble à la façon dont vous pourriez voir trente-six chandelles quand je vous tape sur la tête avec un marteau ; vous n'avez pas l'impression que les trente-six chandelles se trouvent à l'intérieur de votre crâne. Cet exercice fournirait des preuves convaincantes qu'il vit effectivement pour la première fois une expérience très proche de celle de la vision que nous avons, bien que cela puisse ne pas être aussi précis que la vision normale [4].

Pourquoi les qualia – les sensations subjectives – ont-ils fait leur apparition dans l'évolution ? Pourquoi certains événements cérébraux en sont-ils venus à avoir des qualia ? Existe-t-il un style particulier de traitement de l'information qui produise des qualia, ou trouve-t-on des types de neurones exclusivement associés aux qualia ? (Le neurologue espagnol Ramon y Cajal appelle ces neurones les « neurones psychiques ».) Tout comme nous savons que seule une minuscule partie de la cellule, à savoir la molécule d'ADN, est directement impliquée dans l'hérédité alors que d'autres comme les protéines ne le sont pas, se pourrait-il que seuls certains circuits neuronaux soient impliqués dans les qualia et d'autres non ? Francis Crick et Christof Koch ont ingénieusement suggéré que les qualia viennent d'un ensemble de neurones dans les couches inférieures des zones sensorielles primaires parce que ce sont celles qui se projettent sur les lobes frontaux où de nombreuses fonctions dites supérieures sont effectuées. Leur théorie a galvanisé l'ensemble de la communauté scientifique et a servi de catalyseur à ceux qui sont en quête d'explications biologiques pour les qualia. D'autres ont suggéré que les schémas d'impulsions nerveuses (les pointes) issus de régions cérébrales très distinctes deviennent « synchrones » quand on prête attention à quelque chose et qu'on en devient conscient[5]. En d'autres termes, c'est la synchronisation elle-même qui conduit à la conscience. On ne dispose pas encore de preuves directes de cette théorie, mais il est encourageant de voir qu'on tente au moins d'explorer la question sur le plan expérimental.

Ces approches séduisent surtout pour une raison, à savoir que le réductionnisme a été la seule stratégie à rencontrer le plus de réussite en science. Pour reprendre la définition du biologiste anglais Peter Medawar : « Le réductionnisme consiste à croire qu'un tout peut être représenté comme une fonction (au sens mathématique) de ses composants, les fonctions concernant l'ordonnancement spatial et temporel des composants et la manière précise dont elles interagissent. » Malheureusement, comme je l'ai dit au début de ce livre, il n'est pas facile de savoir *a priori* quel est le niveau approprié de réductionnisme pour tout problème scientifique donné. Pour comprendre la conscience et les qualia, cela ne servirait pas à grand-chose d'étudier les canaux ioniques qui conduisent les impulsions nerveuses, le réflexe du tronc cérébral qui sert de médium à l'éternuement ou l'arc réflexe de la moelle épinière qui contrôle la vessie, bien qu'il s'agisse de problèmes intéressants en soi (du moins aux yeux de certains). Ce ne serait pas plus utile pour la compréhension de fonctions cérébrales supérieures comme les qualia que d'étudier des puces de silicone au microscope dans l'espoir de percer la logique d'un programme informatique. Or c'est précisément la stratégie que la plupart des neuroscientifiques utilisent pour essayer de comprendre les fonctions supérieures du cerveau. Ils prétendent soit que le problème n'existe pas, soit qu'il sera résolu un beau jour pendant que nous poursuivons lentement notre étude de l'activité de neurones individuels[6].

Les philosophes proposent une autre solution à ce dilemme lorsqu'ils qualifient la conscience et les qualia « d'épiphénomènes ». Selon ce point de vue, la conscience est comparable au sifflet d'un train ou à l'ombre d'un cheval au galop : Elle ne joue aucun rôle causal dans le vrai travail effectué par le cerveau. Après tout, on peut imaginer qu'un « zombi » fasse inconsciemment tout exactement de la même manière que le fait un être conscient. Un coup sur le tendon proche de l'articulation du genou déclenche une cascade d'événements neuronaux et chimiques qui provoque un réflexe patellaire (les récepteurs de tension dans le genou se connectent à des nerfs dans la moelle épinière, laquelle envoie à son tour des messages aux muscles.) La conscience n'intervient pas en l'occurrence : un paraplégique présente un excellent réflexe patellaire même s'il ne sent rien. Imaginez à présent une cascade d'événements beaucoup plus complexes déclenchée par une lumière venant frapper votre rétine et divers relais, vous amenant à voir « rouge ». Comme vous pouvez imaginer que cette cascade plus complexe se produit sans conscience, ne s'ensuit-il pas que la conscience n'a rien à voir avec ? Après tout, Dieu (ou la sélection naturelle) aurait pu créer un être inconscient qui fait et dit tout ce que vous faites et dites, bien qu'il ne soit pas conscient.

Cet argument paraît raisonnable mais il se fonde en fait sur l'idée fausse que, puisque vous pouvez imaginer quelque chose de logiquement possible, cette chose est donc possible. Mais considérez le même argument appliqué à la physique. Nous pouvons tous imaginer quelque chose qui voyage plus vite que la vitesse de la lumière. Pourtant, comme nous le dit Einstein, cette idée repose peut-être sur le bon sens mais elle est complètement erronée. Le simple fait de pouvoir imaginer que quelque chose est logiquement possible ne garantit pas que ce soit possible dans le monde réel, même en principe. De même, même si vous pouvez imaginer un zombi inconscient faisant tout ce que vous faites, il peut y avoir une cause naturelle profonde qui empêche l'existence d'un tel être ! Notez que cet argument ne prouve pas que la conscience doive avoir un rôle causal ; il prouve simplement que l'on ne peut se servir d'arguments commençant par : « Après tout, j'imagine très bien que... », pour tirer des conclusions sur un quelconque phénomène naturel.

Tentons une approche un peu différente pour comprendre les qualia. Pour ce faire, vous allez jouer avec vos yeux. Rappelez-vous la discussion au chapitre 5 à propos de la tache aveugle – l'endroit où votre nerf optique sort à l'arrière de votre globe oculaire. Refaites l'expérience : Fermez l'œil droit, fixez la tache noire dans la figure 5.2 et approchez lentement la page de votre œil ou au contraire éloignez-la et vous verrez le rond hachuré disparaître. Il se trouve dans votre tache aveugle naturelle. Maintenant fermez de nouveau l'œil droit, levez l'index droit et braquez la tache aveugle de votre œil gauche sur le milieu de votre doigt. Le milieu de votre index *devrait* disparaître, comme le rond hachuré, et pourtant ce n'est pas le cas ; il a l'air entier. En d'autres termes, les qualia sont tels que vous ne déduisez pas seulement intellectuellement que votre doigt existe en continu – après tout, ma tache aveugle est là –, vous voyez littéralement le « morceau manquant » de votre doigt. Les psychologues appellent ce phénomène le « remplissage », expression utile bien qu'un peu trompeuse qui signifie simplement que vous voyez quelque chose dans une zone de l'espace où il n'y a rien.

On peut apporter une preuve encore plus spectaculaire de ce phénomène si on regarde la figure 12.1. L'œil droit fermé, regardez du gauche le petit point blanc à droite et approchez progressivement le livre jusqu'à ce qu'un des « beignets » tombe dans votre tache aveugle. Comme le diamètre intérieur du beignet – le petit rond noir – est légèrement plus petit que votre tache aveugle, il devrait disparaître et l'anneau blanc devrait englober, couvrir la tache aveugle. Mettons que le beignet (l'anneau) soit jaune. Ce que vous verrez si votre vision est normale, c'est un rond homogène jaune plein, ce qui indiquera que votre cerveau « remplit » votre tache aveugle avec des qualia jaunes (ou blancs dans la figure 12.1). Je souligne ce point parce que certains ont prétendu que nous ignorons tous simplement la tache aveugle et que nous ne remarquons pas ce qui se passe – en d'autres termes, qu'il n'y a pas de remplissage. Mais cela ne peut être vrai. Si vous montrez à quelqu'un plusieurs anneaux, dont l'un est concentrique avec la tache aveugle, cet anneau concentrique aura l'air d'un anneau homogène et « se détachera » en fait d'un arrière-plan d'anneaux. Comment une chose que vous ignorez peut-elle se détacher ainsi ? Cela signifie que la tache aveugle a des qualia associés à elle et qu'en outre, les qualia fournissent un « soutien sensoriel ». Autrement dit, vous faites plus que déduire que le centre du beignet est jaune ; vous le voyez littéralement jaune[7].

Prenons un exemple apparenté. Supposons que je place un doigt perpendiculairement à un autre (comme dans le signe plus) et que je regarde les deux doigts. Bien entendu, je vois le

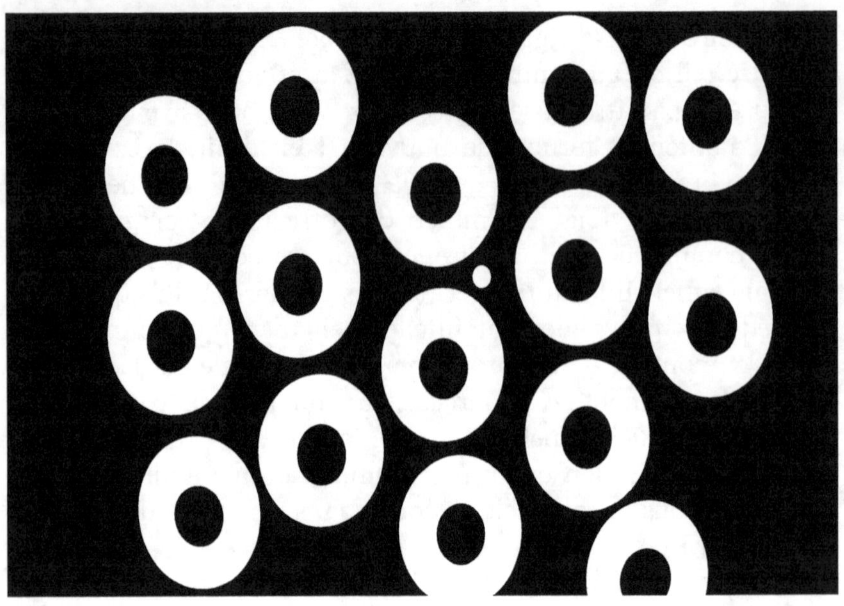

FIGURE 12.1
Un champ de beignets jaunes. Fermez l'œil droit et fixez le petit point blanc au milieu du dessin de l'œil gauche. Si vous placez la page à une vingtaine de centimètres de votre visage, l'un des beignets tombera exactement dans la tache aveugle de votre œil gauche. Comme le trou noir au milieu du beignet est légèrement plus petit que votre tache aveugle, il devrait disparaître et la tache aveugle se remplir des qualia « jaunes » de l'anneau extérieur de sorte que vous verrez un rond jaune plutôt qu'un anneau. Vous remarquerez que le rond se détache de l'arrière-plan d'anneaux. Paradoxalement, vous venez de rendre une cible plus visible grâce à votre tache aveugle.

doigt derrière comme un tout continu. Je sais qu'il l'est. Mais si vous me demandiez si je vois effectivement le bout de doigt manquant, je vous dirais non – pour ce que j'en sais, quelqu'un a peut-être coupé un doigt et placé les deux bouts de chaque côté du doigt au premier plan pour m'induire en erreur. Je ne peux certifier que je vois vraiment la partie manquante.

Comparez ces deux cas qui sont semblables dans la mesure où le cerveau fournit chaque fois l'information manquante. Quelle est la différence ? Quelle importance cela a-t-il pour vous, être conscient, que le beignet jaune ait à présent des qualia au milieu et non la partie cachée du doigt ? La différence, c'est que vous ne pouvez pas changer d'avis à propos du jaune au milieu du beignet. Vous ne pouvez pas vous dire : « Peut-être que c'est jaune, mais c'est peut-être rose, ou encore bleu. » Non, il vous crie : « Je suis jaune » avec une représentation de jaune explicite en son centre. En d'autres termes, le jaune de remplissage est incontournable, vous n'avez aucun pouvoir dessus.

En revanche, dans le cas du doigt caché, vous pouvez vous dire : « Il y a une forte probabilité qu'il y ait un doigt à cet endroit, mais un scientifique malicieux pourrait très bien avoir collé deux moitiés de doigt de chaque côté. » Scénario très improbable, mais non inconcevable.

Autrement dit, je peux choisir de supposer qu'il peut y avoir autre chose derrière le doigt, mais cela m'est impossible avec le jaune de remplissage de la tache aveugle. La différence essentielle entre une perception chargée de qualia et une sans qualia est que la première est irrévocable par les centres cérébraux supérieurs et reste donc « résistante aux modifications » tandis que la seconde est souple ; on peut choisir parmi un nombre de différentes entrées « ayant l'air de » en se servant de son imagination. Une fois créée une perception chargée en qualia, vous ne pouvez vous en débarrasser. (Le dalmatien de la figure 12.2 en est un bon exemple. Au premier coup d'œil, il n'est que fragments. Puis soudain tout se met en place et vous voyez le chien. Grosso modo, vous disposez à présent des qualia chien. La prochaine fois que vous regarderez l'image, vous ne pourrez pas ne pas voir le chien. En effet, nous avons récemment démontré que les neurones dans le cerveau ont modifié leurs connexions de manière permanente une fois que vous avez vu le chien[8].)

Ces exemples démontrent une caractéristique importante des qualia – ils doivent être irrévocables. Mais si cette caractéristique est nécessaire, elle ne suffit pas à expliquer la présence des qualia. Pourquoi ? Eh bien, imaginez que vous soyez dans le coma et que je vous braque une lumière dans l'œil. Si le coma n'est pas trop profond, votre pupille va se contracter, bien que vous n'ayez aucune conscience subjective de quelconques qualia causés par la lumière. L'arc réflexe entier est irrévocable, et pourtant aucun qualia n'y est associé. Vous ne pouvez pas changer d'avis à ce sujet. Vous ne pouvez rien faire contre, comme vous ne pouviez rien faire contre le remplissage jaune dans votre tache aveugle dans l'exemple des beignets. Pourquoi donc seul ce dernier exemple a-t-il des qualia ? La différence clé est que dans le cas de la contraction de la pupille, il n'y a qu'une sortie – un résultat définitif – disponible et donc aucun qualia. Dans le cas de l'anneau jaune, même si la représentation

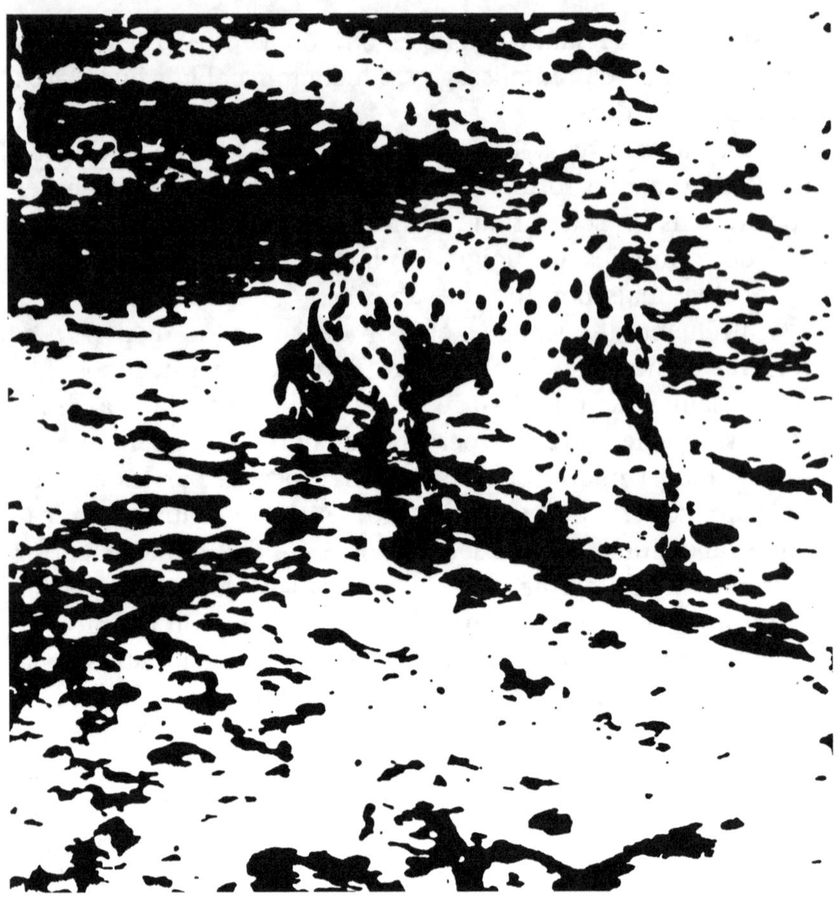

FIGURE 12.2

Amas aléatoire de taches. Fixez ce dessin pendant quelques secondes (ou minutes) et vous finirez par voir un dalmatien, la truffe collée au sol marbré d'ombres de feuilles (indice : la tête du chien est à gauche au milieu du dessin ; on peut voir son collier et son oreille gauche). Une fois que vous avez vu le chien, vous ne pouvez plus ne pas le voir.

À l'aide de dessins du même genre, nous avons récemment démontré que les neurones des lobes temporaux sont modifiés de manière permanente une fois que vous avez « vu » le chien. (Tovee, Rolls et Ramachandran 1996.) Photo de Ron James.

qui a été créée est irrévocable, vous avez le luxe du choix ; vous pouvez faire ce que vous voulez de la représentation. Par exemple, une fois que vous avez connu les qualia jaunes, vous pouviez dire jaune, ou penser à des bananes jaunes, des dents jaunes, le teint jaune de la jaunisse, etc. Et quand vous avez fini par voir le dalmatien, votre esprit était prêt à faire apparaître n'importe quelle association chien – le mot « chien », ses aboiements, de la nourriture pour chien, voire des voitures de pompiers. Et il n'y a apparemment aucune limite à votre choix. Voilà la deuxième caractéristique importante des qualia : les sensations chargées de qualia offrent le luxe du choix. Nous avons donc identifié deux traits des qualia : irrévocabilité du côté influx et flexibilité du côté sortie.

Les qualia ont une troisième caractéristique importante. Afin de prendre des décisions sur la base d'une représentation chargée en qualia, il est nécessaire que la représentation ait une durée suffisante pour que vous puissiez travailler dessus. Votre cerveau a besoin de la retenir dans une sorte de zone-tampon, de sas, ou ce qu'on appelle encore la mémoire immédiate. (Par exemple, vous retiendrez le numéro que vous donnent les renseignements le temps de le composer.) Une fois de plus, cette condition ne suffit pas en soi pour générer des qualia. Un système biologique peut avoir d'autres raisons, outre celle de faire un choix, de retenir l'information dans un sas. Par exemple, la dionée gobe-mouches ne se referme que si ses poils déclencheurs à l'intérieur du piège sont stimulés deux fois de suite, retenant apparemment un souvenir du premier stimulus pour le comparer au second afin d'en déduire que quelque chose a bougé. (Darwin a suggéré que cela s'est développé pour permettre à la plante d'éviter de fermer accidentellement le piège si elle a affaire à une particule de poussière plutôt qu'à un insecte.) Typiquement, dans ces sortes de cas, il n'y a qu'un résultat possible : La bionée se referme *invariablement*. Elle ne peut rien faire d'autre. La deuxième caractéristique importante des qualia – le choix – manque. Je pense que nous pouvons en conclure, contrairement aux panpsychistes, que la plante ne possède pas de qualia liés à la détection des insectes.

Au chapitre 4, nous avons vu comment les qualia et la mémoire sont reliés dans l'histoire de Diane, la jeune femme empoisonnée au monoxyde de carbone qui avait développé un genre inhabituel de « vision aveugle ». Elle était capable d'orienter convenablement une enveloppe pour la poster dans une fente horizontale ou verticale, tout en étant incapable de percevoir consciemment l'orientation de la fente. Mais si on lui demandait de regarder la fente et qu'on éteignait les lumières avant de la prier de poster la lettre, elle ne pouvait plus le faire. « Elle » semblait oublier presque aussitôt l'orientation de la fente et était incapable d'insérer la lettre. Cela suggère que la partie du système visuel de Diane qui discernait l'orientation et contrôlait les mouvements de son bras – ce que nous appelons le zombi ou la voie « comment » au chapitre 4 – était non seulement dépourvue de qualia, mais également de mémoire à court terme. Mais la partie de son système visuel – la voie « quoi » – qui lui permettrait normalement de reconnaître la fente et de percevoir son orientation est non seulement consciente, mais elle a aussi une mémoire. (Mais « elle » ne peut utiliser cette voie parce qu'elle est abîmée : elle ne dispose plus que du zombi inconscient, lequel n'a pas de mémoire.) Et je ne pense pas que ce lien entre la mémoire à court terme et la conscience soit une coïncidence.

Pourquoi une partie du système visuel est-elle dotée de mémoire et une autre, non ? Peut-être que la voie « quoi » chargée de qualia a une mémoire parce qu'elle doit faire des choix fondés sur des représentations perceptuelles – et le choix demande du temps. En revanche, la voie « comment » sans qualia effectue un traitement en temps réel continu dans une boucle très fermée – comment le thermostat chez vous. Elle n'a pas besoin de mémoire puisqu'elle n'a pas à faire de choix. Ainsi poster une lettre ne requiert pas de mémoire, mais choisir quelle lettre poster et décider de l'endroit où l'envoyer en demande.

On peut tester cette idée chez une patiente comme Diane. Si vous la mettiez dans une situation exigeant de faire un choix, le zombi (encore intact en elle) perdrait la boule. Par exemple, si vous lui demandiez de poster une lettre en lui montrant simultanément deux fentes (une verticale, l'autre horizontale), elle devrait échouer, car comment le zombi pourrait-il choisir entre les deux ? En fait, l'idée même d'un zombi inconscient faisant des choix tient de l'oxymore – car l'existence même du libre arbitre n'implique-t-elle pas la conscience ?

Pour résumer – pour que les qualia existent, vous avez besoin d'implications potentiellement infinies (bananes, jaunisse, dents) mais une représentation stable, finie et irrévocable dans votre mémoire à court terme comme point de départ (le jaune). Mais si le point de départ est révocable, alors la représentation n'aura pas de qualia forts et vifs. Des exemples. Vous déduisez qu'un chat se cache sous le canapé en voyant sa queue en dépasser ou vous êtes en mesure d'imaginer qu'un singe est assis dans un fauteuil. Ces images n'ont pas de qualia forts, pour de bonnes raisons, car dans le cas contraire vous les confondriez avec de vrais objets et ils ne pourraient pas survivre longtemps, vu la structure de votre système cognitif. Souvenez-vous de la phrase de Shakespeare : « La simple idée d'un festin ne rassasie pas. » C'est heureux, sinon vous ne mangeriez pas ; vous vous contenteriez de générer les qualia associés à la satiété dans votre tête. Dans le même ordre d'idées, toute créature qui ne fait qu'imaginer qu'elle a des orgasmes ne risque guère de transmettre ses gènes à la génération suivante.

Pourquoi ces images vagues, faibles, intérieurement générées (le chat sous le canapé, le singe dans le fauteuil) ou des croyances, tant qu'on y est, n'ont-elles pas de qualia forts ? Imaginez combien le monde paraîtrait déroutant si c'était le cas. Les vraies perceptions ont besoin d'avoir des qualia vifs, subjectifs parce qu'elles déterminent des décisions et que vous ne pouvez vous permettre d'hésiter. En revanche, les croyances et les images internes ne devraient pas être chargées en qualia parce qu'il faut qu'elles restent provisoires et révocables. C'est ainsi que vous croyez – et que vous pouvez imaginer – qu'il y a un chat sous le canapé parce que sa queue en dépasse. Mais il pourrait y avoir un cochon sous le canapé à qui on aurait greffé la queue d'un chat. Il faut que vous soyez disposé à envisager cette hypothèse, aussi peu plausible soit-elle, parce que de temps à autre vous pourriez être surpris.

Quel est l'avantage sur le plan de la fonction ou du calcul de rendre les qualia irrévocables ? Une réponse est la stabilité. Si vous ne cessiez de changer d'avis à propos des qualia, le nombre des issues (ou « sorties ») potentielles serait infini ; rien ne viendrait restreindre votre comportement. À un moment ou à un autre, vous avez besoin de dire : « Stop ! on y est » et de planter un fanion dedans, et c'est le fait de planter un fanion que nous appelons des qualia. Le système de perception suit un raisonnement qui ressemble à peu près au suivant : Vu les données disponibles, il est sûr à quatre-vingt-dix pour cent que ce que vous voyez est du jaune (ou un chien, ou une douleur, ou Dieu sait quoi). Donc, pour les besoins de la discussion, je vais supposer que c'est jaune et agir en accord, parce que si je continue à dire : « Peut-être que ce n'est pas jaune », je ne pourrai pas passer à l'étape suivante du choix d'une action ou d'une pensée appropriée. En d'autres termes, si je traitais les perceptions comme des croyances, je serais aveugle (de même que paralysé par l'indécision). Les qualia sont irrévocables afin d'éliminer l'hésitation et de conférer une certitude aux décisions [9]. Et cela, à son tour, peut dépendre des neurones particuliers qui déchargent, la force de leur décharge et sur quelles structures ils se projettent.

Quand je vois la queue du chat dépasser du canapé, je « devine » ou je « sais » qu'il y a un chat sous le canapé, vraisemblablement attaché à la queue. Mais je ne vois pas le chat au sens littéral, bien que j'en voie littéralement la queue. Et cela soulève une autre question fascinante : est-ce que voir et savoir – la distinction qualitative entre la perception et la conception – sont complètement différents, passent par le biais peut-être de différents types de circuits cérébraux, ou existe-t-il une zone grise entre les deux ? Revenons à la région correspondant à la tache aveugle dans mon œil où je ne peux rien voir. Comme nous l'avons vu dans la discussion au chapitre 5 sur le syndrome de Charles Bonnet, il existe un autre genre de tache aveugle – la région énorme derrière ma tête – où je ne peux également rien voir (bien qu'on ne parle généralement pas de « tache aveugle » pour cette région). Bien entendu, en général, vous ne vous baladez pas avec l'impression d'un grand vide derrière votre tête et vous seriez donc peut-être tenté de sauter à la conclusion que dans un sens vous remplissez le vide comme la tache aveugle. Mais vous n'en faites rien. Vous n'en êtes pas capable. Il n'existe pas de représentation neuronale visuelle dans le cerveau correspondant à cette zone derrière votre tête. Vous ne remplissez le vide qu'au sens banal où si vous êtes debout dans une salle de bains avec de la tapisserie en face de vous, vous supposez que la tapisserie continue derrière votre tête. Mais même si vous supposez qu'il y a de la tapisserie derrière votre tête, vous ne la voyez pas. En d'autres termes, ce genre de « remplissage » est purement métaphorique et ne satisfait pas notre critère d'irrévocabilité. Dans le cas de la « vraie » tache aveugle, comme nous l'avons vu plus tôt, vous ne pouvez pas changer d'avis à propos de la zone complétée. Mais en ce qui concerne l'espace derrière votre tête, vous êtes libre de vous dire : « Selon toute probabilité, il y a de la tapisserie à cet endroit, mais qui sait, il y a peut-être un éléphant. »

Le remplissage de la tache aveugle est donc fondamentalement différent de votre incapacité de remarquer le vide derrière votre tête. Mais la question demeure. La distinction entre ce qui se passe derrière votre tête et la tache aveugle est-elle d'ordre qualitatif ou quantitatif ? Est-ce que la ligne de démarcation entre le « remplissage » (du genre vu dans la tache aveugle) et la pure conjecture (en ce qui concerne ce qui pourrait se trouver derrière votre tête) est complètement arbitraire ? Pour y répondre, faisons une autre expérience. Imaginez que nous continuions à évoluer de sorte que nos yeux migrent vers les côtés de notre tête, tout en préservant le champ de la vision binoculaire. Les champs de vision des deux yeux gagnent de plus en plus de terrain derrière notre tête jusqu'à presque se toucher. Mettons que vous ayez une tache aveugle à l'arrière de votre tête (entre vos yeux) qui soit d'une taille identique à la tache aveugle devant vous. La question qui se pose alors est est-ce que le remplissage d'objets dans la tache aveugle derrière votre tête serait un vrai remplissage de qualia, comme avec la vraie tache aveugle, ou s'agirait-il encore d'images conceptuelles et révocables ou d'hypothèses du genre que nous connaissons derrière notre tête ? Je pense qu'il y aura un instant précis où les images deviendront irrévocables et où des représentations perceptuelles fortes seront créées, voire re-créées et renvoyées vers les aires visuelles primaires. À cet instant, la région aveugle derrière votre tête devient fonction-nellement équivalente à la tache aveugle normale devant vous. Le cerveau va alors soudain passer à un mode complètement nouveau de représentation de l'information : il utilisera des neurones dans les aires sensorielles pour signaler de manière irrévocable les événements derrière votre tête (au lieu de neu-rones dans les aires pensantes pour faire des hypothèses éclairées mais timides à propos de ce qui pourrait s'y cacher).

Ainsi même si le remplissage de la tache aveugle et le rem-plissage derrière la tête peuvent être logiquement considérés comme deux extrémités d'un continuum, l'évolution a jugé bon de les séparer. Dans le cas de la tache aveugle de votre œil, le risque que quelque chose d'important s'y terre est si petit qu'il est payant de traiter ce risque comme nul. Dans le cas de la zone aveugle derrière votre tête, le risque que quelque chose d'important s'y trouve (un cambrioleur armé, par exemple) est suffisamment élevé pour que cela soit dangereux de compléter cette zone de manière irrévocable avec de la tapisserie ou le motif que vous avez devant les yeux.

Jusque-là nous avons évoqué trois lois de qualia – trois cri-tères logiques pour déterminer si un système est conscient ou non – et nous avons examiné des exemples de la tache aveugle et de patients neurologiques. Mais, me demanderez-vous, à quel point ce principe est-il général ? Pouvons-nous l'appliquer à d'autres exemples précis où l'intervention de la conscience suscite des débats ou des doutes ? Voici quelques exemples :

On sait que les abeilles s'engagent dans des formes de communication très compliquées. Par exemple, une abeille éclaireur, ayant localisé une source de pollen, va rentrer à la ruche et se lancer dans une danse compliquée pour désigner la localisation du pollen au reste de l'essaim. Question : L'abeille est-elle consciente quand elle se livre à cette danse [10] ? Puisque le comportement de l'abeille, une fois déclenché, est irrévocable et que l'abeille agit visiblement sur la foi d'une représentation de mémoire à court terme de la localisation du pollen, au moins deux des trois critères de la conscience sont satisfaits. Vous pourriez alors sauter à la conclusion que l'abeille est consciente quand elle se lance dans ce rituel de communication très complexe. Mais comme elle n'a pas le troisième critère – la sortie souple –, je dirais que c'est un zombi. En d'autres termes, même si l'information est très compliquée, irrévocable et détenue dans la mémoire à court terme, l'abeille ne peut faire qu'une chose avec cette information ; seule une sortie est possible – la danse. Cet argument est important, car il implique que la simple complexité du traitement de l'information ne garantit pas l'intervention d'une conscience.

Un des avantages que mon schéma possède sur d'autres théories de la conscience, c'est qu'il nous permet sans ambiguïté de répondre à des questions comme : L'abeille est-elle consciente quand elle fait sa danse ? Un somnambule est-il conscient ? La moelle épinière d'un paraplégique est-elle consciente – possède-t-elle ses propres qualia sexuels – quand il a une érection ? Une fourmi est-elle consciente lorsqu'elle détecte des phéromones ? Dans chacun de ces cas, au lieu d'affirmer vaguement qu'on a affaire à divers degrés de conscience – ce qui est la réponse standard –, on pourrait se contenter d'appliquer les trois critères spécifiés. Par exemple, est-ce qu'un somnambule (en action) réussit le test Pepsi – c'est-à-dire choisit entre un Pepsi et un Coca ? A-t-il une mémoire à court terme ? Mettons que vous lui montriez un Pepsi, que vous fourriez le Pepsi dans une boîte, que vous éteigniez la lumière trente secondes et que vous rallumiez, tendrait-il la main vers le Pepsi (ou échouerait-il lamentablement comme le zombi de Diane) ? Est-ce qu'un patient partiellement comateux atteint de mutisme akinétique (apparemment éveillé et capable de vous suivre des yeux mais incapable de bouger ni de parler) a une mémoire à court terme ? Nous pouvons à présent répondre à ces questions en évitant les arguties sémantiques à propos du sens exact du mot « conscience ».

Vous allez me dire : « Est-ce que cela donne un indice sur l'endroit du cerveau où pourraient se situer les qualia ? » Il est surprenant que de nombreuses personnes pensent que les lobes frontaux sont le siège de la conscience, parce que rien de spectaculaire n'arrive aux qualia et à la conscience en soi si on abîme les lobes frontaux – même si la personnalité du patient peut être profondément altérée. Je dirais pour ma part que la plus grande partie de l'action se passe dans les lobes temporaux parce que des lésions et de l'hyperactivité dans ces structures sont ce qui produisent le plus souvent des troubles frappants de conscience. Par exemple, vous avez besoin des tonsilles et d'autres parties des lobes temporaux pour voir la signification des choses, et c'est sans aucun doute une partie essentielle de l'expérience consciente. Sans cette structure, vous êtes un zombi (comme le type dans la célèbre expérience imaginaire de la pièce chinoise proposée par le philosophe John Searle[11]) seulement capable de produire une seule sortie correcte à une demande, mais sans la capacité de sentir le sens de ce que vous faites ou dites.

Tout le monde s'accorderait pour dire que les qualia et la conscience ne sont pas associés aux premiers stades du traitement perceptuel comme au niveau de la rétine. Ils ne le sont pas non plus aux stades finaux de planification d'actes moteurs quand le comportement se fait. En revanche, ils sont associés aux stades intermédiaires du traitement[12] – un stade où sont créées les perceptions stables (jaune, chien, singe) et où elles ont un sens (les implications et les possibilités infinies d'action parmi lesquelles choisir la meilleure). Cela se produit surtout dans le lobe temporal et les structures limbiques associées et, dans ce sens, les lobes temporaux sont l'interface entre la perception et l'action.

La neurologie nous en fournit la preuve ; les lésions cérébrales qui produisent les troubles de conscience les plus profonds sont celles qui génèrent des crises du lobe temporal, tandis que des lésions dans d'autres parties du cerveau ne produisent que des troubles de conscience mineurs. Quand les chirurgiens stimulent électriquement les lobes temporaux des épileptiques, les patients ont de vives expériences conscientes. Stimuler les tonsilles est le moyen le plus sûr de « rejouer » une expérience complète, comme un souvenir autobiographique ou une hallucination vive. Les crises des lobes temporaux s'associent souvent non seulement à des altérations de la conscience au sens de l'identité personnelle, du destin personnel et de la personnalité, mais aussi à de vifs qualia – des hallucinations comme des odeurs et des sons. Si ce ne sont que de simples souvenirs, comme le prétendent certains, pourquoi la personne dirait-elle : « J'ai vraiment l'impression de revivre l'expérience » ? Ces crises se caractérisent par la vivacité des qualia qu'elles engendrent. Les odeurs, les douleurs, les goûts et les émotions – tous générés dans les lobes temporaux – suggèrent que cette région cérébrale joue un rôle dans les qualia et la conscience.

Une autre raison de choisir les lobes temporaux – surtout le gauche –, c'est que c'est là que la plus grande partie du langage est représentée. Si je vois une pomme, l'activité du lobe temporal me permet d'appréhender simultanément toutes ses implications. Le cortex inférotemporal reconnaît en elle un fruit d'un certain type, la tonsille évalue l'importance de la pomme pour mon bien-être et l'aire de Wernicke et d'autres m'avertissent de toutes les nuances de sens qu'évoque l'image mentale – dont le mot « pomme » : je peux manger la pomme, la humer ; en faire une tarte, l'éplucher, planter ses graines, en manger une par jour pour rester en forme, tenter Ève avec, etc. Si on énumère tous les attributs que nous associons au mot « conscience » et « cognition », vous remarquerez que chacun d'eux a une correspondance dans les crises du lobe temporal, dont les hallucinations visuelles et auditives vives, les expériences « en dehors du corps » et un sentiment absolu d'omnipotence ou d'omniscience [13]. N'importe quel item de cette longue liste de troubles peut se produire individuellement quand d'autres parties du cerveau sont endommagées (par exemple, troubles de l'image corporelle et de l'attention dans le syndrome du lobe pariétal), mais c'est seulement quand les lobes temporaux interviennent qu'ils surgissent simultanément ou dans des combinaisons différentes ; cela suggère encore que ces structures jouent un rôle essentiel dans la conscience humaine.

Jusqu'ici nous avons évoqué ce que les philosophes appellent le problème des qualia – l'intimité cruciale et l'impossibilité de communiquer des états mentaux – et j'ai tenté d'en faire un problème scientifique. Mais outre les qualia (la sensation brute), il nous faut aussi nous intéresser au moi – le « je » en vous qui fait en fait l'expérience de ces qualia. Les qualia et le moi sont en réalité les deux faces d'une même pièce ; à l'évidence il n'existe pas de qualia indépendants qui ne soient vécus par personne et il est difficile d'imaginer un moi dénué de qualia.

Mais qu'est-ce exactement que le moi ? Malheureusement le mot « moi » ressemble aux mots « bonheur » ou « amour » ; nous savons tous ce que c'est, que cela existe, mais nous avons un mal fou à les définir, voire à énumérer leurs caractéristiques. On a l'impression d'avoir affaire à du vif-argent. Quand vous pensez au mot « moi », qu'est-ce qui surgit dans votre esprit ? Quand je pense à moi-même, cela me paraît être quelque chose qui unit tous mes souvenirs et impressions sensorielles diverses (unité), prétend être « responsable » de ma vie, fait des choix (possède un libre arbitre) et semble durer en tant qu'entité unique dans l'espace et le temps. Il se voit aussi intégré dans un contexte social, il équilibre ses comptes, voire planifie son propre enterrement. En fait nous pouvons dresser une liste de toutes les caractéristiques du moi – comme nous pouvons le faire pour le bonheur –, puis chercher les structures du cerveau qui interviennent dans chacun de ces aspects. Ce faire nous permettra un jour d'acquérir une meilleure compréhension du moi et de la conscience – bien que je doute qu'on trouve une « solution » unique et grandiose au problème du moi comme l'ADN est la solution à l'énigme de l'hérédité.

Quelles sont ces caractéristiques qui définissent le moi ? Avec William Hirstein, un chercheur de mon laboratoire, nous avons dressé la liste suivante :

Le moi incarné : mon moi est ancré à un corps unique. Si je ferme les yeux, je sens de manière très vivace différentes parties corporelles occupant l'espace (certaines plus que d'autres) – ce qu'on appelle l'image du corps. Si vous me pincez l'orteil, c'est « moi » qui ressens la douleur, pas lui. Et pourtant l'image du corps, comme nous l'avons vu, est très malléable, en dépit de son apparente stabilité. En quelques secondes du bon type de stimulation sensorielle, vous pouvez vous retrouver avec un nez d'un mètre de long ou projeter la main sur une table (chapitre 3). Et nous savons que les circuits des lobes pariétaux et les aires des lobes frontaux vers lesquelles ils se projettent jouent un grand rôle dans la construction de cette image. Une lésion partielle de ces structures peut provoquer d'importantes distorsions de l'image du corps : le patient affirmera que son bras gauche appartient à sa mère ou (comme dans le cas du patient que j'ai vu avec le Dr Riita Hari à Helsinki) prétendra que le côté gauche de son corps reste assis sur la chaise quand il se lève ! Si ces exemples ne vous convainquent pas que votre « possession » de votre corps est une illusion, rien n'y parviendra.

Le moi passionné : il est difficile d'imaginer le moi sans émotions – ou ce qu'un état pareil pourrait signifier. Si vous ne voyez pas le sens ou la signification de quelque chose – si vous ne pouvez pas appréhender toutes ses implications – dans quel sens en êtes-vous vraiment conscient ? Ainsi vos émotions – qui transitent par le système limbique et les tonsilles – sont un aspect essentiel du moi, plus qu'un simple « bonus ». (Savoir si un Vulcan pur sang, comme le père de Spock dans la version originale de *Star Trek*, est vraiment conscient ou non d'être un zombi est discutable – à moins qu'il ne possède quelques gènes humains comme Spock.) Rappelez-vous que le « zombi » de la voie « comment » est inconscient, tandis que la voie « quoi » est consciente, et je dirais que la différence vient du fait que seule cette dernière est reliée aux tonsilles et autres structures limbiques (chapitre 5).

Les tonsilles et le reste du système limbique (dans les lobes temporaux) garantissent que le cortex – en fait, le cerveau entier – satisfait les objectifs évolutionnistes fondamentaux de l'organisme. Les tonsilles surveillent le plus haut niveau des représentations perceptuelles et « ont le doigt sur le clavier du système nerveux neurovégétatif ». Elles déterminent si oui ou non il faut réagir émotionnellement à quelque chose et quels genres d'émotions sont appropriés (la peur devant un serpent, ou de la colère contre votre patron, ou de l'affection pour votre enfant). Elles reçoivent aussi des informations de l'insula laquelle, à son tour, est menée en partie par des influx sensoriels venant non seulement de la peau mais également des viscères – cœur, poumons, foie, estomac –, de sorte qu'on peut aussi parler d'un « moi viscéral, végétatif » ou d'une « réaction tripale » à quelque chose. C'est bien entendu la réaction tripale que l'on surveille avec la réponse électrodermale, comme nous l'avons montré au chapitre 9, de sorte qu'on pourrait répliquer que le moi viscéral n'est pas du tout, à strictement parler, une partie du moi conscient. Mais il peut néanmoins s'imposer profondément à votre moi conscient (rappelez-vous la dernière fois que vous avez eu des nausées et que vous avez vomi).

Les pathologies du moi émotionnel comprennent l'épilepsie du lobe temporal, le syndrome de Capgras et le syndrome de Klüver et Bucy. Dans le premier cas, il peut y avoir un sentiment exacerbé du moi qui vient en partie d'un processus que Paul Fedio et D. Bear appellent « l'hyperconnectivité » – un renforcement des connexions entre les aires sensorielles du cortex temporal et des tonsilles. Cette hyperconnectivité peut être la conséquence de crises répétées qui causent une majoration (inflammation) de ces voies, ce qui conduit le patient à donner un sens profond à tout ce qui l'entoure (y compris lui-même). À l'inverse, les patients atteints du syndrome de Capgras ont des réactions émotionnelles réduites devant certaines catégories d'objets (les visages) et les patients atteints du syndrome de Klüver et Bucy ou du syndrome de Cotard ont des problèmes plus étendus avec les émotions (chapitre 8). Un patient Cotard se sent tellement coupé émotionnellement du monde et de lui-même qu'il sera capable de faire l'affirmation absurde qu'il est mort ou qu'il sent pourrir sa propre chair.

De façon intéressante, ce que nous appelons « personnalité » – un aspect vital de votre moi qui dure à vie et qui reste notoirement imperméable aux « corrections » venant des autres, voire du bon sens – fait probablement aussi intervenir les mêmes structures limbiques et leurs connexions avec les lobes frontaux ventro-médians. Une lésion des lobes frontaux ne provoque pas de trouble immédiat et manifeste de la conscience, mais elle peut profondément modifier votre personnalité. Quand une barre en acier s'est enfoncée dans les lobes frontaux d'un cheminot du nom de Phineas Gage, ses amis intimes et sa famille ont dit : « Gage n'était plus lui-même. » Dans ce fameux exemple de lésion des lobes frontaux, Gage s'est métamorphosé : le jeune homme sérieux, poli et stable s'est mué en un vagabond menteur et tricheur incapable de garder un boulot [14].

Les patients victimes d'épilepsie des lobes temporaux, comme Paul au chapitre 9, manifestent aussi des changements frappants de personnalité, au point que certains neurologues parlent d'une « personnalité d'épilepsie du lobe temporal ». Certains ont tendance à être pédants, ergoteurs, égocentriques et volubiles. Ils ont également tendance à être obsédés par des « pensées abstraites ». Si ces traits sont un résultat de l'hyperactivité de certaines parties du lobe temporal, quelle est exactement la fonction normale de ces parties ? Si le système limbique s'occupe principalement d'émotions, pourquoi des crises dans ces régions causeraient-elles une tendance à générer des pensées abstraites ? Existe-t-il dans notre cerveau des zones dont le rôle est de produire et de manipuler des pensées abstraites ? C'est l'un des nombreux problèmes non résolus de l'épilepsie du lobe temporal.

Le moi exécutif : la physique classique et les neurosciences modernes nous disent que vous (dont votre esprit et votre cerveau) habitez un univers déterministe. Mais vous ne vous considérez généralement pas comme une marionnette ; vous avez le sentiment de diriger votre vie. Mais paradoxalement, il est toujours évident pour vous que vous pouvez faire certaines choses et que d'autres vous sont interdites à cause des limites de votre corps et de celles du monde extérieur. (Vous savez que vous ne pouvez pas soulever un camion ; vous savez que vous ne pouvez pas pocher l'œil de votre patron, même si vous en mourez d'envie.) Quelque part dans votre cerveau il y a des *représentations* de tous ces possibles et les systèmes à l'origine des ordres (les zones moteurs cingulaires et complémentaires dans les lobes frontaux) ont besoin d'être conscients de cette distinction entre ce qu'ils peuvent et ne peuvent pas vous ordonner de faire. En effet, un « moi » qui se voit complètement passif, comme un spectateur impuissant, n'est pas du tout un moi et un moi qui est constamment poussé à agir par ses impulsions et ses besoins pressants est tout aussi inefficace. Un moi a besoin de libre arbitre – ce que Deepak Chopra appelle « le champ universel des possibilités infinies » – ne serait-ce que pour exister. Plus techniquement, la conscience a été décrite comme un « empressement conditionnel à agir ».

Pour parvenir à cela, j'ai besoin d'avoir dans mon cerveau non seulement une représentation du monde et des divers objets qu'il contient mais également une représentation de moi-même, dont mon propre corps – et c'est cet aspect récursif particulier du moi qui le rend aussi énigmatique. En outre, la représentation de l'objet extérieur doit interagir avec ma représentation de moi-même (dont les systèmes d'ordres moteurs) afin de me permettre d'effectuer un choix. (C'est ton patron, ne lui démolis pas le portrait. C'est un biscuit, tu peux le manger.) Les dérangements dans ce mécanisme peuvent conduire à des syndromes comme l'anosognosie ou la somato-paraphrénie (chapitre 7) qui pousse un patient à soutenir mordicus que son bras gauche appartient à son frère ou au médecin.

Quelle structure neuronale intervient dans la représentation de ces aspects « incarnés » et « exécutifs » du moi ? Une lésion du gyrus cingulaire antérieur fait naître un état bizarre dénommé le « mutisme akinétique » – le patient, couché, refuse ou est incapable de faire quoi que ce soit alors qu'il semble parfaitement conscient de son environnement. S'il existe une absence de libre arbitre, en voilà l'exemple type.

Parfois, quand il y a une lésion partielle du gyrus cingulaire antérieur, l'exact contraire se produit : la main du patient est détachée de ses pensées et intentions conscientes et tente de saisir des objets, voire essaie d'effectuer des gestes relativement complexes sans sa permission. Par exemple, le Dr Peter Halligan et moi avons vu une patiente au Rivermead Hospital d'Oxford dont la main gauche saisissait la rampe quand elle descendait un escalier et qui était obligée de se servir de son autre main pour desserrer les doigts un par un pour continuer à avancer. La main gauche est-elle contrôlée par un zombi inconscient ou par des parties de son cerveau qui ont des qualia et de la conscience ? Nous pouvons répondre à présent en appliquant nos trois critères. Est-ce que le système dans son cerveau qui dirige son bras crée une représentation irrévocable ? A-t-il une mémoire à court terme ? Peut-il faire un choix ?

Le moi exécutif et le moi incarné interviennent quand vous jouez aux échecs et supposez que vous êtes la reine en réfléchissant à son prochain mouvement. Ce faisant, vous pouvez presque avoir momentanément l'impression que vous habitez la reine. On pourrait vous répliquer que c'est juste une figure de style, que vous n'intégrez pas vraiment la pièce dans votre image corporelle. Mais pouvez-vous certifier que la loyauté de votre esprit à votre propre corps n'est pas aussi une figure de style ? Qu'arriverait-il à votre réponse électrodermale si je fichais soudain un pain à la reine ? Est-ce qu'elle grimperait en flèche comme si je vous fichais un pain à vous ? Si tel est le cas, comment justifiez-vous une distinction absolue entre son corps et le vôtre ? Se pourrait-il que votre tendance à vous identifier généralement à votre propre corps plutôt qu'à celui de la pièce soit aussi une question de convention, encore que durable ? Se pourrait-il qu'un tel mécanisme soit à la base de l'empathie et de l'affection que vous portez à un ami intime, un conjoint ou un enfant qui est littéralement un produit de votre corps, votre chair et votre sang ?

Le soi mnémonique : votre sentiment d'identité personnelle – en tant qu'être unique durant dans l'espace et le temps – dépend d'une longue série de souvenirs très personnels : votre autobiographie. Organiser ces souvenirs en une histoire cohérente est manifestement vital pour construire son moi.

Nous savons qu'il faut l'intervention de l'hippocampe pour acquérir et consolider de nouvelles traces mnésiques. Si vous avez perdu votre hippocampe il y a dix ans, vous n'aurez pas de souvenirs des événements postérieurs à cette date. Vous restez pleinement conscient, bien sûr, parce que vous conservez tous vos souvenirs antérieurs à cette perte, mais au sens propre du terme, votre existence s'est figée à ce moment-là.

Des dérangements profonds du moi mnésique peuvent conduire au syndrome des personnalités multiples. Il vaut mieux considérer ce trouble comme un mauvais fonctionnement du même principe de cohérence dont j'ai parlé dans la discussion sur le déni au chapitre 7. Comme nous l'avons vu, si vous avez deux ensembles incompatibles de croyances et de souvenirs à propos de vous-même, le seul moyen d'empêcher l'anarchie et les conflits éternels serait peut-être de créer deux personnalités à l'intérieur d'un seul corps – le fameux syndrome des personnalités multiples. Étant donné la pertinence évidente de ce syndrome pour comprendre la nature du moi, on ne peut que s'étonner du peu d'attention que lui a accordé la neurologie dominante.

Même cette caractéristique mystérieuse que l'on appelle l'hypergraphie – la tendance chez des victimes d'épilepsie du lobe temporal à rédiger des journaux intimes hyperprécis – est peut-être une exagération de la même tendance : le besoin de créer et d'entretenir une vision du monde ou une autobiographie cohérente. Peut-être que l'inflammation des tonsilles fait que chaque événement extérieur et chaque croyance intérieure prennent une signification profonde pour le patient, de sorte qu'il se produit une prolifération énorme de croyances et souvenirs faussement pertinents dans son cerveau. Ajoutez à cela le besoin compulsif que nous avons tous de temps à autre de faire le point sur notre vie, de savoir où nous en sommes, de revoir périodiquement les épisodes significatifs de notre existence – et vous arrivez à l'hypergraphie, une exagération de cette tendance naturelle. Nous avons tous des pensées aléatoires pendant nos rêvasseries, mais si elles s'accompagnaient parfois de mini-attaques – produisant de l'euphorie –, les rêvasseries elles-mêmes pourraient bien se muer en obsessions et en croyances bien arrêtées auxquelles le patient ne cesserait de revenir dans son discours ou dans ses écrits. Des phénomènes semblables pourraient-ils fournir un fondement neuronal au fanatisme ?

Le moi unifié – imposant une cohérence à la conscience, le remplissage et la fabulation : un autre attribut important du moi est son unité – la cohérence interne de ses différents attributs. Une approche possible du problème de savoir comment notre description des qualia a un rapport avec la question du moi est de demander pourquoi un phénomène comme le remplissage de la tache aveugle par des qualia se produit. De nombreux philosophes ont soutenu que la tache aveugle n'est pas remplie en prenant le prétexte qu'il n'y a personne dans le cerveau pour le faire – il n'y a pas de petit homoncule pour s'en charger.

Comme il n'y a pas de petit homme, l'hypothèse de départ est également fausse : les qualia ne sont pas complétés et le penser est un sophisme. Comme je prétends que les qualia sont remplis, cela signifie-t-il que je pense qu'ils le sont par un homoncule ? Bien sûr que non. Voilà quel devrait être le raisonnement : si les qualia sont remplis, ils le sont pour quelque chose et quel est ce quelque chose ? Dans certaines branches de la psychologie, on entretient la notion d'un processus exécutif, de contrôle, que l'on situe généralement dans les parties frontales et pré-frontales du cerveau. J'aimerais suggérer que ce quelque chose pour lequel les qualia ne sont pas une chose mais simplement un autre processus cérébral, à savoir des processus exécutifs associés au système limbique dont des parties du gyrus cingulaire antérieur. Ce processus relie votre qualia perceptuel à des émotions et des objectifs précis, vous permettant de faire des choix – du genre que le moi était traditionnellement censé faire. (Par exemple, après avoir bu des litres de thé, j'ai la sensation ou le besoin pressant – les qualia – d'uriner, mais comme je donne une conférence, je choisis d'attendre d'en avoir terminé, mais je choisis aussi de conclure sans répondre à des questions.) Un processus exécutif n'a pas toutes les propriétés d'un être humain complet, bien sûr. Ce n'est pas un homoncule. Il s'agit plutôt d'un processus par le biais duquel certaines aires du cerveau comme celles qui s'occupent de la perception et de la motivation influencent les activités d'autres aires cérébrales comme celles chargées de la planification de la production moteur.

Vu sous cet angle, le remplissage est un moyen de traiter et de « préparer » des qualia pour leur permettre d'avoir des interactions voulues avec les structures exécutantes limbiques. Les qualia ont peut-être besoin d'être remplis parce que des trous entravent le fonctionnement de ces structures exécutantes, réduisent leur efficacité et leur capacité de choisir la réaction appropriée. Comme notre général qui ignore les trous dans les données qui lui sont fournies par des estafettes afin d'éviter de prendre une mauvaise décision, la structure de contrôle trouve également un moyen d'éviter les trous – en les remplissant [15].

Où ces processus de contrôle se situent-ils dans le système limbique ? Il pourrait s'agir d'un système faisant intervenir les tonsilles et le gyrus angulaire antérieur, vu le rôle crucial des tonsilles dans l'émotion et le rôle apparemment exécutif du gyrus. Nous savons qu'en cas de disconnexions entre ces structures, des troubles de « libre arbitre » se produisent, comme le mutisme akinétique [16] et le syndrome de la main inconnue. Il n'est pas difficile de voir comment ces processus ont pu donner naissance à la mythologie du moi, présence active dans le cerveau – un « fantôme dans la machine ».

Le moi vigilant : Deux autres troubles neurologiques nous apportent des indices essentiels sur le circuit neuronal à la base des qualia et de la conscience : l'hallucinose pédonculaire et le « coma vigilant » ou mutisme akinétique.

Le gyrus angulaire antérieur et d'autres structures limbiques reçoivent également des projections des noyaux intralaminaires du thalamus qui, à leur tour, sont dirigés par des groupes de cellules dans le tronc cérébral. L'hyperactivité de ces cellules peut produire des hallucinations visuelles (hallucinose pédonculaire) et nous savons aussi que les schizophrènes ont deux fois plus de cellules que les êtres normaux dans ces noyaux du tronc cérébral – ce qui contribue peut-être à leurs hallucinations.

Inversement, une lésion des noyaux intralaminaires ou du cingulaire antérieur provoque un coma ou un mutisme akinétique. Les patients qui sont atteints de ce trouble étrange sont immobiles, muets et opposent une véritable léthargie, si tant est qu'ils réagissent, à des stimuli douloureux. Pourtant ils sont apparemment éveillés, ils suivent des objets des yeux. En sortant de cet état, ils vous diront : « Aucun mot, aucune pensée ne me venaient à l'esprit. J'avais simplement envie de ne rien faire, de ne rien penser, de ne rien dire. » (Cela soulève une question fascinante : Est-ce qu'un cerveau privé de toute motivation enregistre des souvenirs ? Si tel est le cas, quelle quantité de détails le patient se rappelle-t-il ? Se souvient-il de la piqûre d'épingle du neurologue ? Ou la cassette que sa petite amie lui a fait entendre ?) Manifestement ces circuits du tronc cérébral et du thalamus jouent un rôle important dans la conscience et les qualia. Mais il reste à voir s'ils se contentent de jouer un rôle de soutien pour les qualia (comme le foie et le cœur !) ou s'ils font partie du circuit qui renferme les qualia et la conscience. Sont-ils comparables à la source d'alimentation d'un magnétoscope ou d'un poste de télévision ou bien à la tête d'enregistrement magnétique et au canon cathodique dans le tube à rayons cathodiques ?

Le moi conceptuel et le moi social : Dans un sens, notre concept du moi n'est pas fondamentalement différent de tout autre concept abstrait – comme le « bonheur » ou l'« amour ». Ainsi un examen minutieux des différentes manières dont nous utilisons le mot « je » dans le discours social ordinaire peut nous fournir des indices sur ce qu'est le moi et quelle peut être sa fonction.

Par exemple, il est clair que le concept du moi abstrait doit avoir accès aux parties « inférieures » du système, de sorte que l'individu puisse reconnaître ou revendiquer la responsabilité de différents faits liés au moi : états du corps, mouvements du corps, etc. (tout comme vous prétendez « contrôler » votre pouce quand vous faites du stop mais non votre genou quand je tape sur le tendon avec mon marteau en caoutchouc). Les informations dans la mémoire autobiographique et les informations sur l'image de notre corps doivent être accessibles au concept du moi, de sorte que la réflexion sur le moi et son évocation soient possibles. Dans le cerveau normal, il existe des voies spécialisées qui permettent un tel accès, mais quand une ou plusieurs de ces voies sont abîmées, le système s'efforce d'y parvenir tout de même, et cela donne la fabulation. Par exemple, dans le syndrome du déni évoqué au chapitre 7, il n'y a pas de canal d'accès entre l'information à propos du côté gauche du corps et le concept du moi du patient. Mais le concept du moi est organisé pour tenter automatiquement d'inclure cette information. Le résultat net est l'anosognosie ou le syndrome du déni ; le moi « suppose » que le bras va bien et il « remplit » les mouvements de ce bras.

L'un des attributs du système de représentation du moi est que l'individu va fabuler dans une tentative de dissimuler ses lacunes. Le principal objectif en l'occurrence, comme nous l'avons vu au chapitre 7, est d'empêcher une indécision constante et de conférer une stabilité au comportement. Mais une autre fonction importante est peut-être de soutenir le genre de moi créé ou narratif dont parle le philosophe Dan Dennett – nous nous présentons comme un tout unifié afin de remplir des objectifs sociaux et d'être compris d'autrui. Nous nous présentons également comme des êtres capables de reconnaître notre identité passée et à venir, ce qui nous permet d'être considérés comme faisant partie de la société. Reconnaître et admettre le mérite ou la responsabilité de nos actes passés aide la société (généralement une parenté qui partage nos gènes) à nous intégrer dans ses projets, améliorant ainsi la survie et la perpétuation de nos gènes[17].

Si vous doutez de la réalité du moi social, posez-vous la question suivante : imaginez que vous soyez extrêmement embarrassé par un acte que vous avez commis (des lettres d'amour et des Polaroïds d'une aventure illicite). Imaginez en outre que vous êtes atteint d'une maladie fatale et que vous n'en avez plus que pour deux mois à vivre. Si vous savez que ceux qui vont ouvrir vos tiroirs découvriront vos secrets, ferez-vous votre possible pour brouiller les pistes ? Vous répondez oui ? Alors la question se pose : à quoi bon ? Après tout, vous ne serez plus là, alors qu'importe ce qu'on pensera de vous après votre mort ? Cette expérience simple suggère que le moi social et sa réputation ne sont pas seulement une histoire abstraite. Au contraire, ils sont ellement enracinés en nous que nous voulons les protéger même après la mort. Pas mal de scientifiques ont passé leur vie entière à rêver de manière obsessive d'une gloire posthume – à tout sacrifier pour laisser une simple égratignure sur l'édifice.

Voilà l'ironie suprême de la chose : le moi, qui est presque par définition entièrement intime, est dans une large mesure une construction sociale – une histoire qu'on bâtit pour les autres. Dans notre discussion sur le déni, j'ai suggéré que la fabulation et l'aveuglement ont principalement évolué en tant que produits dérivés du besoin d'imposer une stabilité, une cohésion interne et une cohérence de comportement. Mais une fonction importante supplémentaire pourrait naître du besoin de dissimuler la vérité à d'autres.

Le biologiste évolutionniste Robert Trivers[18] a proposé un ingénieux argument. Selon lui, l'aveuglement a évolué principalement pour nous permettre de mentir avec conviction, comme le ferait un vendeur de voitures. Après tout, dans de nombreuses situations sociales, il peut être utile de mentir – dans un entretien pour un poste ou dans une entreprise de séduction (« je ne suis pas marié »). Mais le problème, c'est que votre système limbique vous trahit souvent et que vos muscles faciaux laissent passer des traces de culpabilité. Une manière d'empêcher cela, suggère Trivers, est peut-être de commencer par se mentir à soi-même. Si vous croyez à vos mensonges, il n'y a pas de risque que votre visage vous trahisse. Et ce besoin de mentir efficacement a fourni la pression de sélection pour l'émergence de l'aveuglement.

Je ne trouve pas l'idée de Trivers convaincante comme théorie générale de l'aveuglement, mais il existe une catégorie particulière de mensonges pour laquelle l'argument tient : le mensonge sur ses capacités ou la vantardise. En vantant vos atouts, vous pouvez augmenter vos chances d'avoir davantage de rendez-vous galants, donc d'occasions de disséminer vos gènes. Le revers de la médaille de l'aveuglement, c'est que vous risquez de devenir délirant. Par exemple, dire à une petite amie qu'on est millionnaire est une chose ; le croire en est une autre, car on risque de se mettre à dépenser de l'argent qu'on ne possède pas. En revanche, les avantages de la vantardise réussie peuvent compenser l'inconvénient de l'illusion – jusqu'à un certain point. Les stratégies de l'évolution sont toujours une question de compromis.

Bien, pouvons-nous faire des expériences pour démontrer que l'aveuglement a évolué dans un contexte social ?

Malheureusement ce ne sont pas des idées faciles à tester (comme avec tous les arguments évolutionnistes), mais une fois de plus nos patients atteints d'un syndrome de déni dont les défenses sont grossièrement amplifiées peuvent venir à notre rescousse. Interrogé par le médecin, le patient nie être paralysé, mais nierait-il aussi sa paralysie à ses propres yeux ? Le ferait-il quand personne ne le regarde ? Mes expériences suggèrent que ce serait probablement le cas, mais je me demande si l'illusion est amplifiée en présence d'autrui. Sa peau enregistrerait-elle une réponse électrodermale lorsqu'il affirmerait qu'il est capable de faire un bras de fer ? Et si nous lui montrions le mot « paralysie » ? Même s'il nie la paralysie, serait-il perturbé par le mot et aurait-il une forte réponse électrodermale ? Un enfant normal montrerait-il un changement cutané lorsqu'il fabule (les enfants sont connus pour être enclins à fabuler) ? Et si un neurologue se retrouvait atteint d'anosognosie (le syndrome du déni) après une attaque ? Continuerait-il à entretenir ses étudiants de ce sujet – parfaitement inconscient de souffrir lui-même de déni ? Peut-être est-ce mon cas. C'est seulement en soulevant de tels problèmes que nous pouvons commencer à approcher la plus grande énigme scientifique et philosophique de toutes : la nature du moi.

> *Notre divertissement est terminé. Ces acteurs, je vous l'ai dit déjà, étaient tous des esprits ; ils se sont fondus en air, en air impalpable... Nous sommes faits de la même étoffe que les songes et notre petite vie, un somme la parachève.*
>
> SHAKESPEARE.

Au cours des trente dernières années, les neuroscientifiques du monde entier ont exploré le système cerveau dans le détail et en ont appris très long sur les lois de la vie mentale et la façon dont elles naissent du cerveau. L'avancée des progrès a été grisante, mais les découvertes mettent certains mal à l'aise. Il paraît un peu déconcertant de s'entendre dire que votre vie, tous vos espoirs, triomphes et aspirations naissent tout simplement de l'activité de neurones dans votre cerveau. Mais loin d'être humiliante, cette idée ennoblit. La science – la cosmologie, l'évolution et surtout les sciences du cerveau – nous dit que nous n'occupons pas une place privilégiée dans l'univers et que notre sentiment d'avoir une âme immatérielle intime « qui observe le monde » est en fait une illusion (comme le soulignent depuis longtemps les traditions mystiques orientales telles l'hindouisme et le bouddhisme zen). Une fois que vous comprenez que loin d'être un spectateur, vous faites partie du flux et du reflux éternel des événements du cosmos, cette prise de conscience est très libératrice. En fin de compte, l'idée vous permet aussi de cultiver une certaine humilité – l'essence de toute expérience religieuse authentique. Cette idée n'est pas facile à traduire en mots mais Paul Davies, spécialiste de cosmologie, a assez bien relevé ce défi :

> *Par le biais de la science, nous autres êtres humains avons été capables de saisir au moins quelques-uns des secrets de la nature. Nous avons percé une partie du code cosmique. Mais pourquoi l'*Homo sapiens *a-t-il l'étincelle de rationalité qui fournit la clé de l'univers, voilà la grande énigme. Nous qui sommes les enfants de l'univers – des poussières d'étoiles animées – pouvons néanmoins réfléchir à la nature de ce même univers, au point d'entrevoir les règles qui le régissent. La façon dont nous avons été liés à cette dimension cosmique reste un mystère. Et pourtant le lien ne peut être nié.*
>
> *Qu'est-ce que cela signifie ? Qu'est-ce que l'Homme pour qu'il jouisse d'un tel privilège ? Je ne peux pas croire que notre existence dans l'univers soit un simple caprice du destin, un accident de l'histoire, une anomalie dans le grand drame cosmique. Notre participation est trop intime. L'espèce physique* Homo *compte peut-être pour rien, mais l'existence de l'esprit dans un organisme sur une planète de l'univers est sûrement un fait de signification fondamentale. Par le biais d'êtres conscients, l'univers a engendré la conscience de soi. Il ne peut s'agir d'un détail trivial, d'un produit dérivé mineur de quelques forces gratuites, inutiles. Nous sommes réellement censés être ici-bas.*

Vraiment ? Je ne pense pas que les neurosciences seules, malgré tous leurs triomphes, répondront un jour à cette question. Mais le fait que nous puissions la poser est, à mes yeux, l'aspect le plus déconcertant de notre existence.

Notes

Le fantôme intérieur

1. Bien entendu, en l'occurrence, je parle de style, non de contenu. Toute modestie mise à part, je doute qu'une observation de ce livre soit aussi importante que les découvertes de Faraday, mais j'estime que tous les expérimentateurs scientifiques devraient s'efforcer de l'imiter.

2. Ce n'est pas la peine pour autant de monter en épingle la science à l'aide de bouts de ficelle. Je veux simplement dire que les restrictions et un équipement rudimentaire peuvent parfois, paradoxalement, servir de catalyseur au lieu d'être un handicap, car cela vous oblige à être inventif.

Toutefois, il est indiscutable que la technologie innovante mène la science aussi sûrement que les idées. L'avènement de nouvelles techniques d'imagerie comme le PET, le fMRI et le Meg a des chances de révolutionner la science du cerveau dans le prochain millénaire en nous permettant d'observer des cerveaux vivants en action, engagés dans diverses tâches mentales. (Voir Posner et Raichle, 1997 et Phelps et Mazziotta, 1981.)

Malheureusement, cela donne lieu à pas mal de délires à l'heure actuelle (presque une répétition de la phrénologie du XIXe siècle). Mais si on les utilise intelligemment, ces jouets peuvent être d'une aide incommensurable. Les meilleures expériences sont celles où l'imagination s'associe à des hypothèses claires et vérifiables sur le fonctionnement réel de l'esprit. Il existe de nombreux cas où tracer le flux d'événements est essentiel pour comprendre ce qui se passe dans le cerveau et nous en rencontrerons quelques exemples dans ce livre.

3. On peut répondre plus facilement à cette question en utilisant des insectes qui connaissent des phases de développement, dont chacune a une durée précise. (Par exemple, l'espèce de cigale *Magicicada septendecim* passe dix-sept ans à l'état de nymphe immature contre seulement quelques semaines à celui d'adulte !) En utilisant l'ecdysone, l'hormone de mue ou un antidote ou des insectes mutants, qui ne possèdent pas le gène de cette hormone, on pourrait théoriquement manipuler la durée de chacune des phases pour voir dans quelle mesure elle contribue à la durée de vie totale. Mettons que l'on bloque l'ecdysone, cela permettrait-il à la chenille de jouir d'une vie infiniment longue et inversement est-ce que la changer en papillon lui permettrait de vivre plus longtemps dans cet état ?

4. Longtemps avant que le rôle de l'acide désoxyribonucléique ou ADN dans l'hérédité ne soit expliqué par James Watson et Francis Crick, Fred Griffiths démontra en 1928 que lorsqu'une substance chimique obtenue à partir de la bactérie tuée par la chaleur d'une espèce – la souche S pneumococcus – était injectée simultanément dans des souris avec une autre souche (souche R), la dernière se muait en fait en souche S ! Il était clair qu'était présent dans la bactérie S quelque chose qui incitait la forme R à se transformer en S. Puis, dans les années 1940, Oswald Avery, Colin Macleod et Maclyn McCarty ont démontré que cette réaction était causée par une substance chimique, l'ADN. L'implication – l'ADN contient le code génétique – qui aurait dû envoyer des ondes de choc dans le monde de la biologie n'a créé qu'un petit remous.

5. Historiquement, il y a eu différentes manières d'étudier le cerveau. Une méthode, populaire auprès des psychologues, est celle dite de la boîte noire : on varie systématiquement les entrées (stimulus) dans le système pour voir l'incidence sur les sorties (réponses) et on construit des modèles de ce qui se passe entre les deux. Vous bâillez déjà ? Je vous comprends. Néanmoins, cette méthode a connu des succès spectaculaires, telle la découverte que la trichromasie est le mécanisme de la vision des couleurs. Les chercheurs ont découvert qu'on pouvait fabriquer toutes les couleurs visibles en se contentant d'associer différentes proportions des couleurs primaires – rouge, vert et bleu. Ils en ont déduit que nous n'avons que trois récepteurs dans l'œil, dont chacun répond de manière maximale à une longueur d'onde mais réagit aussi dans une moindre mesure à d'autres longueurs d'ondes.

L'ennui avec cette approche de la boîte noire est que, tôt ou tard, on se retrouve avec des multiples modèles concurrents et que le seul moyen de découvrir le bon est d'ouvrir la boîte noire – c'est-à-dire faire des expériences physiologiques sur des humains et des animaux. Par exemple, je doute beaucoup que l'on ait compris le fonctionnement du système digestif en se contentant d'observer sa production. En utilisant cette seule stratégie, personne n'aurait pu déduire l'existence de la mastication, le péristaltisme, la salive, les sucs gastriques, les enzymes pancréatiques ou la bile ni pris conscience que le seul estomac a plus d'une dizaine de fonctions pour contribuer à faciliter la digestion. Pourtant, une grande majorité de psychologues – les fonctionnels – s'accrochent à l'opinion que nous pouvons comprendre les processus mentaux d'un point de vue strictement statistique ou béhavioriste – sans s'embêter avec ce truc pas net qu'on a dans la tête.

Quand on s'occupe de systèmes biologiques, comprendre la structure est essentiel pour comprendre la fonction – point de vue complètement à l'opposé de l'approche fonctionnelle ou boîte noire du fonctionnement du cerveau. Par exemple, voyez comment notre compréhension de l'anatomie de la molécule d'ADN – sa structure en double hélice – a complètement transformé notre compréhension de l'hérédité et de la génétique, restées jusqu'alors des sujets boîte noire. En effet, une fois la double hélice découverte, il est devenu évident que la logique structurelle de cette molécule d'ADN dictait la logique fonctionnelle de l'hérédité.

6. Pendant près d'un demi-siècle, les neurosciences modernes ont suivi une voie réductionniste, en fractionnant les choses en parties plus petites avec l'espoir que la compréhension de toutes les petites pièces permettra d'expliquer le tout. Malheureusement, beaucoup pensent que comme le réductionnisme est si souvent utile pour résoudre des problèmes, il n'est pas nécessaire de chercher plus loin pour les résoudre, et des générations de neuroscientifiques ont été élevés dans ce dogme. Cette application erronée du réductionnisme conduit à la croyance perverse et tenace que d'une manière ou d'une autre le réductionnisme lui-même va nous dire comment fonctionne le cerveau, alors qu'on a en fait besoin de tentatives de relier différents niveaux de discours. Le physiologue de Cambridge Horace Barlow a récemment souligné à un colloque que nous avons passé cinquante ans à étudier le cortex en détail, mais que nous n'avons pas la moindre idée de la manière dont il

fonctionne et ce qu'il fait. Il a choqué le public présent en laissant entendre que nous sommes tous des martiens asexués en visite sur Terre qui ont passé un demi-siècle à examiner en détail les mécanismes cellulaires et la biochimie des testicules sans rien savoir de la sexualité.

7. La doctrine de la modularité a été poussée jusqu'à des extrêmes ridicules par Franz Gall, un psychologue du XVIIIe siècle qui a fondé la science très cotée de la phrénologie. Un jour qu'il donnait une conférence, Gall nota qu'un étudiant, très brillant, avait les yeux globuleux. Il s'interrogea : pourquoi ces yeux globuleux ? Peut-être les lobes frontaux ont-ils une incidence sur l'intelligence. Peut-être sont-ils particulièrement gros chez ce garçon et poussent-ils ses globes oculaires vers l'avant. Se fondant sur ce raisonnement ténu, Gall s'est embarqué dans une série d'expériences qui consistaient à mesurer les bosses et les creux du crâne. Trouvant des différences, Gall se mit à établir une corrélation entre les formes et diverses fonctions mentales. Les phrénologues ne tardèrent pas à « découvrir » des bosses pour des traits de caractère aussi ésotériques que la vénération, la prudence, la sublimation, l'acquisition et le goût du secret. Dans un magasin d'antiquités de Boston, un de mes confrères a récemment vu un buste phrénologique dont le crâne comportait une bosse de « l'esprit républicain » ! La phrénologie était encore populaire à la fin du XIXe siècle et au début du XXe.

Les phrénologues s'intéressent aussi au rapport entre la taille du cerveau et les capacités mentales. Ils affirment que les plus lourds sont plus intelligents que les plus légers. Ils ont prétendu qu'en moyenne, le cerveau des noirs est plus petit que celui des blancs et que celui des femmes est plus petit que celui des hommes, arguant que la différence expliquait les différences d'intelligence moyenne entre ces groupes. L'ironie, c'est qu'à la mort de Gall, on a pesé son cerveau et découvert qu'il pesait quelques grammes de moins que le cerveau féminin moyen. (Pour une description éloquente des pièges de la phrénologie, voir Stephen Jay Gould, *La Mal-Mesure de l'homme*.

8. Ces deux exemples étaient très appréciés du neurologue de Harvard Norman Geschwind lorsqu'il donnait des conférences.

9. Les premières allusions au rôle des structures des lobes temporaux médians, dont l'hippocampe, dans la formation des souvenirs remontent au psychiatre russe Sergei Korsakov. Le malade H.M. et d'autres amnésiques comme lui ont été étudiés avec talent par Branda Milner, Larry Weiskrantz, Elizabeth Warrington et Larry Squire.

Les vrais changements cellulaires qui renforcent les connexions entre les neurones ont été examinés par plusieurs chercheurs, notamment Eric Kandel, Dan Alkon, Gary Lynch et Terry Sejnowski.

10. Notre capacité de calcul (additionner, soustraire, multiplier et diviser) paraît exiger si peu d'efforts qu'il est facile de sauter à la conclusion qu'elle est « câblée ». En fait, le calcul n'est devenu facile qu'après l'introduction de deux concepts fondamentaux – la numération de position et le zéro – en Inde au IIIe siècle ap. J.-C. Ces deux notions et l'idée de nombres négatifs et de décimales (aussi introduits en Inde) sont la pierre angulaire des mathématiques modernes.

On a même prétendu que le cerveau contient une ligne du nombre, une sorte de représentation graphique, scalaire des nombres où chaque point du graphe est une grappe de neurones signalant une valeur numérique particulière. Le concept mathématique abstrait d'une ligne du nombre remonte au poète et mathématicien persan Omar Khayyām, au IXe siècle, mais existe-t-il des preuves de l'existence d'une telle ligne dans le cerveau ? Quand on demande à des gens normaux lequel de deux nombres est le plus grand, ils mettent davantage de temps à prendre leur décision si les nombres sont plus proches que très éloignés. Chez Bill, la ligne des chiffres paraît intacte parce qu'il peut faire des estimations quantitatives grossières – quel nombre est plus grand ou plus petit ou pourquoi il semble inexact de dire que les os de dinosaure ont soixante millions et trois années. Mais il existe un mécanisme distinct pour le calcul numérique, pour jouer mentalement avec des chiffres, et pour cela il faut un gyrus angulaire dans l'hémisphère gauche. Pour une description très accessible de la *dyscalculie*, voir S. Dehaene, 1997.

Mon confrère, le Dr Tim Rickard, a démontré à l'aide de l'imagerie à résonance magnétique que la « zone du calcul numérique » n'est pas complètement dans le gyrus angulaire gauche classique lui-même mais légèrement devant lui, mais cela ne change rien à mon argument et on ne tardera pas à voir quelqu'un démontrer également l'existence d'une ligne du nombre à l'aide de techniques modernes d'imagerie.

CHAPITRE 2

Savoir où se gratter

1. Nous avons modifié les noms des patients, comme les circonstances, mais les détails cliniques sont aussi exacts que possible. Pour plus d'information clinique, j'invite le lecteur à consulter les articles scientifiques originaux.

Dans un ou deux exemples, où je décris un syndrome classique (comme celui de la négligence motrice ou héminégligence au chapitre 6), je me sers de plusieurs patients pour créer des composés du genre de ceux qu'on utilise dans les manuels de neurologie afin de souligner les aspects saillants du trouble, même s'il est impossible qu'un seul et même patient présente tous les symptômes et signes décrits.

2. Silas Weir Mitchell, 1872 ; Sunderland, 1972.

3. Aristote fut un astucieux observateur des phénomènes naturels, mais il ne lui est jamais venu à l'idée de procéder à des expériences, de se dire qu'on pouvait faire des conjectures et ensuite les vérifier. Par exemple, il pensait que les femmes avaient moins de dents que les hommes ; il lui aurait suffi pour vérifier ou réfuter sa théorie de demander à des hommes et à des femmes d'ouvrir la bouche pour lui permettre de compter leurs dents. La science expérimentale moderne a vraiment commencé avec Galilée. Je n'en reviens pas quand j'entends parfois des psychologues du développement affirmer que des bébés sont des « savants-nés », parce qu'il est parfaitement évident à mes yeux que même les adultes ne le sont pas. Si la méthode expérimentale est naturelle pour l'esprit humain – comme ils le prétendent –, pourquoi avons-nous dû attendre tant de siècles la venue de Galilée et la naissance de la méthode expérimentale ? Tout le monde était persuadé que les gros objets lourds tombaient bien plus vite que les légers, et il a suffi d'une expérience de cinq minutes pour comprendre que c'est faux. (En fait, la méthode expérimentale est si étrangère à l'esprit humain que nombre des confrères de Galilée ont rejeté ses expériences sur la chute des corps même après les avoir vues de leurs propres yeux !) Et encore aujourd'hui, trois siècles après le début de la révolution scientifique, certains ont de grandes difficultés à comprendre la nécessité d'une « expérience-test » ou d'études « en double aveugle ». (Une idée reçue fausse consiste à dire : je me suis senti mieux après voir pris la pilule A, donc je me suis senti mieux parce que j'ai pris la pilule A.)

4. Penfield et Rasmussen, 1950.

La raison de cette disposition n'est pas claire et elle se perd probablement dans notre passé phylogénétique. Martha Farah de l'université de Pennsylvanie a proposé une hypothèse qui rejoint mon point de vue (et celui de Merzenich), à savoir que les cartes du cerveau sont très malléables. Elle fait remarquer que dans le fœtus recroquevillé, les bras sont généralement pliés au coude avec les mains touchant les joues et les jambes sont repliées avec les pieds touchant les parties génitales. La coactivation répétée de ces parties du corps et la décharge synchrone des neurones correspondant dans le fœtus peuvent être la conséquence de leur proximité dans le cerveau. Son idée est ingénieuse, mais elle n'explique pas pourquoi dans d'autres zones cérébrales (S2 dans le cortex), le pied (et pas seulement la main) est également près de la tête. Je serais enclin à penser que, même si les cartes sont modifiables par l'expérience, leur schéma de base est génétique.

5. La première démonstration expérimentale nette de la « plasticité » du système nerveux central a été fournie par Patrick Wall de University College à Londres en 1977 et par Mike Merzenich, neuroscientifique distingué de l'université de Californie à San Francisco en 1984.

La démonstration que l'apport sensoriel de la main peut activer « la zone du visage » dans le cortex chez des singes adultes vient de Tom Pons et de ses collègues, 1991.

6. Quand des gens sont éjectés d'une moto à grande vitesse, un bras est souvent en partie arraché de l'épaule, produisant une sorte de radicotomie naturelle. Quand on tire le bras, les racines nerveuses sensorielles (dorsales) et moteur (ventrales) allant du bras dans la moelle sont arrachés de la moelle, de sorte que le bras devient complètement paralysé et privé de sensations bien qu'il reste attaché au corps. Il s'agit de savoir l'ampleur de la fonction que les gens peuvent récupérer dans le bras pendant la rééducation. Pour tenter de le découvrir, les physiologistes ont coupé les nerfs sensoriels allant du bras à la moelle épinière chez un groupe de singes. Ils cherchaient à rééduquer les singes à se servir de leur bras, et l'étude de ces animaux a fourni une masse d'informations précieuses (Taub *et al.*, 1993). Onze ans après cette étude, les singes sont devenus une cause célèbre quand les ligues de protection des animaux déplorèrent la cruauté gratuite de cette expérience. On ne tarda pas à placer les singes dits de Silver Spring dans l'équivalent d'une maison de retraite pour primates et, parce qu'on pensait qu'ils souffraient, on les condamna à mort.

Le Dr Pons et ses collaborateurs acceptèrent l'euthanasie, mais décidèrent d'abord de réunir des informations sur leur cerveau pour voir si quelque chose avait changé. On anesthésia les singes avant l'expérience afin qu'ils ne souffrent pas.

7. Ramachandran *et al.*, 1992a, b ; 1993 ; 1994 ; 1996.
Ramachandran, Hirstein et Rogers-Ramachandran, 1998.

8. De nombreux chercheurs antérieurs (Weir Mitchell, 1871) ont remarqué que stimuler certains points déclencheurs sur le moignon suscite souvent des sensations venant de doigts manquants. William James (1887) a écrit : « Une brise sur le moignon est vécue comme une brise sur le membre fantôme. » (Cf. également une monographie importante de Cronholm, 1951.) Malheureusement, ni la carte de Penfield, ni les résultats de Pons et de ses collaborateurs n'étaient disponibles à l'époque, et ces premières observations ouvraient donc la porte à plusieurs interprétations. Par exemple, on s'attendrait que les nerfs sectionnés dans le moignon réinnervent le moignon ; si c'était le cas, cela expliquerait pourquoi les sensations venant de cette région passent dans les doigts. Même quand des points éloignés du moignon suscitaient des sensations de ce genre, l'effet était souvent attribué à des connexions diffuses dans une « neuromatrice » (Melzack, 1990). Ce qui était nouveau dans nos observations, c'est que nous avons découvert une vraie carte organisée topographiquement sur le visage, ainsi que des sensations relativement complexes comme le « dégoulinement », le « métal » et « le frottement » (comme la chaleur, le froid et la vibration). Manifestement, cela ne peut être attribué à une stimulation accidentelle de terminaisons nerveuses sur le moignon ni à des connexions « diffuses ». Nos observations impliquent que de nouvelles connexions très précises et très organisées peuvent se former dans le cerveau adulte avec une rapidité extrême, du moins chez certains patients.

En outre, nous avons essayé d'établir systématiquement un rapport entre nos découvertes et des résultats physiologiques, notamment les expériences d'actualisation de carte de Pons *et al.*, 1991. Nous avons suggéré, par exemple, que la raison pour laquelle nous voyons souvent deux groupes de points – un sur la région inférieure du visage et l'autre dans le voisinage de la ligne d'amputation –, c'est que la carte de la main sur l'homoncule sensoriel dans le cortex et le thalamus est flanquée d'un côté par le visage et, de l'autre, par le bras, l'épaule et l'aisselle. Si l'influx sensoriel du visage et du bras au-dessus du moignon devait « envahir » le territoire cortical de la main, on s'attendrait justement à ce genre de regroupement de points. Ce principe permet de dissocier la proximité des points sur la surface du corps de la proximité des points dans les cartes cérébrales, une idée que nous appelons l'hypothèse de réactualisation de sensations projetées. Si cette hypothèse est correcte, on s'attendrait aussi à voir des projections des parties génitales au pied après amputation de la jambe, puisque ces deux parties du corps sont voisines sur la carte de Penfield. (Cf. Ramachandran, 1993b ; Aglioti *et al.*, 1994.) Mais on ne verrait jamais de projection du visage à un pied fantôme ou des parties génitales à un bras fantôme. Cf. également note 10.

9. Récemment, David Borsook, Hans Breiter et leurs confrères du Massachusetts General Hospital ont démontré que chez certains patients des sensations comme le toucher, le pinçon, le frottement et les piqûres d'épingle passent du visage au membre fantôme à peine quelques heures après l'amputation (Borsook *et al.*, 1998). Cela explique que la désinhibition ou le masquage de connexions préexistantes doivent au moins contribuer à cet effet, bien que des bourgeonnements de nouvelles connexions doivent aussi se produire.

10. Si l'hypothèse de réactualisation de cartes est correcte, alors sectionner le nerf trijumeau (desservant la moitié du visage) devrait donner le résultat opposé de ce que nous avons noté chez Tom. Chez un tel patient, toucher la main devrait causer l'émergence de sensations dans le visage (Ramachandran, 1994). Stephanie Clark et ses confrères ont récemment testé cette prédiction dans une série d'expériences. On avait sectionné le ganglion du nerf trijumeau de leur patient parce qu'on avait enlevé une tumeur dans le voisinage et deux semaines plus tard, ils ont découvert que lorsqu'on lui touchait la main, le patient sentait les sensations venir du visage – bien que les nerfs du visage aient été sectionnés. Dans son cerveau, l'influx sensoriel de la peau de sa main avait envahi le territoire vidé, délaissé par l'influx sensoriel de son visage.

Étrangement, chez ce patient, les sensations existaient seulement sur le visage – pas sur la main – quand la main était touchée. Il est possible que, pendant l'actualisation initiale, il y ait eu une sorte de dépassement – le nouvel influx sensoriel de la peau de la main à la zone du visage du cortex est généralement plus solide que les connexions initiales, si bien que les sensations sont ressenties surtout dans le visage, masquant les sensations de la main plus faibles.

11. Caccace *et al.*, 1994.

12. Les sensations déplacées donnent l'occasion d'étudier les cartes corticales changeantes dans le cerveau humain adulte, mais la question reste entière : quelle est la fonction de l'actualisation ? S'agit-il d'un épiphénomène – une plasticité résiduelle du premier âge – ou bien continue-t-elle à avoir une fonction dans le cerveau adulte ? Par exemple, la zone corticale plus vaste allouée au visage après l'amputation d'un bras mène-t-elle à un discernement sensoriel amélioré ou bien à une hyperacuité tactile sur le visage ? Une telle amélioration, si elle se produit, ne se manifesterait-elle qu'après la disparition des sensations transférées anormales, ou se manifesterait-elle immédiatement ? Ces expériences régleraient une bonne fois pour toutes la question de savoir si l'actualisation des cartes est vraiment utile pour l'organisme.

CHAPITRE 3

Chasser le fantôme

1. Mary Ann Simmel (1962) a affirmé que de très jeunes enfants n'ont pas de membres fantômes après l'amputation, comme les enfants nés avec des membres manquants, mais cette idée a été contestée. (Ron Melzack et ses

confrères de McGill University ont récemment mené une série d'études ; Melzack *et al.*, 1997.)

2. L'importance des zones cérébrales frontales dans la planification et l'exécution de mouvements a été étudiée avec une richesse de détails fascinante par Fuster, 1980 ; G. Goldberg, 1987 ; Pribam *et al.*, 1967 ; Shallice, 1988 ; E. Goldberg *et al.*, 1987 ; Benson, 1997 ; et Goldman-Rakic, 1987.

3. J'ai ensuite demandé à Philip de remuer les index et les pouces de ses deux mains tout en regardant simultanément dans le miroir, mais cette fois le pouce et l'index fantômes restèrent paralysés ; ils ne furent pas ressuscités. Voilà une observation importante, car elle exclut l'éventualité que le résultat précédent n'était qu'une affabulation en réponse aux circonstances particulières entourant notre expérience. Si c'était de l'affabulation, pourquoi serait-il capable de bouger sa main et son coude et non des doigts isolés ?

Nos expériences de l'utilisation de miroir pour ressusciter des mouvements dans des membres fantômes ont paru à l'origine dans *Nature* et dans *Proceedings of the Royal Society of London* B (Ramachandran, Rogers-Ramachandran et Cobb, 1995 ; Ramachandran et Rogers-Ramachandran, 1996a et b).

4. La notion de paralysie acquise est provocante et peut avoir des implications dépassant le traitement de membres fantômes paralysés.

Prenons l'exemple de la crampe de l'écrivain (dystonie localisée). Le patient peut remuer les doigts, se gratter le nez ou faire son nœud de cravate sans problème, mais tout à coup sa main est incapable d'écrire. Les théories à propos des causes de cet état vont des crampes musculaires à une forme de « paralysie hystérique ». Mais pourrait-il s'agir d'un autre exemple de paralysie acquise ? Dans ce cas, est-ce qu'une ruse aussi simple que le recours au miroir pourrait également aider ces patients ?

Le même argument pourrait aussi s'appliquer à d'autres syndromes à cheval entre la paralysie patente et une répugnance à remuer un membre – une sorte de blocage mental. L'apraxie idéomotrice – l'incapacité d'effectuer des mouvements sur commande (le patient est capable d'écrire une lettre, mais non de faire semblant sur demande de faire au revoir de la main ou de remuer le sucre dans une tasse de café) – n'est certainement pas « acquise » au sens où un membre fantôme paralysé le pourrait. Mais cela pourrait-il également se fonder sur une sorte d'inhibition ou de blocage nerveux temporaire ?

Enfin, on a la maladie de Parkinson qui provoque une rigidité, des tremblements et une pauvreté de mouvements (akinésie) touchant tout le corps dont le visage (une expression figée comme un masque). Comme, au début de cette maladie, la rigidité et les tremblements n'affectent qu'une main, on pourrait essayer la technique du miroir, en utilisant le reflet de la bonne main comme feed-back. Comme on sait que le feed-back visuel peut effectivement influencer la maladie de Parkinson (par exemple, généralement le patient ne peut pas marcher, mais il en devient capable si le sol est un carrelage noir et blanc), peut-être que la technique du miroir pourrait aussi aider les malades.

5. Une autre observation fascinante à propos de Mary mérite un commentaire. Au cours des dix années précédentes, elle n'avait jamais senti la présence d'un coude ou d'un poignet fantômes ; ses doigts fantômes pendaient de son moignon au-dessus du coude, mais en regardant dans le miroir, elle resta bouche bée, s'exclamant qu'à présent elle sentait la présence de son coude et de son poignet depuis longtemps disparus – au lieu de les voir simplement. Cela soulève une possibilité fascinante : à savoir que même pour un bras perdu depuis longtemps, un fantôme en sommeil survit quelque part dans le cerveau et peut être instantanément ressuscité par la vue. Si c'est le cas, cette technique peut avoir des implications pour des amputés envisageant de mettre une prothèse pour le bras ou la jambe, puisqu'ils ressentent souvent le besoin d'animer la prothèse à l'aide d'un membre fantôme et se plaignent que la prothèse paraît « artificielle » une fois le membre fantôme disparu.

6. On trouvera une description du célèbre cas du patient aveugle au mouvement dans Zihl, von Cramon et Mai, 1983.

7. Ces explications sont très spéculatives bien que certaines au moins puissent être testées à l'aide des procédés d'imagerie tels que l'IRM. Ces appareils nous permettent de voir différentes parties du cerveau vivant s'éclairer pendant que le patient effectue différentes tâches. (Chez l'enfant avec trois pieds fantômes distincts, y aurait-il trois représentations distinctes dans son cerveau qui pourraient être visualisées à l'aide de ces techniques ?)

8. Notre effet de nez fantôme (Ramachandran et Histein, 1997) est assez semblable à celui que rapporte Lackner (1988), à cela près que le principe sous-jacent est différent. Dans l'expérience de Lackner, le sujet est assis, les yeux bandés, à une table, avec le bras plié au coude, tenant le bout de son propre nez. Si l'expérimentateur applique alors un vibrateur au tendon de son biceps, le sujet sent non seulement que son bras s'est allongé – à cause de signaux trompeurs des récepteurs d'étirement des muscles – mais aussi que son nez s'est en fait allongé. Lackner évoque une « inférence inconsciente » helmholtzienne pour expliquer cet effet. (Je me tiens le nez ; mon bras est tendu, donc mon nez doit être long.) En revanche, l'illusion que nous avons décrite ne requiert pas de vibrateur et semble entièrement reposer sur un principe bayesien – la simple improbabilité statistique que deux séquences tactiles soient identiques. (En effet, notre illusion est impossible si le sujet se contente de tenir le nez du complice.) Tous les sujets ne font pas l'expérience de cet effet, mais qu'il se produise – qu'une donnée d'une durée de vie sur son nez puisse être annulée par quelques secondes de production tactile intermittente – est étonnant.

Nos expériences GSR sont évoquées dans Ramachandran et Histrein, 1997, et Ramachandran, Hirstein et Rogers-Ramachandran, 1998.

9. Botvinik et Cohen, 1998.

CHAPITRE 4

Le zombi dans le cerveau

1. Milner et Goodale, 1995.

2. Pour une présentation très claire de l'étude de la vision, voir Gregory, 1966 ; Hochberg, 1964 ; Crick, 1993 ; Marr, 1981 ; et Rock, 1985.

3. *Une autre preuve est le contraire exact* : votre perception reste constante même si l'image change. Par exemple, chaque fois que vous faites pivoter vos globes oculaires en observant des scènes du quotidien, l'image sur chaque rétine passe par vos photorécepteurs à une vitesse considérable – un peu comme le flou que vous obtenez en balayant la pièce avec votre caméra vidéo. Mais quand vous bougez les yeux, vous ne voyez pas des objets fonçant dans tous les sens, ni le monde passer comme un éclair à côté de vous. Le monde paraît parfaitement stable – il ne paraît pas bouger même si l'image bouge sur votre rétine. Pourquoi ? Parce que les centres visuels de votre cerveau ont été avertis à l'avance par des centres moteurs contrôlant les mouvements de vos yeux. Chaque fois qu'une aire moteur envoie un ordre aux muscles de vos globes oculaires, ce qui les fait bouger, elle envoie également un ordre aux centres visuels : « Ignorez ce mouvement ; il n'est pas réel. » Bien entendu, tout cela se produit sans pensée consciente. Le calcul est intégré dans les modules visuels de votre cerveau pour vous épargner d'être distrait par des signaux de mouvements trompeurs chaque fois que vous jetez un coup d'œil autour de vous.

4. Ramachandran, 1988a et b, 1989a et b ; Kleffner et Ramachandran, 1992. Demandez à un ami de tenir la page (avec les ronds ombrés) que vous regarderez la tête entre les jambes. La page sera alors à l'envers pour votre rétine. Vous noterez une fois de plus que reliefs et creux ont échangé leurs places (Ramachandran, 1988a). C'est très étonnant car cela implique qu'en jugeant la forme d'après les ombres, le cerveau suppose à présent que le soleil

éclaire le monde d'en dessous : en d'autres termes, votre cerveau fait l'hypothèse que le soleil est collé à votre tête quand vous vous mettez tête en bas ! Bien que le monde ait toujours l'air à l'endroit à cause de la correction apportée par l'organe de l'équilibre dans l'oreille, votre système visuel est incapable d'utiliser cette donnée pour reconnaître une forme selon les ombres (Ramachandran, 1988b).

Pourquoi le système visuel intègre-t-il une hypothèse aussi stupide ? Pourquoi ne rectifie-t-il pas ? Eh bien, quand nous nous déplaçons, c'est généralement la tête droite, ni penchée, ni à l'envers. Le système visuel peut donc en profiter pour éviter la corvée de calculs supplémentaires. Ce « raccourci » passe parce que, statistiquement, on a la tête à l'endroit. L'évolution ne recherche pas la perfection à tout prix ; vos gènes seront transmis à vos descendants si vous survivez assez longtemps pour avoir des bébés.

5. L'architecture de cette région du cerveau a été étudiée par David Hubel et Torsten Weisel de Harvard ; leurs recherches leur ont valu un prix Nobel. Entre 1960 et 1980, on en a appris davantage sur les voies visuelles grâce à leur travail qu'au cours des deux siècles précédents, et on les considère à juste titre comme les pères fondateurs de la science visuelle moderne.

6. Les preuves que ces aires corticales sont spécialisées dans différentes fonctions nous viennent surtout de six physiologistes – Semir Zeki, John Allman, John Kaas et David Van Essen, Margaret Livingstone et David Hubel. Ces chercheurs ont d'abord systématiquement dressé la carte de ces aires corticales chez des singes et ont enregistré à partir de cellules nerveuses individuelles ; il est vite apparu que les cellules avaient des propriétés très différentes. Par exemple, toute cellule donnée dans l'aire de la *face médiale du lobe temporal* va réagir au mieux à des cibles dans le champ visuel bougeant dans une direction particulière mais pas dans d'autres, mais la cellule n'est pas trop tatillonne pour la couleur ou la forme de la cible. Inversement, les cellules dans une aire dite V4 (dans les lobes temporaux) sont très sensibles à la couleur mais ne se préoccupent guère de la direction du mouvement. Les expériences physiologiques suggèrent que ces deux aires sont spécialisées dans l'extraction de différents aspects d'information visuelle – le mouvement et la couleur. Mais globalement, les preuves physiologiques restent un peu floues, et les preuves les plus solides de cette division du travail viennent, une fois de plus, de patients chez qui l'une de ces aires a été endommagée.

7. Pour une description du syndrome de la vue aveugle, voir Weiskrantz, 1986. Pour une discussion récente des controverses autour de la vue aveugle, voir Weiskrantz, 1997.

8. Voir Dennett, 1991, pour un compte rendu très vivant de nombreux aspects de la science cognitive. Ce livre évoque aussi brièvement le « remplissage ».

9. Voir notamment les excellents travaux de William Newsome, Nikos Logotethis, John Maunsell, Ted DeYoe et Margaret Livingstone et David Hubel.

10. Aglioti, DeSouza et Goodale, 1995.

11. Ici et ailleurs, quand je dis que le moi est une « illusion », j'entends tout simplement qu'il n'existe probablement pas une entité unique qui y corresponde dans le cerveau. Mais en vérité, nous en savons si peu sur le cerveau qu'il vaut mieux garder l'esprit ouvert. Je vois au moins deux possibilités (cf. chapitre 12). D'abord, quand nous comprendrons mieux les différents aspects de notre vie mentale et des processus nerveux qui les sous-tendent, le mot « moi » risque de disparaître de notre vocabulaire. (Par exemple, maintenant que nous comprenons l'ADN, le cycle de Krebs et autres mécanismes biochimiques qui caractérisent les êtres vivants, nous ne nous soucions plus de trouver une réponse à la question : « Qu'est-ce que la vie ? ») Ensuite, le moi peut effectivement être une construction biologique utile fondée sur des mécanismes cérébraux précis – une sorte de principe organisateur qui nous permet de fonctionner plus efficacement en imposant une cohérence, une continuité et une stabilité à la personnalité. En effet, de nombreux auteurs,

dont Oliver Sacks, ont évoqué avec éloquence la remarquable endurance du moi – sain ou malade – face aux vicissitudes de la vie.

CHAPITRE 5
La vie secrète de James Thurber

1. Pour une excellente biographie de Thurber, voir Kinney, 1995, où l'on trouvera également une bibliographie de ses œuvres.

2. Bonnet, 1760.

3. Mes expériences sur la tache aveugle ont d'abord paru dans *Scientific American* (1992). En ce qui concerne l'affirmation selon laquelle on n'a pas affaire à un véritable remplissage dans les scotomes, voir Sergent, 1988. Pour la démonstration du contraire, voir Ramachandran, 1993b, et Ramachandran et Gregory, 1991.

4. Le célèbre physicien victorien Sir David Brewster fut tellement impressionné par ce phénomène de remplissage qu'il en conclut, à l'instar de Nelson pour les membres fantômes, que c'était une preuve de l'existence de Dieu. Voici ce qu'il écrivait en 1832 : « Que nous utilisions un œil ou les deux yeux, nous devrions nous attendre à voir une tache noire ou sombre sur chaque paysage dans les quinze degrés du point qui nous intéresse. Toutefois, le divin architecte n'a pas laissé son œuvre dans un tel état d'imperfection... la tache, au lieu d'être noire, a toujours la même couleur que le sol. » Curieusement, Sir David ne s'est jamais demandé pourquoi le divin architecte aurait créé un œil imparfait au départ.

5. Dans la terminologie moderne, le « remplissage » est une expression bien pratique que certains scientifiques utilisent quand ils se réfèrent à ce phénomène – la tendance à voir dans la tache aveugle la même couleur qu'autour ou à l'arrière-plan. Mais gardons-nous de tomber dans le piège de supposer que le cerveau recrée une traduction au pixel près de l'image visuelle dans cette région, car cela annulerait l'objectif même de la vision. Après tout il n'y a pas d'homoncule – ce petit homme dans le cerveau – planté devant un écran mental intérieur pour bénéficier de ce genre de remplissage. (Par exemple, on ne dit pas que le cerveau « remplit » les minuscules espaces entre les récepteurs rétiniens.) Cette expression est selon moi un raccourci pratique pour expliquer que l'on voit quelque chose dans une région de l'espace visuel qui n'envoie aucune information à l'œil. L'avantage de cette définition « neutre de théorie » est qu'elle laisse la porte ouverte aux expériences et nous permet de partir en quête des mécanismes nerveux de la vision et de la perception.

6. Jerome Lettvin de Rutgers University (1976) est l'inventeur de cette brillante expérience. L'explication de cet effet – le lien avec la vision stéréoscopique – est de mon fait (voir note 7).

J'ai également noté le même effet chez des patients atteints de scotomes d'origine corticale : l'alignement de lignes verticales décalées (Ramachandran, 1993b).

7. Puisqu'on regarde le monde de deux points de vue légèrement différents correspondant aux deux yeux, il existe des différences entre les deux images rétiniennes qui sont proportionnelles aux distances relatives des objets dans le monde. Le cerveau compare donc ces deux images, mesure les séparations horizontales et « fusionne » les images pour vous permettre de voir une image unie du monde – et non deux. En d'autres termes, vous disposez déjà dans votre voie visuelle d'un mécanisme nerveux servant à « aligner » des lignes verticales décalées. Mais comme vos yeux sont séparés horizontalement et non verticalement, vous ne possédez pas de mécanisme analogue pour aligner deux lignes horizontales décalées sur le plan vertical. Selon moi, vous utilisez le même mécanisme quand vous avez affaire à des lignes décalées en travers d'une tache aveugle. Cela expliquerait pourquoi les lignes verticales « fusionnent » en une ligne continue, tandis que les horizontales résistent à

votre système visuel. Le fait que vous n'utilisez qu'un œil dans l'expérience de la tache aveugle n'annule pas cet argument parce que vous pouvez très bien déployer inconsciemment les mêmes circuits neuronaux même quand vous fermez l'autre œil.

8. Ces exercices sont amusants pour ceux d'entre nous qui ont une vision normale et des taches aveugles naturelles, mais à quoi ressemblerait votre vie avec une rétine abîmée, à l'origine d'une tache aveugle artificielle ? Le cerveau compenserait-il en « complétant » les régions aveugles du champ visuel ? Ou se produirait-il une mise à jour topographique ; les parties voisines du champ visuel s'inscrivant à présent dans la région qui ne reçoit plus rien ?

Quelle serait la conséquence de cette mise à jour ? Le patient verrait-il double ? Imaginez que je place un crayon à côté de son scotome. Le patient regarde droit devant lui et voit manifestement le crayon d'origine, mais comme ce dernier stimule également la zone de cortex correspondant au scotome, il devrait voir une seconde image « fantôme » du crayon dans son scotome. Il devrait donc voir deux crayons au lieu d'un, comme Tom avait des sensations sur son visage et sur sa main.

Pour explorer cette éventualité, nous avons testé plusieurs patients ayant un trou dans une rétine, mais aucun n'a vu double. J'en ai immédiatement conclu que peut-être la vision était différente. C'est alors que j'ai compris que si un œil avait un scotome, le patient lui avait deux yeux, et la zone correspondant de l'autre œil envoyait toujours des informations au cortex visuel primaire. Comme les cellules sont stimulées par le bon œil, il ne se produit peut-être pas de mise à jour. Pour avoir l'impression de voir double, il faudrait retirer l'œil sain.

Quelques mois plus tard j'ai reçu une patiente qui avait un scotome dans le quart inférieur gauche de son œil gauche et qui avait complètement perdu l'œil droit. Quand je braquais des spots dans le champ visuel normal, elle ne voyait pas double, mais à ma grande surprise, dès que je faisais clignoter le spot à environ dix hertz (dix cycles par seconde), elle en voyait deux – un réel et l'autre dans son scotome.

Je n'ai pas encore d'explication pour cette réaction. Cette patiente fait souvent cette expérience au volant lorsqu'elle passe sous du feuillage éclairé par le soleil. Peut-être qu'un stimulus de clignotement active de préférence la voie magnocellulaire – un système visuel impliqué dans la perception du mouvement – et que cette voie est plus encline à la mise à jour topographique que d'autres.

9. Ramachandran, 1992.

10. Sergent, 1988.

11. J'ai ensuite vérifié que cela se produisait chaque fois que je testais Josh et j'ai également observé ce même phénomène chez un des patients du Dr Hanna Damasio (Ramachandran, 1993b).

12. Un premier jet de ce chapitre, fondé sur mes observations cliniques, a été écrit en collaboration avec Christopher Wills, mais le texte a été complètement refondu pour ce livre. J'ai toutefois conservé une ou deux de ses métaphores les plus pittoresques, dont celle de la baraque de foire.

13. Kosslyn, 1996 ; Farah, 1991.

14. On en a la preuve parce que même si la plupart des patients Charles Bonnet ne se rappellent pas avoir vu ces images avant (peut-être sont-elles issues d'un passé lointain), chez certains, ces images sont soit des objets qu'ils ont vus quelques minutes ou secondes avant, soit des objets qui peuvent être logiquement associés à d'autres situés à proximité du scotome. Par exemple, Larry voyait souvent des multiples copies de ses propres chaussures (qu'il avait vues quelques secondes plus tôt) et avait du mal à repérer les « bonnes ». D'autres patients racontent que lorsqu'ils conduisent une voiture, une scène devant laquelle ils sont passés quelques minutes auparavant resurgit soudain dans leur scotome.

Ainsi le syndrome de Charles Bonnet se confond avec un autre syndrome visuel bien connu, la palinopsie (que les neurologues rencontrent souvent après une blessure à la tête ou une maladie cérébrale qui a endommagé les voies visuelles). En l'occurrence, quand un objet bouge, il laisse derrière lui de multiples copies de lui-même. Bien que généralement considérée comme un problème de détection du mouvement, la palinopsie a peut-être plus de points communs avec le syndrome de Charles Bonnet que ne s'en doutent les ophtalmologistes. Il est bien possible que nous revivions tous inconsciemment des images visuelles récemment croisées pendant plusieurs minutes, voire des heures (après les avoir vues) et que ce retour en arrière remonte à la surface, se manifeste, alors qu'il n'y a pas vraiment d'afférence venant de la rétine (comme cela peut se produire après une blessure de la voie visuelle).

Humphrey (1992) a également suggéré que cette absence d'afférences est d'une certaine manière critique pour les hallucinations visuelles et que ces hallucinations se fondent peut-être sur des *retours en arrière*. Mon apport au débat vient de l'observation que chez mes deux patients l'hallucination se cantonnait entièrement à l'intérieur du scotome et ne débordait jamais hors de ses contours. Cette observation m'a mis sur la voie : ce phénomène ne peut être expliqué que par des *retours en arrière* (puisque les projections sont organisées topographiquement) et qu'aucune autre hypothèse n'est viable.

15. Si cette théorie est correcte, pourquoi n'avons-nous pas tous des hallucinations quand nous fermons les yeux ou que nous nous déplaçons dans une pièce obscure ? Après tout, dans ce cas-là, nos rétines ne reçoivent aucune afférence visuelle. Les gens complètement privés d'afférences sensorielles (comme lorsqu'ils flottent dans une citerne de privation sensorielle) hallucinent. Mais dans votre cas, même avec les yeux fermés, les neurones de votre rétine et des parties antérieures de vos voies visuelles ne cessent d'envoyer des données de base (activité spontanée) aux centres supérieurs, ce qui semblerait suffire à empêcher l'activité induite par la voie descendante. Mais quand les voies (rétine, cortex visuel primaire et nerf optique) sont endommagées ou absentes, ce qui provoque l'apparition d'un scotome, cette petite activité spontanée disparaît, permettant ainsi aux images internes – les hallucinations – d'émerger. En fait, on pourrait prétendre que l'activité spontanée dans les voies visuelles primaires, qui a toujours été une énigme, s'est développée surtout pour fournir un signal « nul ». Nos deux patients chez qui les hallucinations sont limitées à l'intérieur de leur scotome le prouvent.

16. Cette vision un peu extrême de la perception s'applique principalement à la reconnaissance d'objets précis dans *le flux antérieur* – une chaussure, une bouilloire, le visage d'un ami – où il est sensé sur le plan du calcul d'utiliser la base de savoir sémantique de haut niveau pour contribuer à résoudre l'ambiguïté. En fait, il ne pourrait guère en être autrement, vu la liberté de cet aspect de la perception – la perception des objets.

Pour les autres processus visuels plus « primitifs » – comme le mouvement, la vision stéréoscopique et la couleur –, ces interactions peuvent se produire sur une échelle plus limitée parce qu'on peut s'en sortir en se contentant de recourir à un savoir générique des surfaces, des contours, des textures, etc., lequel peut être intégré dans l'architecture nerveuse de la vision primitive (comme le souligne David Marr, bien que ce dernier n'ait pas fait cette distinction précise). Pourtant même avec ces modules visuels de bas niveau, tout tend à suggérer que les interactions entre modules et un savoir de « haut niveau » sont beaucoup plus importantes qu'on ne le pense généralement (cf. Churchland, Ramachandran et Sejnowski, 1994).

La règle semble être que des interactions se produisent chaque fois que c'est utile et non (c'est impossible) dans le cas contraire. Découvrir l'importance relative de ces interactions est l'un des objectifs de la psychophysique visuelle et des neurosciences.

CHAPITRE 6

De l'autre côté du miroir

1. Pour des descriptions de négligence motrice, voir Critchley, 1966 ; Brain, 1941 ; Halligan et Marshall, 1994.

2. Personne n'a mieux décrit la fonction sélective de la conscience que l'éminent psychologue William James dans son célèbre essai, *The Stream of Thought*. Jugez plutôt : « L'esprit est à chaque stade un théâtre de possibilités simultanées. La conscience consiste à les comparer, à en choisir certaines, et à éliminer le reste par le biais renforçant et inhibiteur de l'attention. Les produits mentaux supérieurs et les plus compliqués sont triés à partir des données choisies par la faculté juste en dessous, dans la masse proposée par la faculté située encore en dessous, dont la masse est le résultat d'un tri d'une quantité encore plus importante de matériaux encore plus simples, et ainsi de suite. En bref, l'esprit travaille les données qu'il reçoit comme un sculpteur son bloc de pierre. Dans un sens, la statue a toujours existé. Mais un millier d'autres existait aussi, et il faut remercier le sculpteur d'avoir su extraire la bonne du reste. Si nous le souhaitons, nous pouvons par notre raisonnement remonter à cet espace noir avec sa nébuleuse d'atomes que la science qualifie d'unique monde réel. Mais le monde que nous appréhendons et dans lequel nous vivons sera celui que nos ancêtres et nous-mêmes, par des choix progressifs, avons tiré de cette masse, tels des sculpteurs, en rejetant simplement certaines parties du matériau proposé. D'autres sculpteurs, d'autres statues, à partir du même bloc de pierre ! D'autres esprits, d'autres mondes à partir du même chaos monotone et inexpressif ! Mon univers n'est qu'un parmi un million, lesquels sont aussi réels pour ceux qui sont en mesure de les extraire. Comme le monde doit être différent selon qu'il existe dans la conscience d'une fourmi, d'une seiche ou d'un crabe ! »

3. C'est Hailman qui, en 1991, a décrit cette boucle de feed-back positive impliquée dans l'orientation.

4. Marshall et Halligan, 1988.

5. Sacks, 1985.

6. Gregory, 1997.

7. Que se passerait-il si, dans la voiture, je lançais par-dessus le siège arrière une brique que vous verriez arriver sur vous dans le rétroviseur ? Plongeriez-vous aussitôt en avant (réflexe normal) ou induit en erreur par l'image s'affichant dans le miroir, vous rejetteriez-vous vers l'arrière ? Peut-être que la correction intellectuelle du reflet, déduire sans se tromper l'emplacement de l'objet réel, est effectuée par la voie « quoi » (voie objet) dans les lobes temporaux, tandis que la voie « comment » (le courant spatial) dans le lobe pariétal se charge de vous faire plonger pour éviter un missile. Si c'est le cas, vous pourriez vous tromper et plonger du mauvais côté – c'est votre zombi qui plonge !

8. Edoardo Bisiach a ajouté une distorsion brillante à ce test qui suggère que cette interprétation n'est pas complète, bien qu'elle offre un embryon d'explication. Au lieu de demander au patient de couper en deux une ligne horizontale existante, il lui a donné une feuille avec une minuscule ligne verticale au milieu et lui a dit : « Faites comme si cette ligne verticale coupait en deux une ligne horizontale et tracez la ligne horizontale. » Le patient s'est exécuté, mais une fois de plus la portion de la ligne du côté droit faisait environ la moitié de la portion du côté gauche. Cela suggère que c'est plus que de l'inattention simple qui entre en jeu. Bisiach prétend que la représentation de l'espace dans son entier est modifiée pour agrandir le champ visuel droit sain et réduire le gauche. De sorte que le patient est obligé de rendre le côté gauche de la ligne plus long que le côté droit pour qu'ils lui apparaissent égaux.

9. La bonne nouvelle, c'est que de nombreux patients atteints

d'héminégligence – à la suite d'une lésion du lobe pariétal droit – guérissent spontanément en quelques semaines. C'est important, car cela implique que de nombreux syndromes neurologiques que nous en sommes venus à considérer comme permanents – à cause d'une destruction de tissus neuronaux – peuvent en fait être des « déficits fonctionnels », conséquence d'un déséquilibre provisoire de transmetteurs. L'analogie populaire entre le cerveau et l'ordinateur numérique est très trompeuse, mais en l'occurrence, je serais tenté d'y recourir. Un déficit fonctionnel ressemble à une panne de logiciel, un bogue dans le programme plutôt qu'à un problème de hardware. Si tel est le cas, il y a peut-être de l'espoir pour les millions de gens qui souffrent de troubles traditionnellement qualifiés d'« incurables » parce que jusqu'à maintenant nous n'avons pas su comment déboguer le logiciel de leur cerveau.

Pour éclairer mon propos, je vais vous parler d'un autre patient qui, à la suite de lésions touchant des parties de son hémisphère gauche, avait un problème saisissant qu'on appelle la dyscalculie. Comme beaucoup de patients ayant ce syndrome, il était intelligent, cohérent et lucide sur la plupart des plans, mais désespérément inepte en arithmétique. Il pouvait parler de la météo, raconter ce qui s'était passé à l'hôpital ce jour-là et qui lui avait rendu visite. Mais si vous lui demandiez d'ôter 7 de 100, il séchait. Le plus étonnant c'est qu'il ne se contentait pas d'être incapable de résoudre ce problème arithmétique. Mon étudiant Eric Altschuler et moi-même avons remarqué que chaque fois qu'il faisait une tentative de ce genre, il nous sortait avec assurance un charabia incompréhensible et il semblait en être complètement inconscient. Les « mots » étaient complets mais dénués de sens – le genre de phénomène qu'on rencontre dans des troubles de langage comme l'aphasie de Wernicke (même les mots étaient surtout des néologismes). C'était à croire que la simple confrontation à un problème de maths l'amenait à insérer « une disquette langage » avec un bogue dedans.

Pourquoi baragouine-t-il au lieu de garder le silence ? Nous sommes tellement habitués à l'idée de modules cérébraux autonomes – un pour les maths, un pour le langage, un pour les visages – que nous oublions la complexité et l'ampleur des interactions entre les modules. Son état n'a un sens que si vous supposez que l'activation d'un module dépend des exigences faites à l'organisme. La capacité de séquencer des bouts d'information rapidement est une partie essentielle des opérations mathématiques de même que la production de langage. Peut-être que son cerveau a un « bogue séquentiel ». Peut-être qu'un certain type de séquencement commun aux maths et au langage ne fonctionne plus. Il est capable de mener une conversation ordinaire parce qu'il peut se reposer sur tellement d'indices – tant d'options de repli – qu'il n'a pas besoin que le mécanisme séquentiel fonctionne à plein régime. Mais confronté à un problème de maths, il est obligé d'y faire appel dans une bien plus grande mesure et il est donc complètement perdu. Inutile de préciser que tout cela n'est que pure spéculation, mais cela fait réfléchir.

10. Il doit manifestement se produire une sorte de conversation entre le système « quoi » dans le lobe temporal et la voie « comment » dans le lobe pariétal chez des gens sains, et cette communication est peut-être compromise chez les patients atteints du syndrome du miroir. Libéré de l'influence de la voie « quoi », le zombie tend aussitôt la main dans le miroir.

11. Certains patients présentant une lésion du lobe pariétal droit nient que leur bras gauche est bien le leur – un trouble qui s'appelle la somatoparaphrénie ; nous en rencontrerons au chapitre 7. Si vous vous emparez du bras gauche sans vie du patient, que vous le soulevez et le placez dans son champ visuel droit, il vous affirmera que le bras est le vôtre, à vous médecin, ou celui de sa mère, de son frère ou de son conjoint. La première fois que j'ai vu un patient atteint de ce trouble, je me rappelle m'être dit : « Ce doit être le phénomène le plus étrange de la neurologie – sinon de la science ! » Comment un être intelligent et parfaitement sain d'esprit peut-il affirmer que son bras appartient à sa mère ?

Robert Rafael, Eric Alstschuler et moi avons récemment effectué des tests avec deux patients de ce genre et nous avons découvert que lorsqu'ils regardaient leur bras gauche dans un miroir (placé à droite pour susciter le syndrome du miroir), ils étaient soudain disposés à admettre qu'il s'agissait de leur propre bras ! Un miroir pourrait-il « guérir » ce trouble ?

CHAPITRE 7

Applaudir d'une main

1. Cela peut paraître un peu rude, mais le kinésithérapeute confronté à des patients dans le déni rencontre d'immenses problèmes lorsqu'il s'agit d'entreprendre leur rééducation : surmonter l'illusion revêt donc une grande importance pratique.

2. Pour des descriptions d'anosognosie, voir Critchley, 1966 ; Cutting, 1978 ; Damasio, 1994 ; Edelman, 1989 ; Galin, 1992 ; Levine, 1990 ; McGlynn et Schacter, 1989 ; Feinberg et Farah, 1997.

3. Le distingué psychologue évolutionniste Robert Trivers de l'université de Californie à Santa Cruz a proposé une explication intelligente de l'évolution de l'aveuglement. Selon lui, dans la vie quotidienne, il se présente de nombreuses occasions où il nous est nécessaire de mentir – pendant un contrôle du fisc, un adultère ou encore pour ménager les sentiments d'autrui. D'autres recherches ont démontré que les menteurs, à moins d'avoir une sacrée pratique, finissent presque toujours par se trahir par un sourire forcé, une expression peu sincère, ou une fausseté de ton que les autres peuvent détecter (Ekman, 1992). La raison en est que le système limbique (involontaire, enclin à dire la vérité) contrôle les expressions spontanées, tandis que le cortex (responsable du contrôle volontaire, également l'endroit où l'on concocte les mensonges) contrôle les expressions faciales qui s'affichent lorsqu'on raconte des craques. Par conséquent, quand nous mentons en souriant, c'est un faux sourire, et même si nous nous efforçons de garder notre sérieux, le système limbique nous trahit invariablement.

Il existe une solution à ce problème, dit Trivers. Pour mentir efficacement à autrui, il suffit de commencer par se mentir à soi-même. Si vous croyez ce que vous dites, vos expressions seront authentiques, sans la moindre trace de fourberie. Si bien qu'en adoptant cette stratégie, vous pouvez sortir des mensonges très convaincants – et vendre une tonne de foutaises.

Pourtant il me semble voir une contradiction interne dans ce scénario. Supposez que vous soyez un chimpanzé qui a caché des bananes sous la branche d'un arbre. Arrive le chimpanzé dominant qui sait que vous avez des bananes et qui exige que vous les lui donniez. Qu'est-ce que vous faites ? Vous mentez à votre supérieur en lui disant que les bananes sont de l'autre côté du fleuve, mais vous risquez aussi d'être percé à jour à cause de votre expression faciale. Que faire ? Selon Trivers, vous adoptez le simple truc qui consiste à commencer par vous convaincre que les bananes se trouvent effectivement de l'autre côté du fleuve, vous donnez cette réponse au mâle dominant, qui est induit en erreur, et vous êtes tiré d'affaire. Mais il y a un hic. Et si ensuite, affamé, vous décidez d'aller manger vos bananes ? Comme à présent vous croyez qu'elles se trouvent de l'autre côté du fleuve, c'est là que vous irez les chercher. En d'autres termes, la stratégie proposée par Trivers détruit l'objectif même du mensonge, car la définition du mensonge est qu'on doit continuer à avoir accès à la vérité – sinon la stratégie évolutionniste n'a aucun intérêt.

Une façon de résoudre le dilemme serait de suggérer qu'une « croyance » n'est pas forcément une chose unitaire. Peut-être que l'aveuglement est surtout une fonction de l'hémisphère gauche – lorsqu'il tente de communiquer son savoir à d'autres – tandis que l'hémisphère droit continue de « connaître » la vérité. On pourrait le savoir en surveillant la réponse électrodermale chez des anosognosiques et chez des gens normaux (par exemple, des enfants) lorsqu'ils fabulent. Mettons qu'une personne normale invente un faux souvenir, ou qu'un enfant fabule – obtiendraient-ils néanmoins une réponse électrodermale élevée (comme dans le cas du mensonge) ?

Enfin, il existe un autre type de mensonge pour lequel l'argument de Trivers doit effectivement tenir la route : le mensonge sur ses propres capacités – les vantardises. Bien entendu, une fausse croyance sur vos capacités peut également vous causer des ennuis (« Je suis grand et fort, ni chétif ni faible ») si cela vous conduit à poursuivre des objectifs irréalistes. Mais cet inconvénient peut être compensé dans de nombreux exemples par le fait qu'un vantard convaincant tombera davantage de filles et disséminera donc davantage et plus fréquemment ses gènes de sorte que les gènes « de vantardise réussie par le biais de l'aveuglement » vont rapidement faire partie du pool génétique. Cela signifierait que les hommes sont plus enclins à la vantardise et à l'aveuglement que les femmes. À ma connaissance, cela n'a jamais été vérifié de manière systématique, bien que divers confrères m'assurent que c'est vrai. En revanche, les femmes devraient être plus douées pour détecter les mensonges puisqu'elles risquent bien plus – une grossesse pénible de neuf mois, un accouchement dangereux et de longues années de soins à prodiguer à un enfant dont la « maternité » ne fait pas de doute.

4. Kinsbourne, 1989 ; Bogen, 1975 ; et Galin, 1976 nous ont tous avertis à plusieurs reprises des dangers de la « dichotomanie », le fait d'attribuer des fonctions cognitives entièrement à un hémisphère et non à l'autre. Il faut garder à l'esprit que dans la plupart des cas la spécialisation a des chances d'être relative plutôt qu'absolue et que le cerveau a un avant, un arrière, un dessus et un dessous, et pas seulement une gauche et une droite. Pour aggraver encore les choses, une culture populaire élaborée et d'innombrables manuels de *self-help* se fondent sur la notion de spécialisation hémisphérique. Comme l'a noté Robert Ornstein (1997) : « C'est un cliché qu'on trouve dans les conseils prodigués aux P-DG, banquiers et artistes, cela revient dans les dessins animés. Cela intervient dans la publicité. Le constructeur automobile Saab présente sa Turbo comme une "voiture pour les deux côtés de votre cerveau". Un de mes amis, incapable de se rappeler un nom, a donné comme excuse qu'il était "plutôt de l'atmosphère droite". » Mais l'existence de cette culture populaire ne devrait pas masquer le problème principal – la notion que les deux hémisphères peuvent effectivement être spécialisés dans différentes fonctions. La tendance à attribuer des pouvoirs mystérieux à l'hémisphère droit n'est pas nouvelle – elle remonte à Charles Brown-Sequard, le neurologue français du XXᵉ, qui a lancé un mouvement d'aérobic pour l'hémisphère droit. Pour un résumé des idées récentes sur la spécialisation hémisphérique, voir Springer et Deutsch, 1998.

5. La plupart de nos connaissances sur la spécialisation hémisphérique vient des travaux novateurs de Gazzaniga, Bogen et Sperry, 1962, dont les recherches sur des patients atteints de déconnexion interhémisphérique sont connues. Quand le corps calleux unissant les deux hémisphères est rompu, on peut étudier séparément les capacités cognitives de chaque hémisphère en laboratoire.

Ce que j'appelle « le général » n'est pas très différent de ce que Gazzaniga, 1992, appelle « l'interprète » dans l'hémisphère gauche. Toutefois, Gazzaniga n'évoque pas l'origine évolutionniste, ni la raison biologique de la présence d'un interprète (comme je tente de le faire ici), et ne postule pas non plus de mécanisme antagoniste dans l'hémisphère droit.

Des idées proches des miennes au sujet de la spécialisation hémisphérique ont également été proposées par Kinsbourne, 1989, non pour expliquer l'anosognosie, mais les effets de latéralité observés dans une dépression à la suite d'une attaque. S'il n'évoque pas les mécanismes de défense freudiens ni les « changements de paradigme », il propose ingénieusement que l'hémisphère gauche est peut-être nécessaire pour préserver un comportement, tandis que l'activation du droit peut être requise pour interrompre le comportement et proposer une nouvelle orientation.

6. J'aimerais souligner que la théorie de spécialisation hémisphérique que je propose n'explique certainement pas toutes les formes d'anosognosie. Par exemple, l'anosognosie des aphasiques de Wernicke surgit probablement parce que la partie du cerveau qui représenterait ordinairement les croyances à propos du langage est elle-même abîmée. En revanche, le syndrome d'Anton-Babinski (déni de la cécité corticale) peut requérir la présence simultanée d'une lésion de l'hémisphère droit. (J'ai vu un seul cas de « deux lésions » de ce genre, avec le Dr Leah Levi, mais des recherches complémentaires sont nécessaires pour tirer des conclusions.) Un aphasique de Wernicke deviendrait-il plus conscient de son déficit si on irriguait son oreille à l'eau froide ?

7. Ramachandran, 1994, 1995a, 1996.

8. Nous sommes encore très loin de comprendre la base neuronale de ce genre d'illusions, mais les importants travaux récents de Graziano, Yap et Gross, 1994, peuvent peut-être convenir. Ils ont découvert des neurones isolés dans le cortex moteur complémentaire du singe qui avaient des champs récepteurs visuels en surimpression sur les champs somatosensoriels de la main du singe. Curieusement, quand le singe bougeait la main, le champ récepteur visuel bougeait avec, mais le mouvement des yeux n'avait aucun effet sur le champ récepteur. Ces champs récepteurs visuels centrés sur la main peuvent fournir un nouveau substrat neuronal pour le genre d'illusions que je rencontre chez mes patients.

9. La notion qu'il y a un mécanisme dans l'hémisphère droit non seulement pour détecter et pointer des incohérences de l'image corporelle (comme le suggère notre boîte de réalité virtuelle et l'expérience de Ray Dolan et Chris Frith) mais aussi pour d'autres types d'anomalies est étayée par trois autres études signalées dans la littérature. D'abord, on sait depuis un certain temps que les patients atteints d'une lésion à l'hémisphère gauche ont tendance à être plus déprimés et pessimistes que ceux qui ont eu des attaques de l'hémisphère droit (Gainotti, 1972 ; Robinson *et al.*, 1983), une différence qu'on attribue généralement au fait que l'hémisphère droit donne davantage « dans l'émotion ». Je dirais pour ma part qu'à cause de la lésion à l'hémisphère gauche, le patient ne possède pas même les « mécanismes de défense » minimum auxquels vous et moi recourrions pour faire face aux petites surprises de la vie quotidienne, de sorte que, pour lui, la moindre anomalie devient potentiellement déstabilisante.

J'ai effectivement avancé (Ramachandran, 1996) que même la dépression idiopathique observée dans un milieu psychiatrique peut provenir d'une incapacité de l'hémisphère gauche de déployer des mécanismes de défense freudiens – peut-être du fait de déséquilibres de transmission ou de lésion indétectable sur le plan clinique de la région frontale gauche du cerveau. La vieille observation expérimentale voulant que les déprimés soient en fait plus sensibles aux incohérences subtiles (comme un as de pique rouge) que les gens normaux irait dans ce sens. Je procède actuellement à des tests semblables avec des patients atteints d'anosognosie.

Une seconde série d'expériences étayant cette idée vient de l'importante observation (Gardner, 1993) qu'après une lésion de l'hémisphère droit (mais pas du gauche) des patients ont du mal à reconnaître l'absurdité de « phrases incohérentes » dans lesquelles on trouve à la fin un retournement inattendu contredisant le début. J'interprète cette découverte comme un échec du détecteur d'anomalie.

10. Les dénis de Bill paraîtraient comiques s'ils n'étaient pas tragiques. Mais son comportement « est sensé » dans la mesure où il fait de son mieux pour protéger son « ego ». Quand on est confronté à une sentence de mort, le déni n'a rien de condamnable. Mais même si le déni de Bill peut être une réaction saine devant une situation désespérée, son ampleur surprend et soulève une autre question intéressante. Est-ce que des patients comme lui qui s'illusionnent à la suite d'une implication du lobe frontal ventro-médian fabulent surtout pour protéger l'intégrité du « moi » ou peut-on les amener

à fabuler à propos d'autres sujets abstraits ? Si on demandait à un patient de ce genre : « Combien de cheveux Clinton a-t-il sur la tête ? » fabulerait-il ou admettrait-il son ignorance ?

En d'autres termes, le fait même qu'une figure d'autorité pose la question suffirait-il à l'inciter à fabuler ? Aucune étude systématique n'a été consacrée à ces problèmes, mais à moins que le patient ne soit atteint de démence (en gros, un retard mental dû à une lésion corticale diffuse), il a généralement « l'honnêteté » d'admettre son ignorance de faits qui ne menacent pas directement son bien-être.

11. Manifestement le déni s'ancre très profondément. Mais même s'il est fascinant à observer, il est également une source de contrariété et de soucis pour les parents du malade (bien que par définition pas pour lui !). Par exemple, étant donné que les patients ont tendance à nier les conséquences immédiates de la paralysie (ne pas soupçonner un instant que le plateau ne va pas manquer de basculer, ni qu'ils sont incapables de nouer des lacets), nient-ils également ses conséquences lointaines – ce qui va se passer la semaine prochaine, le mois prochain, l'année prochaine ? Ou bien sont-ils vaguement conscients que quelque chose cloche, qu'ils sont handicapés ? Le déni les empêcherait-il de rédiger un testament ?

Je n'ai pas examiné cette question de manière systématique, mais les rares fois où j'ai soulevé le problème, les patients ont réagi comme s'ils n'avaient pas du tout conscience de l'ampleur des conséquences de leur paralysie sur leur vie future. Par exemple, le patient va vous affirmer qu'il a l'intention de rentrer chez lui au volant de sa voiture au sortir de l'hôpital ou qu'il aimerait reprendre le golf ou le tennis. Il est donc clair qu'il ne souffre pas seulement d'une distorsion sensorimotrice – une incapacité de mettre à jour son image corporelle présente (bien que cela constitue un composant majeur de cette maladie). On note plutôt que son éventail de croyances à propos de lui-même et de ses moyens de survie a été radicalement modifié pour faire place à son déni présent. Dieu merci, ces illusions apportent souvent un considérable réconfort à ces patients, même si leur attitude entre directement en conflit avec un des objectifs de la rééducation – apprendre au patient à ne plus nier son état.

Une autre approche de la spécificité et de la profondeur du déni serait d'afficher le mot « paralysie » sur l'écran et de mesurer la réponse électrodermale. Le patient jugerait-il le mot menaçant – et enregistrerait-il une réponse élevée – même s'il n'est pas conscient de sa paralysie ? Quelle note entre 1 et 10 attribuerait-il au caractère déplaisant du mot ? Sa note serait-elle plus élevée (ou plus basse) que celle d'une personne normale ?

12. On trouve même des patients ayant eu une attaque du lobe frontal qui manifestent des symptômes à mi-chemin entre l'anosognosie et le trouble des personalités multiples. Le Dr Riita Hari et moi en avons récemment vu un cas à Helsinki. Du fait de deux lésions – l'un dans la région frontale droite et l'autre dans le cingulaire –, le cerveau de la patiente était apparemment incapable de « mettre à jour » son image corporelle comme le font les cerveaux normaux. Quand elle se levait et marchait après être restée assise une minute, elle avait l'impression que son corps se dédoublait – la moitié gauche était toujours assise, alors que la moitié droite marchait. Et elle se retournait, horrifiée, pour s'assurer qu'elle n'avait pas abandonné derrière elle la moitié gauche de son corps.

13. Rappelez-vous que, dans l'état de veille, l'hémisphère gauche traite les influx sensoriels, afin d'imposer uniformité, cohérence et ordre temporel à nos expériences quotidiennes. Ce faisant, il rationalise, dénit, refoule et censure une grande partie de l'information qu'il reçoit.

Maintenant songez à ce qui se passe pendant les rêves et le sommeil paradoxal. Il existe au moins deux possibilités qui ne s'excluent pas mutuellement. D'abord, le sommeil paradoxal peut avoir une importante fonction « végétative » liée au *wet-ware* (e.g., maintenance et « chargement » de fournitures des neurotransmetteurs et les rêves sont peut-être juste des épiphénomènes – des sous-produits non pertinents. Ensuite, les rêves eux-mêmes peuvent avoir une importante fonction cognitive/émotionnelle et le sommeil paradoxal être simplement un véhicule révélateur. Par exemple, ils peuvent vous permettre d'essayer divers scénarios hypothétiques qui seraient potentiellement déstabilisants s'ils étaient expérimentés à l'état de veille. En d'autres termes, les rêves permettent une sorte de stimulation de « réalité virtuelle » en recourant à diverses pensées interdites généralement évacuées par l'esprit conscient ; ils font peut-être appel à ces pensées pour voir si elles s'intègrent au scénario. Dans le cas contraire, on les refoule et elles sombrent de nouveau dans l'oubli.

Nous ne savons pas vraiment pourquoi nous ne pouvons procéder à ces répétitions dans notre imagination, à l'état de veille, mais deux idées viennent à l'esprit. D'abord, pour que les répétitions soient efficaces, elles doivent donner l'impression d'être vraies, et ce n'est peut-être pas possible quand nous sommes éveillés, puisque nous savons que les images sont générées intérieurement. Comme nous l'avons déjà dit, imaginer un festin ne vous rassasie pas. Cela a un sens sur le plan de l'évolution que l'image ne puisse se substituer au réel.

Ensuite, démasquer des souvenirs perturbants à l'état de veille annulerait l'objectif même de leur refoulement et pourrait avoir un profond effet déstabilisateur sur le cerveau. Mais démasquer ces souvenirs pendant les rêves peut permettre à une simulation réaliste et chargée émotionnellement de se produire tout en évitant les pénalités qui en résulteraient si vous deviez le faire à l'état de veille.

Les opinions sur les fonctions des rêves ne manquent pas. Voir Hobson, 1988, et Winson, 1986, pour des études passionnantes du sujet.

14. Ce n'est pas vrai de tout le monde. Un patient, George, se rappelait très bien avoir nié sa paralysie. « Je voyais bien qu'il ne bougeait pas, mais mon esprit refusait de l'admettre. C'était très étrange. Je pense que j'étais dans le déni. » On ne sait pas très bien pourquoi l'un se rappelle et l'autre non, mais cela pourrait avoir un lien avec une lésion résiduelle de l'hémisphère droit. Peut-être que George s'était mieux remis que Mumtaz ou Jean et était donc capable d'affronter la réalité. Mais mes expériences montrent clairement qu'une partie des patients qui guérissent du déni « nieront leur déni » même s'ils sont lucides et s'ils n'ont pas d'autres problèmes de mémoire.

Nos expériences sur la mémoire soulèvent une autre question intéressante : mettons qu'une personne ait un accident de voiture qui provoque des lésions des nerfs périphériques et paralyse son bras gauche ? Mettons ensuite qu'elle ait une attaque quelques mois plus tard, du genre qui provoque la paralysie du côté gauche et le syndrome du déni. Dirait-elle soudain : « Oh mon Dieu, mon bras qui était paralysé rebouge ? » Si on revient à ma théorie que le patient a tendance à s'accrocher à une vision du monde préexistante, s'accrocherait-elle à sa vision du monde mise à jour et dirait-elle donc que son bras gauche est paralysé – ou reviendrait-elle à son image corporelle antérieure et affirmerait-elle que son bras rebouge ?

15. Je souligne que c'est un unique cas d'étude et qu'il est nécessaire de recommencer l'expérience avec d'autres patients. Tous les patients n'étaient pas aussi coopératifs que Nancy. Je me rappelle très bien une patiente, Nancy, qui niait énergiquement sa paralysie du bras gauche et qui accepta de se prêter à nos expériences. Quand je lui ai dit que j'allais lui injecter un anesthésique local dans son bras gauche, elle s'est raidie dans son fauteuil roulant, s'est penchée vers moi et m'a dit, sans sourciller : « Mais, docteur, vous trouvez cela juste ? » C'était comme si Susan jouait une sorte de jeu avec moi et que je venais soudain d'en modifier les règles et que c'était interdit. J'ai arrêté l'expérience.

Je me demande tout de même si les fausses injections n'ouvriraient pas la voie à une forme entièrement nouvelle de psychothérapie.

16. Un autre problème fondamental se pose quand l'hémisphère gauche tente de lire et d'interpréter des messages venant de l'hémisphère droit.

Rappelez-vous le chapitre 4, les centres visuels du cerveau se divisent en deux flux distincts appelés les voies « comment » et « quoi » (lobes pariétaux et temporaux). Disons sommairement que l'hémisphère droit a tendance à se servir d'un mode de représentation analogique plutôt que numérique, mettant l'accent sur l'image corporelle, la vision spatiale et autres fonctions de la voie « comment ». En revanche, l'hémisphère gauche préfère un style plus logique lié au langage, à la reconnaissance et à la catégorisation d'objets, collant des étiquettes verbales aux objets et les représentant en séquences logiques (ce dont se charge principalement la voie « quoi »). Cela crée un profond obstacle à la traduction. Chaque fois que l'hémisphère gauche essaie d'interpréter une information venant du droit – comme de décrire les qualités indicibles de la musique ou de l'art –, des formes de fabulation peuvent survenir parce que l'hémisphère gauche se met à inventer une histoire lorsqu'il n'obtient pas l'information attendue du droit (parce que ce dernier est abîmé ou déconnecté du gauche). Est-ce qu'un tel échec de traduction pourrait expliquer au moins une partie des fabulations élaborées que l'on rencontre chez les patients atteints d'anosognosie ? (Voir Ramachadran et Hirstein, 1997.)

CHAPITRE 8
L'insupportable ressemblance de l'être

1. J. Capgras et J. Reboul-Lachaux, 1923 ; H.D. Ellis et A.W. Young, 1990 ; Hirstein et Ramachandran, 1997.

2. On appelle ce trouble la prosopagnosie ou agnosie des visages. Cf. Farah, 1990 ; Damasio, Damasio et Van Hoesen, 1982.

Des cellules du cortex visuel (aire 17) réagissent à des données simples comme des rais de lumière, mais dans les lobes temporaux, elles réagissent souvent à des données complexes comme des visages. Ces cellules appartiennent peut-être à un réseau complexe spécialisé dans la reconnaissance des visages. Cf. Gross, 1992 ; Rolls, 1995 ; Tovee, Rolls et Ramachandran, 1996.

Les fonctions de la tonsille qui occupent une place importante dans ce chapitre ont été étudiées en détail par LeDoux, 1996 et Damasio, 1994.

3. L'idée que l'illusion de Capgras est peut-être une image inversée de la prosopagnosie a d'abord été proposée par Young et Ellis (1990), mais ils postulent une rupture entre le flux dorsal et les structures limbiques plutôt que celle que nous proposons ici. Voir aussi Hirstein et Ramachandran, 1997.

4. Autre question : pourquoi l'absence d'embrasement conduit-elle à un délire aussi tiré par les cheveux ? Pourquoi le patient ne se contente-t-il pas de penser : « Je sais que c'est mon père, mais pour Dieu sait quelle raison, je ne ressens plus d'émoi en le voyant ? » Il est possible qu'il faille une autre lésion supplémentaire, peut-être dans le cortex frontal droit, pour générer ces illusions aussi extrêmes. Rappelez-vous les victimes du déni dans le dernier chapitre dont l'hémisphère gauche cherchait à préserver une cohérence globale en évacuant les contradictions et dont l'hémisphère droit maintenait l'équilibre en surveillant et en réagissant à l'incohérence. Pour être victime d'un syndrome de Capgras, peut-être faut-il une conjonction de deux lésions – l'une qui affecte la capacité du cerveau d'attacher un sens émotionnel à un visage familier et une autre qui trouble le mécanisme global de « recherche de cohérence » dans l'hémisphère droit. Il faudrait d'autres études d'imagerie cérébrale pour résoudre cette énigme.

5. Baron-Cohen, 1995.

CHAPITRE 9

Dieu et le système limbique

1. Pour l'instant, cet appareil fonctionne surtout pour des parties du cerveau voisines de la surface, mais peut-être sera-t-il bientôt possible d'en faire autant pour des structures plus profondes.

2. Voir Papez, 1937, pour la description d'origine et MacLean, 1973, pour un compte rendu complet foisonnant de spéculations fascinantes.

Ce n'est pas une coïncidence si le virus de la rage « choisit » de se loger principalement dans les structures limbiques. Quand le chien A mord le chien B, le virus passe des nerfs périphériques voisins de la morsure à la moelle épinière pour finir par atteindre le système limbique de la victime. Grondant et écumant, la brave bête jadis placide mord une autre victime, transmettant ainsi le virus qui infecte les structures cérébrales responsables du comportement agressif. Et dans sa stratégie diabolique, le virus laisse au départ d'autres structures cérébrales complètement intactes de sorte que le chien peut survivre assez longtemps pour transmettre le virus. Mais comment diable un virus voyage-t-il des nerfs périphériques proches de la morsure jusqu'à des cellules au plus profond du cerveau tout en épargnant toutes les autres structures cérébrales en chemin ? Étudiant, je me suis souvent demandé s'il serait possible de teinter le virus avec un colorant fluorescent afin d'éclairer ces régions du cerveau – ce qui permettrait de découvrir les voies touchées par la morsure et l'agression, comme on se sert aujourd'hui de la TEP. Quoi qu'il en soit, il est évident qu'en ce qui concerne le virus de la rage, un chien est juste un autre moyen de fabriquer un virus – un véhicule temporaire pour transmettre son génome.

3. On trouvera des descriptions utiles des épilepsies temporales dans Trimble, 1992, et Bear et Fedio, 1077. Waxman et Geshwind, 1975, ont défendu le point de vue qu'on trouve une constellation de traits de personnalité plus fréquemment chez les épileptiques du lobe temporal que chez des sujets du même âge. Si cette notion a ses critiques, plusieurs études ont confirmé cette association : Gibbs, 1951 ; Gastaut, 1956 ; Bear et Fedio, 1977 ; Nielsen et Kristensen, 1981 ; Rodin et Schmaltz, 1984 ; Adamec, 1989 ; Wieser, 1983.

Ce lien supposé entre les « troubles psychiatriques » et l'épilepsie remonte à l'Antiquité et, par le passé, on a malheureusement stigmatisé ce trouble. Mais comme je l'ai souligné à plusieurs reprises dans ce chapitre, rien ne nous permet de conclure qu'un de ces traits est « indésirable » ou que le patient en souffre. Le meilleur moyen d'éliminer les stigmatisations est d'explorer plus profondément le syndrome.

Slater et Beard (1963) ont noté des « expériences mystiques » chez trente-huit pour cent de leurs cas, et Bruens (1971) a fait une semblable observation. On a également fréquemment vu des conversions religieuses chez certains patients (Dewhurst et Beard, 1970).

Il convient d'admettre que seule une minorité de patients exhibent des traits ésotériques, comme la religiosité ou l'hypergraphie, mais cela n'enlève rien à la réalité du lien. Pour prendre une analogie, considérez que les altérations rénales ou oculaires (complications du diabète) ne surviennent que chez une minorité de diabétiques, mais personne n'irait nier que ce lien existe. Comme l'a noté Trimble, « il est très probable que les traits de caractère comme la religiosité et l'hypergraphie vus chez des épileptiques représentent un phénomène tout ou rien et n'apparaissent que chez une minorité de patients. Il ne s'agit pas d'un trait classé, comme l'obsession par exemple, et il n'apparaît donc pas comme facteur proéminent dans des études effectuées par le biais de questionnaires à moins qu'on n'évalue un nombre suffisant de patients ».

4. Pour compliquer les choses, il est parfaitement possible qu'une lésion

indécelable cliniquement dans les lobes temporaux soit également à la base de la schizophrénie et des troubles maniaco-dépressifs, si bien que le fait que des patients psychiatriques fassent quelquefois des expériences religieuses n'annule pas mon argument.

5. Des points de vue semblables ont été avancés par Crick, 1993 ; Ridley, 1997 et Wright, 1994, bien qu'ils n'évoquent pas de structures spécialisées dans le lobe temporal.

Cet argument a des relents de sélection de groupe – une expression taboue dans la psychologie évolutionniste – mais ce n'est pas obligatoire. Après tout, même si la plupart des religions défendent pour la forme « la fraternité » de l'humanité, elles ont surtout tendance à mettre l'accent sur la loyauté à son propre clan ou à sa propre tribu (donc à ceux qui partagent probablement nombre des mêmes gènes).

6. Bear et Fedio (1977) ont ingénieusement suggéré qu'une hyperconnectivité dans le système limbique a conduit les patients à donner un sens cosmique à tout. Leur idée prédit une réponse accrue devant tout ce que le patient regarde, prédiction qui s'est vérifiée dans certaines études préliminaires. Mais d'autres études ont montré soit aucun changement, soit une réduction de la réponse devant la plupart des catégories. Le taux de médication du patient lors de la mesure de la réponse électrodermale complique également la donne.

En revanche, nos propres études préliminaires suggèrent qu'il peut y avoir un accroissement sélectif des réponses électrodermales devant certaines catégories et non d'autres – modifiant ainsi de manière permanente le paysage émotionnel des patients (Ramachandran, Hirstein, Armel, Tecoma et Iragui, 1997). Mais il faudrait également ne pas trop prendre cette découverte au pied de la lettre tant qu'elle n'est pas confirmée par un grand nombre de patients.

7. En outre, même si les changements dans le cerveau du patient sont passés initialement par le biais des lobes temporaux – le dépositaire des changements – une « vision religieuse » fait probablement intervenir différentes régions cérébrales.

8. Pour des exposés lucides et vivants des idées de Darwin, voir Dawkins, 1976 ; Maynard Smith, 1978 ; Dennett, 1995.

Un débat fait rage actuellement dans les hautes instances de l'évolution autour de la question de savoir si chaque trait (ou presque tous) est une conséquence directe de la sélection naturelle ou s'il existe d'autres lois ou principes régissant l'évolution. Nous l'évoquerons au chapitre 10, où je parle de l'évolution de l'humour et du rire.

9. On trouvera une grande partie de cette discussion dans un ouvrage de Loren Eisley (1958).

10. Cette idée est clairement exposée dans un excellent ouvrage de Christopher Wills (1993). Voir aussi Leakey, 1993 et Johnson et Edward, 1996.

11. L'idiot savant capable de donner la racine cubique est décrit par Hill, 1978. L'idée que les idiots savants ont appris des raccourcis simples ou acquis des ficelles pour découvrir des nombres premiers est répandue depuis un bon bout de temps. Mais elle ne tient pas la route. Quand un mathématicien professionnel a appris l'algorithme approprié, il lui a tout de même fallu une minute pour trouver tous les nombres premiers entre 10 037 et 10 133 – tandis qu'un autiste non verbal, non rompu à cette tâche – n'a mis que dix secondes (Hermelin et O'Connor, 1990).

Il existe des algorithmes pour générer des nombres premiers à une haute fréquence – avec des erreurs rares. Il serait intéressant de voir si les idiots savants des nombres premiers commettent les mêmes erreurs rares que ces algorithmes ; cela nous dirait si ces idiots savants utilisent tacitement le même algorithme.

12. Une autre explication possible du syndrome de l'idiot savant se base sur la notion que l'absence de certaines aptitudes peut faciliter l'exploitation

de ce qui reste et la concentration sur des talents plus ésotériques. Par exemple, quand vous rencontrez des événements dans le monde extérieur, vous n'en enregistrez pas le moindre détail banal ; ce serait inadapté. Notre cerveau jauge d'abord le sens des événements et se lance dans une censure et une réécriture compliquée de cette information – avant de l'emmagasiner. Mais si le mécanisme se grippe ? Là vous risquez peut-être de vous mettre à enregistrer au moins certains événements avec un luxe de détails inutile comme les mots d'un livre que vous avez lu il y a dix ans. Cela peut vous apparaître comme un don stupéfiant. Mais en vérité, il vient d'un cerveau lésé incapable de censurer l'expérience quotidienne. De même, un enfant autiste est enfermé dans un monde où les autres ne sont pas les bienvenus. La capacité de l'enfant de concentrer toute son attention sur un sujet unique à l'exclusion de tout le reste peut donner lieu à des aptitudes apparemment exotiques – mais une fois encore son cerveau n'est pas normal et il reste profondément attardé.

Un argument apparenté mais plus ingénieux est proposé par Snyder et Thomas (1997) qui suggèrent que les idiots savants sont pour une raison ou une autre moins influencés par le concept à cause de leur retard et que cela leur donne accès à des niveaux antécédents de la hiérarchie du traitement, ce dont ne dispose pas la plupart d'entre nous (d'où les dessins détaillés jusqu'à l'obsession des Stephen Wiltshire qui forment un violent contraste avec les œuvres simplistes d'enfants normaux).

Cette idée ne contredit pas la mienne. On pourrait avancer que le changement d'accent entre la perception reposant sur le concept (ou la conception) permettant l'accès à des processus antérieurs dépend de l'hypertrophie des modules « primaires » exactement comme je l'ai suggéré. L'idée de Snyder pourrait donc être considérée comme étant à mi-chemin entre la théorie de l'attention traditionnelle et ma théorie proposée dans ce chapitre.

Le problème est que, même si les dessins de certains idiots savants paraissent excessivement détaillés (par exemple, ceux de Stephen Wiltshire décrits par Sacks), il en est d'autres qui sont d'une indéniable beauté (comme les chevaux à la Vinci de Nadia). Son sens de la perspective, de l'ombre, etc. paraît hypernormal dans le sens prédit par mon argument.

Le point commun de toutes ces idées, c'est qu'elles impliquent un changement d'emphase d'une série de modules à une autre. Que cela vienne simplement de l'absence de fonctionnement d'une série (avec plus d'attention portée aux autres) ou d'une véritable hypertrophie reste à démontrer.

L'idée du changement d'attention ne me plaît pas pour deux raisons. D'abord dire que l'on devient automatiquement doué pour quelque chose en déployant de l'attention ne nous éclaire guère, à moins de savoir ce qu'est l'attention, et nous l'ignorons. Ensuite, si cet argument est correct, pourquoi des patients adultes avec des lésions touchant de grandes portions de leur cerveau deviennent-ils souvent très doués pour d'autres choses – en modifiant l'attention ? J'attends encore de rencontrer une victime de dyscalculie qui deviendrait soudain un savant musical ou une victime d'héminégligence qui deviendrait un prodige du calcul. En d'autres termes, l'argument n'explique pas pourquoi on naît idiot savant au lieu de le devenir.

La théorie de l'hypertrophie peut bien sûr être testée aisément en utilisant le IRMf, l'imagerie fonctionnelle par résonance magnétique, sur différents types d'idiots savants.

13. Des patients comme Nadia nous confrontent à une question encore plus profonde : qu'est-ce que l'art ? Pourquoi certaines choses sont-elles belles et d'autres non ? Existe-t-il une grammaire universelle à la base de toute l'esthétique visuelle ?

Un artiste a l'art de saisir les traits essentiels (ce que Hindus appelait *rasa*) d'une image qu'il tente de reproduire et d'éliminer les détails superflus, et ce faisant il imite en fait ce pour quoi, le cerveau a évolué. Mais la vraie question est : pourquoi cela devrait-il être plaisant sur le plan esthétique ?

Selon mon point de vue, tout art est « caricature » et hyperbole, et si vous comprenez pourquoi les caricatures sont efficaces, vous comprenez l'art. Si vous apprenez à un rat à distinguer un carré d'un rectangle et que vous le récompensez pour le dernier, il ne va pas tarder à reconnaître le rectangle et à lui manifester une préférence. Mais paradoxalement, il réagira avec encore plus de vigueur à un rectangle « caricature » plus maigre que le prototype ! Le paradoxe s'évanouit quand vous comprenez que le rat apprend une règle – le rectangle – plutôt qu'un exemple particulier de cette règle. Et vu la structure de l'aire de la forme visuelle dans le cerveau, amplifier la règle (un rectangle plus maigre) est un renforcement (un plaisir) d'autant plus grand pour le rat, puisque cela incite son système visuel à « découvrir » la règle. Dans la même veine, si vous tirez un visage moyen générique du visage de Nixon et que vous amplifiez ensuite les différences, vous vous retrouvez avec une caricature qui ressemble plus à Nixon que l'original. En fait, le système visuel s'efforce constamment de « découvrir la règle ». Mon intuition est que, très tôt dans l'évolution, nombre des aires visuelles péristriées qui sont spécialisées dans l'extraction des corrélations, des règles et des liens selon différentes dimensions (forme, mouvement, ombre, couleur, etc.) sont directement liées aux structures limbiques pour produire une sensation plaisante, puisque cela accroîtrait la survie de l'animal. Par conséquent, amplifier une règle et éliminer des détails superflus rend l'image d'autant plus séduisante. Je dirais également que ces mécanismes et connexions limbiques associées sont plus proéminents dans l'hémisphère droit. On voit dans la littérature de nombreux cas de patients ayant souffert d'une attaque à l'hémisphère gauche dont les dessins se sont en fait améliorés après l'attaque – peut-être parce qu'alors l'hémisphère droit est libre d'amplifier la règle. Un grand tableau est plus évocateur qu'une photo parce que les détails de la photo risquent en fait de masquer la règle sous-jacente – phénomène éliminé par le toucher de l'artiste (ou par une attaque dans l'hémisphère gauche !)

Ce n'est pas une explication exhaustive de l'art, mais cela constitue un bon début. Il nous reste encore à expliquer pourquoi les artistes recourent souvent délibérément à des juxtapositions incongrues (comme dans l'humour) et pourquoi un nu deviné derrière un rideau de douche ou un voile diaphane est plus attrayant qu'une photo de nu. C'est comme si la règle découverte au prix d'efforts était un meilleur renforcement qu'une règle évidente, chose qu'a également soulignée l'historien de l'art Ernest Gombrich. Peut-être que la sélection naturelle a câblé les aires visuelles de sorte que le renforcement est d'autant plus fort s'il est obtenu après un « travail » – afin de garantir que l'effort lui-même est agréable plutôt que le contraire. D'où l'attrait éternel des photos puzzle comme celle du dalmatien ou des portraits « abstraits » de visages fortement ombrés. On est envahi d'un certain bien-être quand l'image se met enfin en place et que les taches se lient correctement les unes aux autres pour former une silhouette.

CHAPITRE 10

Mourir de rire

1. Ruth et Willy (pseudonymes) sont des reconstitutions de patients décrits initialement dans un article d'Ironside (1955). En revanche, les détails cliniques et les rapports d'autopsie n'ont pas été modifiés.

2. Fried, Wilson, MacDonald et Behnke, 1998.

3. La discipline de la psychologie évolutionniste a été annoncée par les premiers écrits de Hamilton (1964), Wilson (1978) et Williams (1966). Le manifeste moderne de cette discipline est l'œuvre de Barkow, Cosmides et Tooby (1992) qui sont considérés comme les pères fondateurs. (Voir aussi Daly et Wilson, 1983 et Symons, 1979).

On trouvera l'exposé le plus clair de ces idées dans l'ouvrage de Pinker, *Comment fonctionne l'esprit*, qui renferme de nombreuses idées stimulantes.

Si je ne suis pas d'accord avec lui sur des détails précis de la théorie de l'évolution, je ne mets pas en doute la valeur de ses contributions.

4. L'idée est fascinante, mais comme pour tous les problèmes de la psychologie évolutionniste, elle est difficile à vérifier. Pour le confirmer, je vais citer une autre idée tout aussi invérifiable. Prenez la suggestion astucieuse de Margie Profet que les femmes ont des nausées matinales dans les trois premiers mois de grossesse pour réduire l'appétit, ce qui leur permet d'éviter les poisons naturels présents dans de nombreux aliments susceptibles de provoquer un avortement (Profet, 1997). Mon confrère le Dr Anthony Deutsch a proposé un argument encore plus ingénieux. Il suggère, en plaisantant, que l'odeur du vomi empêche le mâle de désirer une femme enceinte, réduisant ainsi l'éventualité de rapports sexuels, qui sont connus pour accroître le risque d'avortement. Il est aussitôt évident que c'est un argument imbécile, mais pourquoi celui des toxines le serait-il moins ?

5. V.S. Ramachandran, 1997. Voici ce qui les a séduits :

Maintenant posez-vous la question : « Pourquoi les hommes préfèrent-ils les blondes ? Dans les cultures occidentales, on pense communément que les hommes ont une véritable préférence sexuelle et esthétique pour les blondes au détriment des brunes (Alley et Hildebrandt, 1988). On note également une préférence semblable pour des femmes à la peau plus claire que la moyenne dans de nombreuses cultures non occidentales. (Cela a été officiellement confirmé par des enquêtes scientifiques ; Van der Berghe et Frost, 1986.) Effectivement, dans de nombreux pays, on trouve une volonté frisant l'obsession "d'améliorer son teint" – une manie que l'industrie cosmétique s'est empressée de flatter avec d'innombrables produits pour la peau parfaitement inutiles. (On notera qu'il semble ne pas exister de préférence de ce type pour des hommes au teint plus clair, d'où l'expression de "beau ténébreux".)

Le célèbre psychologue américain Havelock Ellis a suggéré il y a une bonne cinquantaine d'années que les hommes préféraient les rondeurs (indice de fécondité) chez les femmes et que les cheveux blonds soulignaient la rondeur en se fondant mieux avec les contours du corps. Un autre point de vue est que la peau et les cheveux des nourrissons ont tendance à être plus clairs que ceux des adultes et que la préférence pour les blondes est peut-être simplement le reflet du fait que, chez les humains, les traits jeunes de bébé chez les femmes peuvent être des caractéristiques sexuelles secondaires.

J'aimerais proposer une troisième théorie, qui n'est pas incompatible avec les précédentes mais qui présente l'avantage supplémentaire de rejoindre des théories biologiques plus globales de sélection du partenaire sexuel. Mais pour comprendre ma théorie, il faut commencer par se demander pourquoi le sexe a évolué. Pourquoi ne pas se reproduire asexuellement puisqu'alors on pourrait transmettre tous ses gènes à sa descendance plutôt que la moitié seulement ? La réponse surprenante est que le sexe a évolué surtout pour éviter les parasites (Hamilton et Zuk, 1982). L'infestation parasitaire est extrêmement répandue dans la nature et les parasites sont constamment en train d'essayer de convaincre à tort le système immunitaire hôte qu'ils font partie du corps hôte. La sexualité a évolué pour permettre à l'espèce hôte de mélanger ses gènes afin qu'elle ait toujours une longueur d'avance sur les parasites. (C'est ce qu'on appelle la stratégie de la reine rouge, un terme qui s'inspire de la reine dans *Alice au pays des Merveilles* qui était obligée de courir pour rester dans un endroit.) De même on peut se demander pourquoi des caractéristiques sexuelles secondaires comme la queue du paon ou la caroncule du coq se sont développées. La réponse est encore du côté des parasites. Ces étalages – une grande queue chatoyante ou une crête rouge sang – servent peut-être à "informer" la femelle que le soupirant est sain et sans parasites.

Est-ce qu'être blonde ou de peau claire remplit un objectif analogue ? Tout étudiant en médecine sait que l'anémie, généralement causée par des parasites intestinaux ou sanguins, que la cyanose (un signe de maladie cardiaque), que la jaunisse (un foie malade) et que les infections cutanées sont beaucoup plus faciles à détecter chez des blonds que chez des bruns. C'est vrai pour la peau comme pour les yeux. L'infection par des parasites intestinaux a dû être très courante dans les premières colonies agricoles, et ce type d'infection peut causer une grave anémie chez l'hôte. Il a dû y avoir de considérables pressions de sélection pour la détection précoce de l'anémie chez des jeunes femmes nubiles puisque l'anémie peut avoir des retentissements sur la fécondité, la grossesse et la naissance d'un enfant sain. La blonde dit donc en fait à vos yeux : "Je suis rose, saine et dénuée de parasites. Ne vous fiez pas à cette brune. Elle pourrait bien cacher sa mauvaise santé et sa maladie parasitaire."

Une deuxième raison liée pour cette préférence pourrait être que l'absence de protection contre le rayonnement ultraviolet apportée par la mélanine fait vieillir la peau des blondes plus vite que celle des brunes et les signes dermiques du vieillissement – taches de vieillesse et rides – sont généralement plus faciles à détecter. Comme la fécondité chez les femmes décline rapidement avec l'âge, peut-être les hommes vieillissants préfèrent-ils les jeunes femmes comme partenaires sexuelles (Stuart Anstis, communication personnelle). On préfère donc les blondes non seulement parce que les signes du vieillissement se manifestent plus tôt chez elles, mais aussi parce que les signes y sont plus faciles à détecter.

Troisièmement, certains signes extérieurs d'intérêt sexuel comme l'embarras en société et le rougissement, comme l'excitation sexuelle (les rougeurs de l'orgasme) pourraient être moins faciles à détecter chez des femmes à peau foncée. S'attaquer à des blondes permettrait donc de s'assurer plus vite de ses chances de susciter une réciprocité en cas de tentative de séduction.

La préférence moins marquée pour les hommes à peau claire tient peut-être au fait que l'anémie et les parasites sont surtout un risque pendant une grossesse, qui est un état interdit à l'homme. En outre, une blonde aurait davantage de difficultés qu'une brune à mentir à propos d'une aventure puisque le rougissement de l'embarras et de la culpabilité la trahirait. Pour un homme, détecter un rougissement chez une femme serait particulièrement important parce qu'il vit dans la terreur d'être cocufié, tandis qu'une femme n'a pas de soucis à se faire à ce sujet – son premier objectif est de trouver et de garder un pourvoyeur. (Cette paranoïa chez l'homme n'est pas déraisonnable ; des enquêtes récentes montrent qu'au moins cinq à dix pour cent des pères ne sont pas des pères génétiques. Il y a probablement beaucoup plus de gènes du laitier dans la population qu'on n'en a conscience.)

Une dernière raison de préférer les blondes concerne les pupilles. Leur dilatation – un autre signe manifeste d'intérêt sexuel – serait plus évident dans l'iris bleu d'une blonde que dans l'iris sombre d'une brune. Cela expliquerait aussi pourquoi on juge souvent les brunes « sensuelles » et mystérieuses (ou pourquoi les femmes recourent à l'atropine pour se dilater les pupilles et pourquoi les hommes tentent de séduire les femmes à la lueur des bougies ; l'alcaloïde et la pénombre dilatent les pupilles).

Bien entendu tous ces arguments pourraient aussi bien s'appliquer à n'importe quelle femme au teint pâle. Pourquoi les cheveux blonds font-ils une différence, si tel est vraiment le cas ? La préférence pour un teint plus clair a été établie par des enquêtes, mais la question des cheveux blonds n'a pas été étudiée. (L'existence de fausses blondes n'annule pas notre argument puisque l'évolution ne pouvait pas prévoir l'invention de l'eau oxygénée. Effectivement, le fait qu'il n'existe pas de fausses brunes mais seulement des fausses blondes suggère qu'une telle préférence existe effectivement ; après tout, la plupart des blondes ne se teignent pas en brun.) Je suggère que les cheveux blonds servent de "drapeau" si bien qu'à une grande distance il est évident au mâle qu'il y a une blonde dans le coin.

En résumé : les hommes préfèrent les blondes qui leur permettent de détecter facilement les premiers signes de maladie parasitaire et du vieillissement, lesquels réduisent la fécondité et la viabilité de la progéniture et de détecter également le rougissement et la taille de la pupille, qui sont des indices d'intérêt sexuel et de fidélité. (Que la peau claire soit peut-être en soi un indice de jeunesse et de statut hormonal a été proposé en 1995 par Don Symons, un psychologue évolutionniste distingué de l'UCSB, mais il n'a pas avancé d'arguments précis concernant la détection plus aisée de parasites, d'anémie, de rougissement ou de dilatations des pupilles chez les blondes défendue ici.) »

Comme je l'ai dit, j'ai concocté cette histoire ridicule dans le but de faire une satire des théories sociobiologiques *ad hoc* de la sélection humaine du partenaire – le pivot de la psychologie évolutionniste. Je lui donne moins de dix pour cent de chances d'être vraie, mais même dans ce cas de figure elle est au moins aussi viable que de nombreuses autres théories de parade nuptiale humaine à présent en vogue. Si vous trouvez ma théorie débile, vous devriez lire certaines des autres.

6. Ramachandran, 1998.

7. Le lien important entre l'humour et la créativité a également été souligné par le médecin et dramaturge anglais Jonathan Miller.

8. La notion qu'un sourire est lié à une grimace menaçante remonte à Darwin et se rencontre souvent dans la littérature. Mais à ma connaissance, personne n'a souligné qu'il a la même forme logique que le rire : une réaction avortée devant une menace potentielle quand un inconnu qui s'approche se révèle être un ami.

9. Toute théorie qui cherche à expliquer le rire et l'humour doit tenir compte de toutes les caractéristiques suivantes – pas seulement d'une ou deux : premièrement, la structure logique des blagues et des événements qui provoquent le rire – c'est-à-dire, les données d'entrée ; deuxièmement, la raison évolutionniste voulant que les données d'entrée doivent revêtir une forme particulière, une construction d'un modèle suivie d'une modification soudaine de paradigme qui a une conséquence triviale ; troisièmement, le bruit explosif ; quatrièmement, le rapport de l'humour et de la chatouille et pourquoi la chatouille a pu évoluer (je suggère qu'elle a la même forme logique que l'humour mais peut représenter une sorte de « répétition générale » pour l'humour adulte) ; cinquièmement, les structures neurologiques impliquées et comment la logique fonctionnelle de l'humour s'inscrit dans la « logique structurelle » de ces parties du cerveau ; sixièmement, si l'humour a d'autres fonctions que celle pour laquelle il a évolué au départ (par exemple, nous suggérons que l'humour cognitif adulte peut fournir une répétition pour la créativité et peut également servir à démonter des pensées potentiellement gênantes contre lesquelles on ne peut rien) ; septièmement, pourquoi un sourire est un « demi-rire » et précède souvent le rire (je suggérerais qu'il a une forme logique – déflation d'une menace potentielle – que l'humour et le rire possèdent parce qu'il a évolué en réaction à l'approche d'inconnus).

Le rire peut également faciliter une sorte de « bonding » social ou de « toilettage » d'autant qu'il survient fréquemment devant une fausse violation de contrats sociaux ou de tabous (un conférencier qui disserte braguette ouverte). Raconter des histoires drôles ou se moquer de quelqu'un peut permettre à un individu de re-calibrer fréquemment les mœurs sociales du groupe auquel il appartient et contribuer à consolider un sens des valeurs partagé. (D'où la popularité des blagues ethniques.)

Le psychologue Wallace Chafe (1987) a proposé une ingénieuse théorie du rire qui est à certains égards l'inverse de la mienne – bien qu'il ne prenne pas en compte la neurobiologie. Selon lui, la principale fonction du rire est de servir de « dispositif invalidant » – l'acte physique est si épuisant qu'il vous immobilise littéralement de manière momentanée et vous permet de vous détendre une fois que vous prenez conscience que la menace n'est pas réelle. Je trouve cette idée séduisante pour deux raisons. Un, quand vous stimulez le cortex moteur complémentaire gauche, non seulement vous obtenez des éclats de rire mais le patient est effectivement immobilisé ; il ne peut rien faire d'autre (Fried *et al.*, 1998). Ensuite, dans un trouble étrange qui s'appelle la catalepsie, écouter une histoire drôle provoque la paralysie et l'écroulement par terre du patient qui reste toutefois pleinement conscient. Il paraît plausible que ce soit une expression pathologique du « réflexe d'immobilisation » auquel Chafe fait allusion. Toutefois, la théorie de Chafe n'explique pas le rapport du rire et du sourire, ni du rire et de la chatouille ; elle n'explique pas non plus pourquoi le rire prend cette forme particulière – ces sons explosifs rythmiques. Pourquoi ne nous figeons-nous pas comme un opossum ? C'est là un des problèmes de la psychologie évolutionniste ; on peut trouver des scénarios apparemment raisonnables de la manière dont quelque chose a évolué, mais il est souvent difficile de retracer la route empruntée par ce trait pour en arriver là où il est.

Enfin, même si j'ai raison d'affirmer que le rire signale que tout va bien, il nous reste à expliquer les mouvements rythmiques de la tête et du corps (outre les sons) qui l'accompagnent. Est-ce une coïncidence si tant d'autres activités agréables comme la danse, les rapports sexuels et la musique font également appel à des mouvements rythmiques ? Se pourrait-il que tous exploitent en partie les mêmes circuits ? Jacobs (1994) a suggéré que les enfants autistes comme les êtres normaux apprécient les mouvements rythmiques parce qu'ils activent le raphé sérotoninergique, ce qui libère la sérotonine « transmetteur de récompense ». On se demande si le rire active le même mécanisme. Je connais au moins un enfant autiste qui partait fréquemment d'un rire incontrôlable et parfois incongru pour se soulager.

10. Ce disant, je n'ai aucunement l'intention de fournir des munitions aux créationnistes. Il faut considérer ces « autres facteurs » comme des mécanismes venant compléter plutôt que contredire le principe de la sélection naturelle. Voici quelques exemples :

a. La contingence – le pur hasard – a dû jouer un rôle énorme dans l'évolution. Imaginez deux espèces légèrement différentes sur le plan génétique – appelons-les hippo A et hippo B – sur deux îles différentes, île A et île B. Mettons qu'un énorme astéroïde touche les deux îles, il est possible que hippo B, mieux adapté à l'impact d'astéroïdes, survive et transmette ses gènes via la sélection naturelle. Mais il est également possible que l'astéroïde n'ait pas touché l'île B et ses hippos. Disons qu'il n'ait touché que l'île A et balayé tous les hippos A. Les hippos B ont donc survécu et transmis leurs gènes non pas parce qu'ils possédaient des « gènes résistants aux astéroïdes » mais simplement parce qu'ils ont eu la chance d'échapper à l'astéroïde.

Cette idée est tellement évidente que je m'étonne qu'on se déchire à son sujet. Selon moi, elle englobe tout le débat autour des *créatures de Burgess*. Que Gould ait raison ou tort à propos des créatures déterrées là-bas, son argument à propos du rôle de la contingence est certainement valable. Le seul contre-argument sensé serait les nombreux exemples d'évolution contingente. Mon exemple préféré reste l'évolution de l'intelligence et des types complexes d'apprentissage – comme l'apprentissage par imitation – chez les pieuvres et les grands vertébrés. Comment explique-t-on l'émergence indépendante de traits aussi complexes chez les vertébrés et les invertébrés, si la contingence plutôt que la sélection naturelle jouait le premier rôle ? Cela n'implique-t-il pas que si l'on devait rembobiner la cassette de l'évolution, l'intelligence évoluerait encore ? Si elle a évolué deux fois, pourquoi pas trois ?

Pourtant, de tels exemples de convergence étonnante ne sont pas fatals pour la notion de contingence ; après tout, ils sont très rares. L'intelligence a évolué deux fois, pas des dizaines de fois. Même l'évolution apparemment convergente des yeux chez les vertébrés et les invertébrés – comme des pieuvres – n'est probablement pas un véritable cas de convergence, mais on a récemment démontré que les mêmes gènes entraient en jeu.

b. Quand certains systèmes neuronaux atteignent un niveau de complexité critique, ils acquièrent peut-être soudain des propriétés imprévues, lesquelles une fois de plus ne sont pas un résultat direct de la sélection. Ces propriétés n'ont rien de mystique ; on peut prouver mathématiquement que même des interactions complètement aléatoires peuvent conduire à ces petits tourbillons d'ordre à partir de la complexité. Stuart Kauffman, un biologiste théorique de l'Institut de Santa Fe, a avancé que cela expliquerait la nature ponctuée de l'évolution organique – à savoir l'émergence soudaine de nouvelles espèces dans de nouvelles lignes phylogénétiques.

c. L'évolution de traits morphologiques dépend peut-être, dans une mesure significative, de mécanismes de perception. Si vous apprenez à un rat à distinguer un carré (échelle 1/1) d'un rectangle (échelle 1/2) et que vous le récompensez pour le seul rectangle, on découvre que le rat réagit avec encore plus d'énergie à un rectangle plus maigre (échelle 1/4) qu'au rectangle prototype original, auquel il a été entraîné. Ce résultat paradoxal – ce que l'on appelle « l'effet de changement de pic » – suggère que l'animal apprend une règle – la rectangularité – plutôt qu'une réponse à un unique stimulus. Je suggère que cette propension basique – branchée dans les voies visuelles de tous les animaux – peut expliquer l'émergence de nouvelles espèces et de nouvelles tendances phylogénétiques. Prenons le problème classique de l'acquisition du long cou de la girafe. Supposons qu'un groupe ancestral de girafes ait acquis un cou un peu plus long à cause de la concurrence pour la nourriture, en d'autres termes, par le biais de la sélection darwinienne conventionnelle. Toutefois, une fois une telle tendance créée, les girafes à long cou auraient intérêt à ne s'accoupler qu'à d'autres girafes à long cou pour garantir la viabilité et la fécondité de la progéniture. Une fois le cou plus long devenu un trait distinctif de la nouvelle espèce, il faut que ce trait soit « intégré » dans les centres visuels du cerveau de la girafe pour l'aider à localiser des partenaires potentiels. Une fois cette règle « girafe = long cou » intégrée dans un groupe de girafes se reproduisant librement, étant donné le principe de changement de pic, toute girafe aurait tendance à préférer s'accoupler avec l'individu le plus « girafe » qu'elle puisse repérer – c'est-à-dire l'individu ayant le plus long cou de la troupe. Le résultat net serait une augmentation progressive de sujets « long cou » dans la population même en l'absence d'une pression de sélection spécifique de l'environnement. Le résultat final serait une race de girafes avec des cous presque exagérément longs du genre de celle que nous connaissons aujourd'hui.

Ce processus va mener à une « amplification de gain » de feed-back positif de toutes tendances évolutionnistes préexistantes ; il va exagérer les différences de morphologie et de comportement entre une espèce donnée et son ancêtre immédiat. Cette amplification sera une conséquence directe d'une loi psychologique plutôt que de pressions de sélection de l'environnement. La théorie fait la prédiction intéressante qu'il devrait y avoir de nombreux exemples dans l'évolution de caricaturisation progressive d'espèces. De telles tendances se produisent et apparaissent clairement dans l'évolution des éléphants, des chevaux et des rhinocéros. Si on suit leur évolution, on trouve qu'ils ressemblent de plus en plus à des mammouths, à des chevaux et à des rhinocéros.

Cette idée se rapproche de la propre explication de Darwin de l'origine des caractéristiques sexuelles secondaires – sa soi-disant théorie de la sélection sexuelle. Par exemple, on pense que l'agrandissement progressif de la queue du paon mâle vient d'une préférence des femelles pour des mâles à plus grandes queues. La différence clé entre notre idée et la sélection sexuelle de Darwin est que cette dernière a été avancée pour expliquer les différences entre les sexes, alors que notre idée explique aussi des différences morphologiques entre espèces. La sélection du partenaire implique de choisir des partenaires ayant des « marqueurs sexuels » plus saillants (des caractéristiques sexuelles secondaires) et des marqueurs d'espèce (des étiquettes permettant de distinguer une espèce d'une autre). Par conséquent, notre idée pourrait expliquer l'évolution de traits morphologiques extérieurs en général et la caricaturisation progressive des espèces, et pas seulement l'émergence de signaux de parade sexuelle flamboyants et des « libérateurs » éthologiques.

On se demande si l'agrandissement explosif de la taille du cerveau et du crâne dans l'évolution des hominidés est une conséquence du même principe. Peut-être jugeons-nous séduisants des traits néotènes infantiles, comme une tête d'une grosseur disproportionnée, parce que ces traits sont généralement représentatifs d'un nourrisson sans défense, si bien que les gènes promouvant les soins prodigués aux nourrissons devraient se multiplier rapidement dans la population. Mais une fois ce mécanisme de perception en place, les têtes des nourrissons deviendraient de plus en plus grandes (puisque des gènes de grosse tête produiraient des traits néotènes et provoqueraient de plus grands soins) et un grand cerveau serait simplement un bonus !

À cette longue liste, on peut en ajouter d'autres – l'idée de Lynn Margulis que les organismes symbiotiques peuvent s'amalgamer pour évoluer en nouvelles lignes phylogénétiques (par exemple, les mitochondries ont leur propre ADN et n'étaient peut-être au début que des parasites intracellulaires). Une description détaillée de ses idées dépasserait le cadre de ce livre qui après tout traite du cerveau et non de l'évolution.

CHAPITRE 11

Vous avez oublié le jumeau

1. Cette histoire est une reconstruction fondée sur un cas décrit à l'origine par Silas Weir Mitchell. Voir Bivin et Klinger, 1937.

2. Christopher Willis m'a raconté l'histoire d'un éminent professeur d'obstétrique qui avait tellement été berné par une patiente qu'il l'avait présentée comme un cas de grossesse normale à ses internes et ses étudiants pendant les visites. Les étudiants découvrirent rapidement tous les symptômes et signes de grossesse classiques chez la malheureuse dame. Ils prétendirent même entendre battre le cœur du fœtus avec leurs stéthoscopes flambant neufs – jusqu'à ce qu'une étudiante se rappelle le signe du nombril en éversion et se risque à mettre son professeur dans l'embarras en donnant le bon diagnostic.

3. La grossesse nerveuse est une maladie fossile, si rare qu'on ne la croise plus guère. Cet état a été décrit pour la première fois par Hippocrate. Il toucha Marie Tudor, reine d'Angleterre, qui connut deux grossesses nerveuses, dont l'une dura treize mois. Anna O., l'une des patientes les plus célèbres de Freud, en eut une. Et la littérature médicale plus récente décrit même le cas de deux transsexuels qui l'ont vécue ! Pour des études récentes de la grossesse nerveuse, voir Brown et Barglow, 1971, et Starkman *et al.*, 1985.

4. La gonadostimuline, la gonadolibérine et la prolactine sont produites par l'hormone antéhypophysaire ; elles régulent le cycle menstruel et l'ovulation. La gonadostimuline provoque la maturation du follicule ovarien et la gonadolibérine, l'ovulation. L'action combinée des deux augmente la production d'œstrogènes par les ovaires et ensuite d'œstrogène et de progestérone par le corps jaune (ce qui reste du follicule après libération de l'œuf). Enfin, la prolactine influe aussi sur le corps jaune, l'amenant à sécréter de l'œstrogène et de la progestérone et empêchant son involution (et donc empêchant une menstruation ultérieure si l'ovocyte est fécondé).

5. Pour les effets de la suggestion sur les verrues, voir Spanos, Stenstrom et Johnston, 1988. Pour un rapport sur une rémission unilatérale des verrues, voir Sinclair-Gieben et Chalmers, 1959.

6. Voir Ader, 1981, et Friedman, Klein et Friedman, 1996.

7. L'hypnose en est un bon exemple. C'est un sujet parfois enseigné dans les facultés de médecine les plus conservatrices, et pourtant, chaque fois que ce mot est évoqué dans des réunions scientifiques, on entend des toussotements gênés dans l'assistance. Bien que l'hypnose soit une vénérable tradition remontant à Charcot, l'un des pères fondateurs de la neurologie moderne, elle semble jouir d'une étrange réputation : soit on ne la met pas en cause, soit on

la considère comme l'orpheline de la « médecine marginale ». Charcot affirmait que si le côté droit du corps d'une personne normale est provisoirement paralysé à la suite d'une suggestion hypnotique, cette personne a également des problèmes de langage, ce qui laisse entendre que la transe inhibe des mécanismes du cerveau dans l'hémisphère gauche (où se trouve le langage). Une paralysie du côté gauche induite par l'hypnose ne produit pas de problèmes de langage. Nous avons tenté de reproduire ce résultat dans notre laboratoire, sans succès.

La question clé à propos de l'hypnose est de savoir s'il s'agit seulement d'une forme compliquée de « jeux de rôle » (où l'on suspend temporairement l'incrédulité comme lorsqu'on regarde un film d'horreur) ou si c'est un état mental fondamentalement différent.

Richard Brown, Eric Altschuler, Chris Foster et moi avons tenté de répondre à cette question en recourant à une technique qui s'appelle l'*interférence de Stroop*. Les mots « rouge » et « vert » sont imprimés soit dans la bonne couleur (encre rouge pour le mot « rouge », verte pour « vert ») ou en inversant les couleurs (le mot « vert » en encre rouge). Si on demande à un sujet normal de nommer la couleur de l'encre et d'ignorer le mot, il réagit beaucoup plus lentement si le mot et la couleur ne correspondent pas. Il est apparemment incapable d'ignorer volontairement le mot, si bien que le mot interfère avec la désignation de la couleur (interférence de Stroop). Mais que se passerait-il si vous convainquiez par l'hypnose le sujet qu'il est un Chinois de naissance qui ne peut lire l'anglais mais peut nommer les couleurs ? Cela éliminerait-il soudain l'interférence de Stroop ? Ce test prouverait une fois pour toutes que l'hypnose est réelle – et non un jeu de rôles – car il est impossible qu'un sujet ignore volontairement le mot. (Comme « test de contrôle », on pourrait simplement lui offrir une grosse récompense en liquide pour surmonter volontairement l'interférence.)

8. La réaction placebo est un phénomène très décrié mais mal compris. L'expression a fini par acquérir une connotation péjorative en médecine clinique. Imaginez que vous testiez un nouvel analgésique pour le mal au dos. Supposez également que personne ne guérit spontanément. Pour déterminer l'efficacité du médicament, vous donnez les comprimés à cent patients et découvrez, mettons, que quatre-vingt-dix guérissent. Dans un test clinique contrôlé, on donne généralement au groupe de comparaison de cent patients un faux comprimé – un placebo – (bien entendu, le patient l'ignore) pour voir quelle proportion se sent mieux simplement parce qu'elle croit au pouvoir du médicament. Si seulement cinquante pour cent vont mieux (au lieu de quatre-vingt-dix), nous pouvons conclure avec raison que le médicament est effectivement un bon analgésique.

Intéressons-nous aux mystérieux cinquante pour cent qui se sont sentis mieux grâce au placebo. Pourquoi se sont-ils sentis mieux ? On a démontré il y a une dizaine d'années que ces patients libèrent en fait des substances chimiques analgésiques, des endorphines, dans leur cerveau (en effet, dans certains cas, l'effet du placebo peut être contré par de la naloxone, un médicament qui bloque les endorphines).

Une question fascinante mais largement non explorée concerne la spécificité de la réaction placebo, et notre laboratoire s'y est récemment intéressé. Rappelez-vous que cinquante pour cent se sont sentis mieux après avoir pris le placebo. Ce groupe aurait-il quelque chose de particulier ? Et si ces mêmes cent patients devaient faire une dépression quelques mois plus tard et qu'on doive leur administrer un « nouveau » placebo – en leur disant qu'il s'agit d'un nouvel antidépresseur puissant ? Les mêmes cinquante patients guériraient-ils, ou un nouveau groupe de patients montrerait-il une amélioration ? La réaction est-elle spécifique à la maladie, au comprimé, au patient ou aux trois ? Songez à ce qui se passerait si les mêmes cent patients avaient une douleur un an plus tard et que vous leur donniez « l'analgésique » placebo initial ? Les mêmes cinquante iraient-ils mieux ou s'agirait-il d'un nouveau groupe de patients ?

D'autres aspects de la spécificité du placebo restent à étudier. Imaginez qu'un patient souffre simultanément d'une migraine et d'un ulcère – et que vous lui donniez un placebo qui est un nouveau « médicament anti-ulcère ». Est-ce que seul l'ulcère disparaîtrait (en supposant que le patient soit sensible au placebo) ou son cerveau croulerait-il tellement sous le flot d'endorphines que sa migraine disparaîtrait aussi ? Cela semble peu probable, mais si des neurotransmetteurs analgésiques, telles des endorphines, sont libérés de manière diffuse dans son cerveau, il peut être soulagé de ses autres douleurs même s'il ne croit qu'en l'ulcère. La question de savoir comment des croyances complexes sont traduites et comprises par des mécanismes du cerveau primitif chargés de la douleur est fascinante.

9. Pour une étude des troubles de personnalités multiples, voir Birnbaum et Thompson, 1996.

Pour les modifications oculaires, voir Miller, 1989.

CHAPITRE 12

Les martiens voient-ils rouge ?

1. Pour une initiation limpide au problème de la conscience, voir Humphrey, 1992 ; Searle, 1992 ; Dennett, 1991 ; P. Churchland, 1986 ; P.M. Churchland, 1993 ; Galin, 1992 ; Baars, 1997 ; Block, Ramachandran et Hirstein, 1997 ; Penrose, 1989.

L'idée que la conscience – notamment l'introspection – a pu évoluer surtout pour nous permettre d'imiter d'autres esprits (ce qui a inspiré la notion populaire à l'heure actuelle d'un module « théorie » d'autres esprits) a été lancée par Nick Humphrey lors d'une conférence que j'ai organisée il y a plus de vingt ans à Cambridge.

2. Un autre type de traduction très différent se pose également entre le code ou le langage de l'hémisphère droit et celui de l'hémisphère gauche (voir note 16, chapitre 7).

3. Cela laisse perplexes certains philosophes, mais ce n'est pas plus mystérieux que de taper sur le nerf cubital de votre coude avec un marteau pour produire un qualia de picotement électrique entièrement nouveau même si vous n'avez encore jamais rien vécu de tel (ou le premier orgasme d'un garçon ou d'une fille).

4. On peut ainsi apporter une réponse scientifique à une ancienne énigme philosophique remontant à David Hume et à William Molyneux. Des chercheurs du NIH se sont servis d'aimants pour stimuler le cortex visuel d'aveugles afin de voir si les voies visuelles ont dégénéré ou se sont réorganisées et nous avons également commencé des expériences de ce genre dans notre laboratoire. Mais, à ma connaissance, la question de savoir si un individu peut vivre un qualia ou une sensation subjective entièrement nouvelle pour lui n'a jamais été étudiée de façon empirique.

5. On doit les premières expériences dans ce domaine à Singer, 1993, et Gray et Singer, 1989.

6. On affirme parfois qu'on n'a pas besoin des qualia pour une description complète de la manière dont fonctionne le cerveau, mais je ne suis pas d'accord. Le rasoir d'Occam – l'idée que la plus simple des théories en concurrence est préférable à des explications plus complexes de phénomènes inconnus – est un principe de base utile, mais il peut constituer un obstacle à la découverte scientifique. La science commence souvent par une conjecture audacieuse de ce qui pourrait être. Par exemple, ce n'est pas en appliquant le rasoir d'Occam à notre connaissance de l'univers à l'époque qu'on a fait la découverte de la relativité. Au contraire, on l'a rejeté. On s'est interrogé sur l'éventualité d'une autre généralisation, laquelle n'était pas exigée par les données disponibles, mais permettait des prédictions inattendues (qui ont fini par se révéler parcimonieuses). L'ironie veut que la plupart des découvertes scientifiques ne dépendent pas du recours au rasoir d'Occam – bien que la

grande majorité des scientifiques et des philosophes prétendent le contraire – mais de la production de conjectures apparemment *ad hoc* et floues que n'exigent par les données existantes.

7. Notez que j'utilise l'expression de « remplissage » dans un sens strictement métaphorique – simplement à défaut de mieux. Je ne voudrais pas que vous ayez l'impression qu'il existe une traduction pixel par pixel de l'image sur un quelconque écran neuronal interne. Mais je ne suis pas d'accord avec Dennett lorsqu'il affirme qu'il n'existe pas de « mécanisme neuronal » correspondant à la tache aveugle. Il existe en fait un morceau de cortex correspondant aux taches aveugles des deux yeux qui reçoit des influx de l'autre œil de même que de la région entourant la tache aveugle dans le même œil. Voilà ce que nous entendons par « remplissage » : on voit littéralement des stimuli visuels (comme des motifs et des couleurs) émerger d'une région du champ visuel où il n'y a en fait pas d'influx visuel. Il s'agit exclusivement d'une définition descriptive du remplissage, sans théorie derrière, et il n'est pas nécessaire d'évoquer – ou de tourner en ridicule – des homoncules regardant des écrans pour l'accepter. Nous dirions que le système visuel remplit non pour satisfaire un homoncule mais pour rendre certains aspects de l'information explicites pour le niveau de traitement suivant.

8. Tovee, Rolls et Ramachandran, 1996. Kathleen Armel, Chris Foster et moi avons récemment démontré que si l'on présente en succession rapide des « vues » complètement différentes de ce chien, les sujets naïfs ne peuvent voir que le mouvement chaotique et incohérent des taches, mais une fois qu'ils ont vu le chien, ils le voient convenablement.

9. Il arrive que les qualia soient perturbés, ce qui donne lieu à un état fascinant appelé synesthésie, dans lequel le sujet goûte littéralement une forme ou voit une couleur dans un son. Par exemple, un patient a prétendu que le poulet a un goût « pointu » et a déclaré à son médecin, le Dr Richard Cytowic : « Je voulais que le goût de ce poulet soit pointu, mais en fait il s'est révélé rond... je veux dire que c'était presque sphérique ; je ne peux pas le servir s'il n'a pas de pointes. » Un autre patient a prétendu que la lettre « u » était marron clair, tandis que la lettre « n » avait une nuance ébène vernis brillante. Certains de ces patients considèrent cette union des sens comme une source d'inspiration pour leur art, non comme une pathologie du cerveau.

Certains cas de synesthésie sont un peu douteux. Une personne prétend voir un son ou goûter une couleur, mais en fait elle donne simplement dans la métaphore – comme nous parlerions d'un goût vif, d'un souvenir amer ou d'un son sourd (n'oubliez pas tout de même que dans cet état curieux, la distinction entre le métaphorique et le littéral est extrêmement floue). Toutefois, de nombreux autres cas sont authentiques. Avec une étudiante, j'ai récemment examiné un patient du nom de John Hamilton qui avait eu une vision relativement normale jusqu'à l'âge de cinq ans, et qui avait ensuite souffert d'une détérioration progressive de la vue à la suite d'une rétinite pigmentaire, au point qu'à l'âge de quarante ans, il était complètement aveugle. Au bout de deux ou trois ans, John commença à remarquer que lorsqu'il touchait des objets ou bien lisait du braille, son esprit faisait apparaître des images visuelles vives, dont des éclairs de lumière, des hallucinations pulsatiles, voire la forme de l'objet qu'il touchait. Ces images, très gênantes, l'empêchaient de bien lire en braille et de reconnaître les objets au toucher. Bien entendu, si nous fermons les yeux et que nous touchons une règle, nous n'en voyons pas une hallucination, même si nous la visualisons mentalement. La différence, une fois de plus, c'est que votre visualisation de la règle est généralement utile à votre cerveau parce qu'elle est provisoire et révocable – vous la contrôlez –, tandis que les hallucinations de John n'ont souvent aucun rapport et sont toujours irrévocables et gênantes. Il ne peut rien contre elles, et elles l'embêtent plus qu'autre chose. On a l'impression que les signaux tactiles évoqués dans les aires somatosensibles de John – sa carte de Penfield – sont renvoyés vers ses aires visuelles abîmées, en état de privation, avides d'influx. C'est une idée radicale, mais on peut la tester à l'aide des techniques d'imagerie modernes.

On notera que l'on rencontre parfois la synesthésie dans l'épilepsie du lobe temporal, ce qui suggère que la fusion des modalités du sens se produit non seulement dans le gyrus angulaire (comme on l'affirme souvent) mais aussi dans certaines structures limbiques.

10. Cette question a été soulevée lors d'une conversation avec Mark Hauser.

11. Searle, 1992.

12. Jackendorf, 1987.

13. Le patient peut également dire : « C'est ça, je vois enfin la vérité. Je n'ai plus de doutes. » Il semble ironique que nos convictions à propos de l'absolue vérité ou fausseté d'une pensée doive dépendre moins du système de langage propositionnel, qui s'enorgueillit d'être logique et infaillible, mais de structures limbiques beaucoup plus primitives, qui ajoutent une forme de qualia émotionnelle aux pensées, leur donnant l'air de sonner juste. (Cela pourrait expliquer pourquoi les affirmations plus dogmatiques de prêtres comme de scientifiques résistent autant à la rectification par le raisonnement intellectuel !)

14. Damasio, 1994.

15. Bien entendu, je donne dans la métaphore en l'occurrence. En science, à un moment ou à un autre, il faut abandonner ou affiner les métaphores pour s'attaquer au mécanisme lui-même – au concret. Mais dans une science qui en est encore à ses balbutiements, les métaphores sont souvent d'utiles repères. (Par exemple, les savants du XVIIe siècle disaient souvent que la lumière se composait d'ondes ou de particules, et ces deux métaphores ont eu leur utilité jusqu'à ce qu'elles soient assimilées à la physique plus mûre de la théorie quantique.) Même le gène – la particule indépendante de la génétique du pois (Mendel) – reste utile, même si son sens a radicalement changé avec les années.

16. Pour un compte rendu perspicace, pénétrant, du mutisme akinétique, voir Bogen, 1995, et Plum, 1982.

17. Dennett, 1991.

18. Trivers, 1985.

Bibliographie

ADAMEC, R.E., « Kindling, Anxiety, and Personality », in T.G. BOWLIG et M.R. TRIMBLE (eds), *The Clinical Relevance of Kindling*, Chichester, Wiley, p. 117-135, 1989.

ADER, R., (ed) 1981. *Psychoneuroimmunology*, New York, Academic Press, 1981.

AGLIOTI, S.A., A. BONAZZI, F. CORTESE, « Phantom Lower Limb as a Perceptual Marker for Neural Plasticity in the Mature Human Brain », *Proceedings of the Royal Society* (Londres) [Biol], n° 255, p. 273-278, 1994.

AGLIOTI, S.A., J. DESOUZA, et M. GOODALE. « Size Contrast Illusions Deceive the Eye but Not the Hand », *Curr Biol*, n° 5, p. 679-685.

AGLIOTI, S.A., N. SMANIA, A. ATZEI, et G. BERLUCCHI, « Spatio-Temporal Properties of the Pattern of Evoked Phantom Sensations in a Left Index Amputee Patient », *Behav Neuro*, n° 111 (5), p. 867-872, 1997.

ALBRIGHT, T.D., « Visual Motion Perception », *Proc Natl Acad Sci USA*, n° 92 (7), p. 2433-2440, 1995.

ALLEY, T.R., et K.A. HILDEBRANDT, in T.R. ALLEY (ed), *Social and Applied Aspects of Perceiving Faces*, Hillsdale, NJ, Lawrence Erlbaum, 1988.

ALLMAN, J.M. et J.H. KASS, « Representation of the Visual Field in Striate and Adjoining Cortex of the Owl Monkey », *Brain Res*, n° 35, p. 89-106, 1971.

AVERY, O.T., C.M. MACLEOD et M. MCCARTY, « Studies on the Chemical Nature of the Substance Inducing Transformation of the Pneumococcal Types », *J Exp Med*, n° 79, p. 137-158, 1994.

BAARS, B., *A Cognitive Theory of Consciousness*, New York, Cambridge University Press, 1988.

BAARS, B., *In the Theater of Consciousness*, Oxford, Oxford University Press, 1997.

BABINSKI, M.J., « Contribution à l'étude des troubles mentaux dans l'hémiplégie organique cérébrale », *Rev Neurol*, n° 1, p. 845-848, 1914.

BACH-Y-RITA, P., *Non-Synaptic Diffusion Neurotransmission and Late Brain Reorganization*, New York, Demos, 1995.

BADDELEY, A.D., *La Mémoire humaine*, PUG, 1999.

BADDELEY, A.D., « When Implicit Learning Fails : Amnesia and the Problem of Error Elimination », *Neuropsychologia*, n° 32, p. 53-69, 1994.

BADDELEY, A.D., « The Psychology of Memory Disorders » in A.D. BADDELEY, B.A. WILSON, and F.N. WATTS (eds), *Handbook of Memory Disorders*, Chichester, Wiley, p. 3-25.

BANCAUD, J., F. BRUNET-BOURGIN, P. CHAVEL, et E. HALGREN, « Anatomical Origin of Déjà Vu and Vivid "Memories" in Human Temporal Lobe Epilepsy », *Brain*, n° 127, p. 71-90, 1994.

BARKOW, J.H., L. COSMIDES et J. TOOBY, *The Adapted Mind*, New York, Oxford University Press, 1992.

BARLOW, H.B., « The Biological Role of Consciousness », *Mindwaves*, p. 361-381, Oxford, Basil Blackwell, 1987.

BARON-COHEN, S., *Mindblindness*, Cambridge, MIT Press, 1995.

BARTLETT, F.C., *Remembering*, Cambridge, Cambridge University Press, 1932.

BASBAUM, A.I., « Memories of Pain », *Sci Am Med*, p. 22-31, 1996.

BATES, E. et J. ELMAN, « Learning Rediscovered », *Science*, n° 274 (5294), p. 1849-1850, 1996.

BAUER, R.M., « Autonomic Recognition of Names and Faces in Prosopagnosia », in H.D. ELLIS, M.A. JEEVES, F. NEWCOMBE et A.W. YOUNG (eds), *Aspects of Face Processing*, Dordrecht, Nijhoff, 1984.

BEAR, D.M. et P. FEDIO, « Quantitative Analysis of Interictal Behavior in Temporal Lobe Epilepsy », *Arch Neuro*, n° 34, p. 454-467, 1977.

BENSON, F., in T. FEINBERG et M. FARAH (eds), *Behavioral Neurology and Neuropsychology*, New York, McGraw-Hill, 1997.

BEVER, T.G. et R.S. CHIARELLO, « Cerebral Dominance in Musicians and Non-musicians. » *Science*, n° 185, p. 537-539, 1994.

BIRNBAUM, M.H. et K. THOMPSON, « Visual Function in Multiple Personality Disorder », *J Am Optom Assoc*, n° 67, p. 327-334, 1996.

BISIACH, E. et C. LUZATTI, « Unilateral Neglect of Representational Space », *Cortex*, n° 14, p. 129-133, 1978.

BISIACH, E., M.L. RUSCONI et G. VALLAR, « Remission of Somatophrenic Delusion Through Vestibular Stimulation », *Neuropsychologia*, n° 29, p. 1029-1031, 1992.

BIVIN, G.D. et M.P. KLINGER, *Pseudocyesis*, Bloomington IN, Principia Press, 1937.

BLAKEMORE, C., *Mechanics of the Mind*, Cambridge, Cambridge University Press, 1977.

BLOCK, N., « On a Confusion about a Function of Consciousness », *Behav Brain Sci*, n° 18, p. 227-247, 1995.

BLOCK, N., *The Nature of Consciousness : Philosophical Debates*, Cambridge, MA, MIT Press, 1997.

BOGEN, J.E., « The Other Side of the Brain », *UCLA Educ*, n° 17, p. 24-32, 1975.

BOGEN, J.E., « On Neurophysiology of Consciousness. Part II. Constraining the Semantic Problem », *Consciousness Cognition*, n° 4, p. 53-62, 1995.

BONNET, C., *Essai analytique sur les facultés de l'âme*, Genève, Philbert, 1760.

BORSOOK, B., S. FISHMAN, L. BECERRA, A. EDWARDS, M. STOJANOVIC, H. BREITER, V.S. RAMACHANDRAN, *et al.*, « Acute Plasticity in Human Somatosensory Cortex Following Amputation », *Soc Neurosci Abstr*, n° 1 (173.1), p. 438, 1997.

BOTVINIK, M. et J. COHEN, « Rubber Hands Feel Touch That Eyes See », *Nature*, n° 391, p. 756, 1988.

BRAIN, W.R., « Visual Distortion with Special Reference to the Regions of the Right Hemisphere », *Brain*, n° 64, p. 244-272, 1941.

BROTHERS, L., *Friday's Footprint*, New York, Oxford University Press, 1997.

BROWN, E. et P. BARGLOW, « Pseudocyesis », *Arch Gen Psych*, n° 24, p. 221-229, 1971.

BRUENS, J.H., « Psychosis in Epilepsy », *Psychiatr Neurol Neurochir*, n° 74, p. 175-192, 1971.

CACCACE, A.T., T.J. LOVELY, D.R. WINTER, S.M. PARNES et D.J. McFARLAND, « Auditory Perceptual and Visual-Spatial Characteristics of Gaze Evoked Tinnitus », *Audiology*, n° 33, p. 291-303, 1994.

CALFORD, M., « Curious Cortical Change », *Nature*, n° 352, p. 759-760, 1991.

CAPGRAS, J. et J. REBOUL-LACHAUX, « L'illusion des "sosies" dans un délire systématisé chronique », *Bull Soc Clin Med Mentale*, n° 2, p. 6-16.

CAPPA, S., R. STERZI, G. VALLAR et E. BISIACH, « Remission of Hemineglect and Anosognosia after Vestibular Stimulation », *Neuropsychologia*, n° 25, p. 755-782, 1987.

CHAFE, W., « Humor as a Disabling Mechanism », *Am Behav Sci*, n° 30, p. 16-26, 1987.

CHURCHLAND, P.S., *Neurophilosophie : l'esprit-cerveau*, Paris, PUF, 1999.

CHURCHLAND, P.M., *Matière et conscience*, Paris, Champ Vallon, 1999.

CHURCHLAND, P.M., *Le Cerveau : moteur de la raison*, De Boeck, 1999.

CHURCHLAND, P.S., V.S. RAMACHANDRAN et T. SEJNOWSKI, in C. Koch and J.L. Davis (eds), *A Critique of Pure Vision in Large Scale Neuronal Theories of the Brain*, Cambridge, MA, MIT Press, 1994.

CLARKE, S., L. REGLI, R.C. JANZER, G. ASSAL et N. DE TRIBOLET, « Phantom Face : Conscious Correlate of Neural Reorganization after Removal of Primary Sensory Neurons », *Neuroreport*, n° 7, p. 2853-2857, 1996.

COHEN, L., S. BANDINELL, T. FINDLAY, M. HALLET, « Motor Reorganization after Upper Limb Amputation in Man », *Brain*, n° 114, p. 615-627, 1991.

COHEN, M.S., S.M. KOSSLYN et H.C. BREITER, « Changes in Cortical Activity during Mental Rotation : A Mapping Study Using Functional MRI », *Brain*, n° 119, p. 89-100, 1996.

CORBALLIS, M., *The Lopsided Ape*, New York, Oxford University Press, 1991.

CORKIN, S., « Acquisition of Motor Skill after Bilateral Medial Temporal Lobe Excision », *Neuropsychologia*, n° 6, p. 255-265, 1968.

COWEY, A. et P. STOERIG, « The Neurobiology of Blindsight », *Trends Neurosci*, n° 29, p. 65-80, 1991.

COWEY, A. et P. STOERIG, in D. Milner et M.D. Rugg (eds), *Reflections on Blindsight : The Neuropsychology of Consciousness*, Londres, Academic Press, p. 11-37, 1992.

CRICK, F.H.C., *L'Hypothèse stupéfiante*, Paris, Plon, 1995.

CRICK, F. et C. KOCH, « Are We Aware of Neural Activity in Primary Visual Cortex ? », *Nature*, n° 375, p. 121-123, 1995.

CRITCHLEY, M., « Clinical Investigation of Disease of the Parietal Lobes of the Brain », *Med Clin North Am*, n° 46, p. 837-857, 1962.

CRITCHLEY, M., *The Parietal Lobes*, New York, Hafner, 1966.

CRONHOLM, B., « Phantom Limbs in Amputees : A Study of Changes in the Integration of Centripetal Impulses with Special Reference to Referred Sensations », *Acta Psychiatr Neurol Scand*, Suppl 72, p. 1-310, 1951.

CUTTING, J., « Study of Anosognosia », *J Neurol Neurosurg Psychiatry*, n° 41, p. 548-555, 1978.

CYTOWIC, R., *Synaesthesia*, Heidelberg, Springer Verlag, 1989.

CYTOWIC, R., *The Neurological Side of Neuropsychology*, Cambridge, MA, Bradford Books, 1995.

DALY, M. et M. WILSON, *Sex, Evolution, and Behavior*, Boston, Willard Grant, 1983.

DAMASIO, A., *L'Erreur de Descartes*, Paris, Odile Jacob, 2001.

DAMASIO, A.R., H. DAMASIO et G.W. VAN HOESEN, « Prosopagnosia : Anatomic Basis and Behavioral Mechanisms », *Neurology*, n° 32, p. 331-341, 1982.

DAMASIO, A.R., « Prosopagnosia », *Trends Neurosci*, n° 8, p. 132-135, 1985.

DARWIN, C., *La Descendance de l'homme et la sélection sexuelle*, Bruxelles, Complexe, 1981.

DAWKINS, R., *Le Gène égoïste*, Paris, Odile Jacob, 1996.

DEHAENE, S., *La Bosse des maths*, Paris, Odile Jacob, 1997.

DENNETT, D., *La Conscience expliquée*, Paris, Odile Jacob, 1993.

DENNETT, D., *Darwin est-il dangereux ?*, Paris, Odile Jacob, 2000.

DEWEERD, P., R. GATTASS, R. DESIMONE et L.G. UNGERLEIDER, « Responses of Cells in Monkey Visual Cortex During Perceptual Filling-in of an Artificial Scotoma », *Nature*, n° 377, p. 731-734, 1995.

DEWHURST, K. et A.W. BEARD, « Sudden Religious Conversion in Temporal Lobe Epilepsy », *Br J Psychiatry*, n° 117, p. 497-507, 1970.

DEYOE, E.A. et D.C. VAN ESSEN, « Segregation of Efferent Connections and Receptive Fields in Visual Area V2 of the Macaque », *Nature*, n° 317, p. 58-61, 1985.

EDELMAN, G.M., *The Remembered Present*, New York, Basic Books, 1989.

EISLEY, L., *Darwin's Century*, New York, Doubleday, 1958.

EKMAN, P., *Unmasking the face : Guide to Recognizing Emotions from Facial Clues*, Englewood Cliffs, NJ, Prentice-Hall, 1975.

EKMAN, P., « Are There Basic Emotions ? », *Psychol Rev*, n° 99, p. 550-553, 1992.

ERDELYI, M., *Psychoanalysis*, New York, W.H. Freeman, 1985.

FARAH, M.J., « The Neural Basis of Visual Imagery », *Trends Neurosci*, n° 10, p. 395-399, 1989.

FARAH, M., *Visual Agnosia*, Cambridge, MA, MIT Press, 1991.

FEINBERG, T. et M. FARAH, *Behavioral Neurology and Neuropsychology*, New York, McGraw-Hill, 1997.

FLANAGAN, O., *The Science of the Mind*, Cambridge, MA, Bradford Books, 1991.

FLOR, H., T. ELBERT, S. KNETCH, C. WIENBRUCH, C. PANTEV, N. BIRBAUMER, W. LARBIG et E. TAUB, « Phantom Limb as a Perceptual Correlate of Cortical Reorganization Following Arm Amputation », *Nature*, n° 375, p. 482-484, 1995.

FLORENCE, S.L. et J.H. KAAS, « Large-Scale Reorganization at Multiple Levels of the Somatosensory Pathway Follows Therapeutic Amputation of the Hand in Monkeys », *J Neurosci*, n° 15, p. 8083-8095, 1995.

FLOR-HENRY, P., L.T. YEUDALL, Z.J. KOLES et B.G. HOWARTH, « Neuropsychological and Power Spectral EEG Investigations of the Obsessive-Compulsive Syndrome », *Biol Psychiatry*, n° 14, p. 99-130, 1979.

FODOR, J., *La Modularité de l'esprit*, Paris, Minuit, 1986.

FRACKOWIACK, R.S.J., K.J. FRISTON et C. FRITH, *Human Brain Function*, New York, Academic Press, 1997.

FREUD, A., *Œuvres complètes*, Paris, PUF.

FRIED, I., C. WILSON, K. MACDONALD et E. BEHNKE, « Electric Current Stimulates Laughter », *Nature*, n° 391, p. 850, 1998.

FRIEDMAN, H., T. KLEIN et A. FRIEDMAN, *Psychoneuroimmunology, Stress and Infection*, Boca Raton, FL, CRC Press, 1996.

FRITH, C.D. et R.J. DOLAN, « Abnormal Beliefs : Delusions and Memory », Communication présentée à la Conférence de Harvard de mai 1997 sur la mémoire et les croyances, 1997.

FUSTER, J.M., *The Prefrontal Cortex : Anatomy, Physiology, and Neurophysiology of the Frontal Lobe*, New York, Raven Press, 1980.

GABRIELI, J.D.E, W. MILBERG, M.M. KEANE et S. CORKIN, « Intact Priming of Patterns Despite Impaired Memory », *Neuropsychologia*, n° 28, p. 417-428, 1990.

GAINOTTI, G., « Emotional Behavior and Hemispheric Side of Tension », *Cortex*, n° 8, p. 41-55, 1972.

GALIN, D., « Implications for Psychiatry of Left and Right Cerebral Specialization », *Arch Gen Psychiatry*, n° 31, p. 572-583, 1974.

GALIN, D., « Two Modes of Consciousness in the Two Halves of the Brain », *in* P.R. Lee, R.E. Ornstein et D. Galin (eds), *Symposium on Consciousness*, New York, Viking Press, 1976.

GALIN, D., « Theoretical Reflections of Awareness, Monitoring and Self in Relation to Anosognosia », *Consciousness Cognition*, n° 1, p. 152-162, 1992.

GALLEN, C.C., D.F. SOBEL, T. WALTZ, M. AUNG, B. COPELAND, B.J. SCHWARTZ, E.C. HIRSCHKOFF et F.E. BLOOM, « Noninvasive Neuromagnetic Mapping of Somatosensory Cortex », *Neurosurgery*, n° 33, p. 260-268, 1993.

GARDNER, H., in E. Perecman (ed), *Cognitive Processing in the Right Hemisphere*, New York, Academic Press, 1993.

GASTAUT, H., « Étude électroclinique des épisodes psychotiques survenant en dehors des crises cliniques : chez les épileptiques », *Rev Neurol*, n° 94, p. 587-594, 1956.

GAZZANIGA, M., *Nature's Mind*, New York, Basic books, 1992.

GAZZANIGA, M., J.E. BOGEN et R.W. SPERRY, « Some Functional Effects of Sectioning the Cerebral Commisures in Man », *Proc Natl Acad of Sci USA*, U8, p. 1765-1769, 1962.

GIBBS, F.A., « Ictal and Non-Ictal Psychiatric Disorders in Temporal Lobe Epilepsy », *J Nerv Ment Dis*, n° 133, p. 522-528, 1951.

GIRGIS, M., « The Orbital Surface of the Frontal Lobe of the Brain », *Acta Psychiatry Scand*, n° 222, p. 1-58, 1971.

GLEICK, J.L., *La Théorie du Chaos*, Paris, Flammarion, 1991.

GLOOR, P., « Amygdala and Temporal Lobe Epilepsy », *in* J.P. Aggleton (ed), *The Amygdala : Neurobiological Aspects of Emotion, Memory, Mental Dysfunction*, New York, Wiley-Liss, 1992.

GOLBERG, G., « From Intent to Action », in E. Perecman (ed), *The Frontal Lobes Revised*, Hillsdale, NJ, Lawrence Erlbaum, 1987.

GOLDBERG, E. et R.M. BILDER, Jr., « The Frontal Lobes and Hierarchical Organization of Cognitive Control », in E. Perecman (ed), *The Frontal Lobes Revisited*, Hillsdale, NJ, Lawrence Erlbaum, 1987.

GOLDMAN-RAKIC, P.S., « Circuitry of Primate Prefrontal Cortex and Regulation of Behavior by Representational Memory », *Handbook of Physiology : The Nervous System*, vol. 5, Bethesda, MD, American Psychological Society, p. 373-417, 1987.

GOLDMAN-RAKIC, P.S., « Topography of Cognition : Parallel Distributed Networks in Primate Association Cortex », *Annu Rev Neurosci*, n° 11, p. 137-156, 1988.

GOULD, S.J., *La Mal-Mesure de l'homme*, Paris, Odile Jacob, 1997.

GOULD, S.J., *Le Pouce du panda*, Paris, Grasset, 1982.

GOULD, S.J. *La vie est belle*, Paris, Seuil, 1998.

GRAY, C.M., A.K. ENGEL, P. KONIG et W. SINGER, « Synchronization of Oscillatory Neural Responses in Cat Striate Cortex : Temporal Properties », *Vis Neurosci*, n° 8(4), p. 337-347, 1992.

GRAY, C.M. et W. SINGER, « Stimulus Specific Neural Oscillations », *Proc Natl Acad Sci USA*, n° 86, p. 1689-1702, 1989.

GRAZIANO, M.S.A, G.S. YAP, et C. GROSS, « Coding of Visual Space by Premotor Neurons », *Science*, n° 266, p. 1051-1054, 1994.

GREGORY, R.L., *L'Œil et le Cerveau*, De Boeck, 2000.

GREGORY, R.L., *Mind in Science*, Cambridge, Cambridge University Press, 1981.

GREGORY, R.L., *Mirrors in Mind*, New York, Oxford University Press, 1997.

GREGORY, R.L., *Odd Perceptions*, New York, Routledge, Chapman Hall, 1991.

GROSS, C.G., « Representatives of Visual Stimuli in the Inferior Temporal Cortex », *Pro Roy Soc London* [Biol], n° 135, p. 3-10, 1992.

HALLIGAN, P.W. et J.C. MARSHALL (eds), *Spatial Neglect*, Hillsdale, NJ, Lawrence Erlbaum, 1994.

HALLIGAN, P.W., J.C. MARSHALL et V.S. RAMACHANDRAN, « Ghosts in the Machine : A Case Description of Visual and Haptic Hallucinations after Right Hemisphere Stroke », *Cog Neuropsychol*, n° 11, p. 459-477.

HALLIGAN, P.W., J.C. MARSHALL, D.T. WADE, J. DAVEY et D. MORRISON, « Thumb in Cheek ? Sensory Reorganization and Perceptual Plasticity after Limb Amputation », *Neuroreport*, n° 4, p. 233-236, 1993.

HAMEROFF, S. et R. PENROSE, « Orchestrated Reduction of Quantum

Coherence in Brain Molecules : A Model of Consciousness », in J. King et K.H. Pribram (eds), *Conscious Experience : Is the Brain Too Important to Be Left to Specialists to Study ?* Hillsdale, NJ, Lawrence Erlbaum, p. 241-274, 1995.

HAMILTON, W.D., « The Genetical Evolution of Social Behavior », *J Theor Biol*, n° 7, p. 1-52, 1964.

HAMILTON, W.D. et M. ZUK, « Heritable True Fitness and Bright Birds : A Role for Parasites ? », *Science*, n° 218, p. 384-387, 1982.

HARRINGTON, A., *Medicine, Mind, and the Double Brain*, Princeton, NJ, Princeton University Press, 1989.

HEAD, H., « Sensation and the Cerebral Cortex », *Brain*, n° 41, p. 57-253, 1918.

HEILMAN, J., in G. Prigatano et D. Schacter (eds), *Awareness of Deficits after Brain Injury*, New York, Oxford University Press, 1991.

HERMELIN, B. et N. O'CONNOR, « Factors and Primes : A Specific Numerical Ability », *Psychol Med*, n° 20, p. 163-189, 1990.

HILL, A.L., in N.R. Eller (ed), *Mentally Retarded Individuals with Special Skills*, Vol. 9, New York, Academic Press, 1978.

HIRSTEIN, W. et V.S. RAMACHANDRAN, « Capgras' Syndrome : A Novel Probe for Understanding the Neural Representation of Identity and Familiarity of Persons », *Proc R Soc London* [Biol], n° 264, p. 437-444, 1997.

HOBSON, J.A., *Le Cerveau rêvant*, Paris, Gallimard, 1992.

HOCHBERG, J.E., *Perception*, Englewood Cliffs, NJ, Prentice-Hall, 1964.

HOFFMAN, J., « Facial Phantom Phenomena », *J Nerv Ment Dis*, n° 122, p. 143, 1955.

HORGAN, J., « Can Science Explain Consciousness ? », *Sci Am*, n° 271, p. 88-94, 1994.

HUBEL, D.H. et T.N. WIESEL, « Brain Mechanisms of Vision », *Sci Am*, n° 241, p. 150-162, 1979.

HUBEL, D.H. et M.S. LIVINGSTONE, « Complex Unoriented Cells in a Subregion of Primate Area 18 », *Nature*, n° 315, p. 325-327, 1985.

HUMPHREY, N., *A History of the Mind*, New York, Simon & Schuster, 1992.

HUMPHREY, N., *History of the Mind : Evolution and the Birth of Consciousness*, New York, HarperCollins, 1993.

IRONSIDE, R., « Disorder of Laughter Due to Brain Lesions », Presidential Address, Neurological Section, Royal Society of Medicine, Londres, 1955.

JACKENDORF, R., *Consciousness and the Computational Mind*, Cambridge, MA, MIT Press, 1987.

JACOBS, B., « Serotonin, Motor Activity and Depression-Related Disorders », *American Scientist*, n° 82, p. 456-463, 1994.

JAMES, W., « The Consciousness of Lost Limbs. » *Proc Am Soc Psychic Res*, n° 1, p. 249-258, 1887.

JAMES, W., *The Principles of Psychology*, New York, Henry Holt, p. 288-289, 1890.

JOHANSON, D. et B. EDWARD, *From Lucy to Language*, New York, Simon & Schuster, 1996.

JOHNSON, G., *Fire in the Mind*, New York, Random House, 1995.

JONES, E., « Thalamic Basis of Place – and Modality – Specific Columns in Monkey Somatosensory Cortex : A Correlative Anatomical and Physiological Study », *J Neurophysiol*, n° 48, p. 546-568, 1982.

JOSEPH, R., *Neuropsychology, Neuropsychiatry, and Behavioral Neurology*, New York, Plenum Press, 1990.

JOSEPH, R., *The Right Brain in the Unconscious*, New York, Plenum Press 1992.

JOSEPH, R., *The Naked Neuron*, New York, Plenum Press, 1993.

JUBA, A., « Beitrag zur Strukdur der ein und doppelsietgen Korshemastorungen », *Monatsschr Psychiatr Neurol*, n° 118, p. 11-29, 1949.

KAAS, J.H., R.J. NELSON, M. SUR et M.M. MERZENICH, *The Organization of the Cerebral Cortex*, Cambridge, MA, MIT Press, p. 237-261, 1981.

KAAS, J.H. et S.L. FLORENCE, « Brain Reorganization and Experience », *Peabody J Educ*, n° 71, p. 152-167, 1997.

KALLIO, K.E., « Phantom Limb of Forearm Stump Cleft by Kineplastic Surgery », *Acta Chir Scand*, n° 99, p. 121-132, 1950.

KANDEL, E.R., J.H. SCHWARTZ et T.M. JESSELL, *Principles of Neural Science*, New York, Elsevier, 1991.

KAUFMANN, S., *The Origins of Order*, New York, Oxford University Press, 1993.

KAUFMANN, S., *At Home in the Universe*, New York, Oxford University Press, 1995.

KEW, J.J.M., P.W. HALLIGAN, J.C. MARSHALL, R.E. PASSINGHAM, J.C. ROTHWELL, M.C. RIDDING *et al.*, « Abnormal Access of Axial Vibrotactile Input to Deafferented Somatosensory Cortex in Human Upper Limb Amputees », *J Neurophysiol*, n° 77, p. 2753-2764, 1997.

KINNEY, H., *James Thurber, His Life and Times*, New York, Henry Holt, 1995.

KINSBOURNE, M., « A Model of Adaptive Behavior As It Relates to Cerebral Participation in Emotional Control », in G. Gainnotti et C. Caltagrione (eds), *Emotions and the Dual Brain*, Heidelberg, Springer Verlag, 1989.

KINSBOURNE, M., « The Intralaminar Thalamic Nuclei », *Consciousness Cognition*, n° 4, p. 167-171, 1995.

KLEFFNER, D.A. et V.S. RAMACHANDRAN, « On the Perception of Shape from Shading », *Perception Psychophysics*, n° 52, p. 18-36, 1992.

KOSSLYN, S., *Image and Brain*, Cambridge, MA, MIT Press, 1996.

LACKNER, J.R., « Some Proprioceptive Influences on Perceptual Representation », *Brain*, n° III, p. 281-297, 1988.

LACROIX, R., R. MELZACK, D. SMITH et N. MITCHELL, « Multiple Phantom Limbs in a Child », *Cortex*, n° 28, p. 503-507, 1992.

LEAKEY, R., *L'Origine de l'humanité*, Paris, Hachette, 2000. LeDoux, J., *The Emotional Brain*, New York, Simon & Schuster, 1996.

LETTVIN, J., « A Sidelong Glance at Seeing », *Sciences*, n° 16, p. 1-20, 1976.

LEVINE, D.N., « Unawareness of Visual and Sensorimoter Defects : A Hypothesis », *Brain Cognition*, n° 13, p. 233-281, 1990.

LIVINGSTONE, M.S. et D.H. HUBEL, « Psychophysical Evidence for Separate Channels for the Perception of Form, Colour, Movement, and Depth », *J Neurosci*, n° 7, p. 3416-3468, 1987.

LURIA, A., *The Mind of a Mnemonist*, New York, Basic Books, 1968.

LURIA, A., *Working Brain : An Introduction to Neuropsychology*, New York, Basic Books, 1976.

MACLEAN, P., *A Triune Concept of the Brain and Behavior*, Toronto, Can., University of Toronto Press, 1973.

MARCEL, A.J., « Conscious and Unconscious Perception : Experiments on Visual Masking and Word Recognition », *Cognit Psychol*, n° 15, p. 197-237, 1983.

MARCEL, A.J. « Slippage in the Unity of Consciousness in Experimental and Theoretical Studies on Consciousness », *CIBA Foundation Symposium*, n° 174, Chichester, Wiley, 1993.

MARCEL, A.J. et E. BISIACH, *Consciousness in Contemporary Science*, Oxford, Clarendon Press, 1988.

MARR, D., *Vision*, San Francisco, W.H. Freeman, 1981.

MARSHALL, J. et P.W. HALLIGAN, « Blindsight and Insight in the Visuospatial Neglect », *Nature*, n° 336, p. 766-767, 1988.

MARTIN, J.P., « Fits of Laughter in Organic Cerebral Disease », *Brain*, n° 73, p. 453-464, 1950.

MAYNARD-SMITH, J., *The Evolution of Sex*, Cambridge, Cambridge University Press, 1978.

MCGLYNN, S.M. et D.L. SCHACTER, « Unawareness of Deficits in Neuropsychological Syndromes », *J Clin Exp Neuropsychol*, n° 11, p. 143-295, 1989.

MCNAUGHTON, B., J. MCCLELLAND et R. O'REILLY, « Why There Are Complementary Learning Systems in the Hippocampus and Neocortex ? Insights from the Successes and Failures of Connectionist Models of Learning and Memory », *Psychol Rev*, n° 102(3), p. 419-457, 1995.

MELZACK, R., « Phantom Limbs and the Concept of a Neuromatrix », *Trends Neurosci*, n° 13, p. 88-92, 1990.

MELZACK, R., « Phantom Limbs », *Sci Am*, n° 266, p. 90-96, 1992.

MELZACK, R., R. ISRAEL, R. LACROIX et G. SCHULTZ, « Phantom Limbs in People with Congenital Limb Deficiency or Amputation in Early Childhood », part 9, *Brain*, n° 120, p. 1603-1620, 1997.

MERZENICH, M.M. et J.H. KAAS, « Reorganization of Mammalian Somatosensory Cortex Following Peripheral Nerve Injury », *Trends Neurosci*, n° 5, p. 434-436, 1980.

MERZENICH, M.M., R.J. NELSON, M.S. STRYKER, M.S. CYANDER, A. SCHOPPMANN et J.M. ZOOK, « Somatosensory Cortical Map Changes Following Digit Amputation in Adult Monkeys », *J Comp Neurol*, n° 224, p. 591-605, 1984.

MILLER, S.O., « Optical Differences in Cases of Multiple Personality Disorders », *J Nerv Ment Disord*, n° 177, p. 480-486, 1989.

MILNER, B., « Amnesia Following Operation on Temporal Lobes », in C.W.M. Whitty et O.L. Zangwill (eds), *Amnesia*, Londres, Butterworths, 1966.

MILNER, B., S. CORKIN et H.L. TEUBER, « Further Analysis of the Hippocampal Amnesic Syndrome : Fourteen Year Follow-up Study of HM », *Neuropsychologia*, n° 6, p. 215-234, 1968.

MILNER, D. et M. GOODALE, *The Visual Brain in Action*, New York, Oxford University Press, 1995.

MISHKIN, M., « Memory in Monkeys Severely Impaired by Combined but Not Separate Removal of the Amygdala and Hippocampus », *Nature*, n° 273, p. 297-298, 1978.

MITCHELL S.W., « Phantom Limbs », *Lippincott's Magazine for Popular Literature and Science*, n° 8, p. 563-569, 1871.

MORSIER, G., « Le syndrome de Charles Bonnet, hallucinations visuelles sans déficience mentale », *Ann Medico-Psychol*, n° 2(5), p. 677-702, 1967.

MOSCOVITCH, M., « Memory and Working-with-Memory : A Component Process Model Based on Modules and Central Systems », *Journal of Cognitive Neuroscience*, vol. 4, n° 3, p. 257-267, 1992.

MOUNTCASTLE, V.B., « Modality and Topographic Properties of Single Neurons of Cat's Somatic Sensory Cortex », *J Neurophysiol*, n° 5, p. 377-390, 1957.

MOUNTCASTLE, V., « The Evolution of Ideas Concerning the Function of the Neocortex », *Cerebral Cortex*, n° 5, p. 289-295, p. 1047-3211, 1995.

MOUNTCASTLE, V., « The Parietal System and Some Higher Brain Functions », *Cerebral Cortex*, n° 5, p. 377-390, p. 1047-3211, 1995.

NADEL, L., et M. MOSCOVITCH, « Memory Consolidation : Retrograde Amnesia and the Hippocampal Complex », *Cur Opin Neurobiol*, n° 7, p. 217-227, 1997.

NAKAMURA, R.K. et M. MISHKIN, « Blindness in Monkeys Following Non-Visual Cortical Lesions », *Brain Res*, n° 188, p. 572-577, 1980.

NATHANSON, M., P. BERGMAN et G. GORDON, « Denial of Illness », *A.M.A. Archives of Neurology and Psychiatry*, n° 68, p. 380-387, 1952.

NEWSOME, W.T., A. MIKAMI et R.H. WURTZ, « Motion Selectivity in Macaque Visual Cortex. III : Psychophysics and Physiology of Apparent Motion », *J Neurophysiol*, n° 55, p. 1340-1351, 1986.

NIELSEN, H. et O. KRISTENSEN, « Personality Correlates of Sphenoidal EEG Foci in Temporal Lobe Epilepsy », *Acta Neurol Scand*, n° 64, p. 289-300, 1981.

NUDO, R.J., B.M. WISE, F. SIFUENTES et G. MILLIKEN, « Neural Substrates for the Effects of Rehabilitative Training on Motor Recovery after Ischemic Infarct », *Science*, n° 272, p. 1791-1794, 1996.

ORNSTEIN, R., *The Right Mind*, New York, Harcourt Brace, 1997.

PAPEZ, J.W., « A Proposed Mechanism of Emotion », *Arch Neurol Psychiatry*, n° 38, p. 725-739, 1937.

PASCUAL-LEONE, A., M. PERIS, J.M. TORMOS, A.P. PASCUAL et M.D. CATALA, « Reorganization of Human Cortical Motor Output Maps Following Traumatic Forearm Amputation », *Neuroreport*, n° 7, p. 2068-2070, 1995.

PENFIELD, W. et T. RASMUSSEN, *The Cerebral Cortex of Man : A Clinical Study of Localization of Function*, New York, MacMillan, 1950.

PENROSE, R., *The Emperor's New Mind*, Oxford, Oxford University Press, 1989.

PHELPS, M.E., D.E. KUHL et J.C. MAZZIOTA, « Metabolic Mapping of the Brain's Response to Visual Stimulation : Studies in Humans », *Science*, n° 211(4489), p. 1445-1448, 1981.

PINKER, S., *Comment fonctionne l'esprit*, Paris, Odile Jacob, 2000.

PLUM, F., *Diagnostic de la stupeur et des comas*, Paris, Masson, 1983.

POECK, K., « Phantom Limbs After Amputation and in Congenital Missing Limbs », *Deutsch Med Woch*, n° 94, p. 2367-2374, 1969.

PONS, T.P., E. PRESTON et A.K. GARRAGHTY, « Massive Cortical Reorganization after Sensory Deafferentation in Adult Macaques », *Science*, n° 252, p. 1857-1860, 1991.

POPPEL, E., R. HELD et D. FROST, « Residual Vision Function after Brain Wounds Involving the Central Visual Pathways in Man », *Nature*, n° 243, p. 295-296, 1973.

POSNER, M. et M. RAICHLE, *L'Esprit en images*, De Boeck, 1998.

PRIBAM, K., « The Role of Analogy in Transcending Limits in the Brain Sciences », *Daedalus*, n° 109(2), p. 19-38.

PROFET, M., *Pregnancy Sickness*, Reading, MA, Addison-Wesley, 1997.

RAMACHANDRAN, V.S., « Perception of Depth from Shading », *Sci Am*, n° 269, p. 76-83, 1988a.

RAMACHANDRAN, V.S., « Perception of Shape from Shading », *Nature*, n° 331, p. 163-166, 1988b.

RAMACHANDRAN, V.S., « Interactions Between Motion, Depth, Color and Form : The Utilitarian Theory of Perception », in

C. Blakemore (ed), *Vision : Coding and Efficiency (Essays in Honour of H.B. Barlow)*, Cambridge, Cambridge University Press, 1988c.

RAMACHANDRAN, V.S., « Vision : A Biological Perspective », Presidential Lecture Given at the Annual Meeting of the Society for Neuroscience, Phoenix, AZ, 1989a.

RAMACHANDRAN, V.S, « The Neurobiology of Perception », Presidential Lecture at the Annual Meeting of the Society for Neuroscience, Phoenix, AZ, 1989b.

RAMACHANDRAN, V.S., « Visual Perception in People and Machines », *in* A. Blake et T. Troscianko (eds), *AI and the Eye*, Sussex, Eng., John Wiley and Sons, p. 21-77, 1990.

RAMACHANDRAN, V.S., « Form, Motion, and Binocular Rivalry », *Science*, n° 251, p. 950-951, 1991.

RAMACHANDRAN, V.S. « Blind Spots », *Sci Am*, n° 266, p. 85-91, 1992.

RAMACHANDRAN, V.S., « Behavioral and MEG Correlates of Neural Plasticity in the Adult Human Brain », *Proc Natl Acad Sci USA*, n° 90, p. 10413-10420, 1993a.

RAMACHANDRAN, V.S., « Filling in Gaps in Perception : Part II. Scotomas and Phantom Limbs », *Curr Directions Psychol Sci*, n° 2, p. 56-65, 1993b.

RAMACHANDRAN, V.S., « Phantom Limbs, Neglect Syndromes, Repressed Memories and Freudian Psychology », *Int Rev Neurobiol*, n° 37, p. 291-333, 1994.

RAMACHANDRAN, V.S., « Anosognosia in Parietal Lobe Syndrome », *Consciousness Cognition*, n° 4, p. 22-51, 1995a.

RAMACHANDRAN, V.S., « 2-D or Not 2-D : That Is the Question », in R.L. Gregory, J. Harris, P. Heard et D. Rose (eds), *The Artful Eye*, Oxford, Oxford University Press, 249-267, 1995b.

RAMACHANDRAN, V.S., (ed), *Encyclopedia of Human Behavior*, vol. 1 à 4, New York, Academic Press, 1995c.

RAMACHANDRAN, V.S., « Plasticity in the Adult Human Brain : Is There Reason for Optimism ? », *in* B. Julesz et I. Kovacs (eds), *Santa Fe Institute for Studies in the Sciences on Complexity*, Vol. XXIII, Reading, MA, Addison-Wesley, p. 179-197, 1995d.

RAMACHANDRAN, V.S., « What Neurological Syndromes Can Tell Us about Human Nature : Some Lessons from Phantom Limbs, Capgras' Syndrome, and Anosognosia », *Cold Spring Harbor Symposia*, LXI, p. 115-134, 1996.

RAMACHANDRAN, V.S., « Why Do Gentleman Prefer Blondes ? », *Med Hypotheses*, n° 48, p. 19-20, 1997.

RAMACHANDRAN, V.S., « Evolution and Neurology of Laughter and Humor », *Med Hypotheses*, 1998.

RAMACHANDRAN, V.S., E.L. ALTSCHULER et S. HILLYER, « Mirror Agnosia », *Proc R Soc London*, n° 264, p. 645-647, 1997.

RAMACHANDRAN, V.S., S. COBB et L. LEVI, « Monocular Double Vision in Strabismus », *Neuroreport*, n° 5, p. 1418, 1994a.

RAMACHANDRAN, V.S., S. COBB et L. LEVI, « The Neural Locus of Binocular Rivalry and Monocular Diplopia in Intermittent Exotropes », *Neuroreport*, n° 5, p. 1141-1144, 1994b.

RAMACHANDRAN, V.S. et R.L. GREGORY, « Perceptual Filling In of Artificially Induced Scotomas in Human Vision », *Nature*, n° 350, p. 699-702, 1991.

RAMACHANDRAN, V.S., R.L. GREGORY et W. AIKEN, « Perceptual Fading of Visual Texture Borders », *Vision Res*, n° 33, p. 717-721, 1993.

RAMACHANDRAN, V.S. et W. HIRSTEIN, « Three Laws of Qualia », *J Consciousness Studies*, n° 4(5-6), p. 429-457, 1997.

RAMACHANDRAN, V.S., W. HIRSTEIN, K.C. ARMEL, E. TECOMA et V. IRAGUI, « The Neural Basis of Religious Experience », *Soc Neurosci Abst*, n° 23, p. 519.1, 1998.

RAMACHANDRAN, V.S., W. HIRSTEIN et D. ROGERS-RAMACHANDRAN, « Phantom Limbs, Body Image, and Neural Plasticity », *IBRO News*, n° 26(1), p. 10-11, 1998.

RAMACHANDRAN, V.S., L. LEVI, L. STONE, D. ROGERS-RAMACHANDRAN, R. MCKINNEY, M. STALCUP, G. ARCILLA, R. ZWEIFLER, A. SCHATZ et A. FLIPPIN, « Illusions of Body Image : What They Reveal about Human Nature », in R. Llinas et P.S. Churchland (eds), *The Mind-Brain Continuum*, Cambridge, MA, MIT Press, 29-60, 1996.

RAMACHANDRAN, V.S. et D. ROGERS-RAMACHANDRAN, « Denial of Disabilities in Anosognosia », *Nature*, n° 382, p. 501, 1996a.

RAMACHANDRAN, V.S. et D. ROGERS-RAMACHANDRAN, « Synaesthesia in Phantom Limbs Induced with Mirrors », *Proc R Soc London*, n° 263, p. 377-386, 1996b.

RAMACHANDRAN, V.S., D. ROGERS-RAMACHANDRAN et S. COBB, « Touching the Phantom Limb », *Nature*, n° 377, p. 489-490, 1995.

RAMACHANDRAN, V.S., D. ROGERS-RAMACHANDRAN et M. STEWART, « Perceptual Correlates of Massive Cortical Reorganization », *Science*, n° 258, p. 1159-1160, 1992.

RAMACHANDRAN, V.S, M. STEWART et D. ROGERS-RAMACHANDRAN, « Perceptual Correlates of Massive Cortical Reorganization », *Neuroreport*, n° 3, p. 583-586, 1992.

RIDDOCH, G., « Phantom Limbs and Body Shape », *Brain*, n° 64, p. 197, 1941.

RIDLEY, M., *The Origins of Virtue*, New York, Viking Penguin, 1997.

ROBINSON, R.G., K.L. KUBOS, L.B. STARR, K. RAO et T.R. PRICE, « Mood Changes in Stroke Patients », *Comp Psychiatry*, n° 24, p. 555-556, 1983.

ROBINSON, R.G., K.L. KUBOS et L. B. STARR, « Mood Disorders in Stroke Patients », *Brain*, n° 107, p. 81-93, 1984.

ROCK, I., *La Perception*, De Boeck, 1999.

RODIN, E. et S. SCHMALTZ, « The Bear-Fedio Personality Inventory », *Neurology*, n° 34, p. 591-596, 1984.

ROLLS, E.T., « A Theory of Emotion and Consciousness, and Its Application to Understanding the Neural Basis of Emotion », in M.S. Gazzinga (ed), *The Cognitive Neurosciences*, Cambridge, MA, MIT Press, 1995.

ROSSETTI, Y., « Implicit Perception in Action : Short-Lived Motor Representations of Space Evidenced by Brain-Damaged and Healthy Subjects », in P.G. Grossenbacher (ed), *Consciousness and Brain Circuitry : Neurocognitive Systems Which Mediate Subjective Experience*, Advances in Consciousness Research, Philadelphie, J. Benjamins Publ., 1996.

SAADEH, E.S. et R. MELZACK, « Phantom Limb Experiences in Congenital Limb-Deficient Adults », *Cortex*, n° 30, p. 479-485, 1994.

SACKS, O., *Sur une jambe*, Paris, Seuil, 1987.

SACKS, O., *L'homme qui prenait sa femme pour un chapeau*, Paris, Seuil, 1988.

SACKS, O., *L'Éveil*, Paris, Seuil, « Points Essais », 1993.

SACKS, O., *Des yeux pour entendre*, Paris, Seuil, « Points Essais », 1996.

SACKS, O., *Un anthropologue sur Mars*, Paris, Seuil, « La couleur des idées », 1996.

SCHACTER, D.L., « Consciousness and Awareness in Memory and Amnesia : Critical Issues », in A.D. Milner et M.D. Rugg (eds), *Neuropsychology of Consciousnesss*, Londres, Academic Press, p. 179-200, 1992.

SCHACTER, D.L., *À la recherche de la mémoire*, De Boeck, 1999.

SHOPENHAUER, A., *Le Monde comme volonté et comme représentation*, Paris, Nathan, 2002.

SEARLE, J., « Minds, Brains and Programs », *Behav Brain Sci*, n° 3, p. 417-458, 1992.

SEARLE, J., *The Rediscovery of the Mind*, Cambridge, MA, MIT Press, 1994.

SERENO, M.I, A.M. DALE, J.B. REPPAS, K.K. KWONG, J.W. BELLIVEAU, T.J. BRADY, B.R. ROSEN, R.B. TOOTELL *et al.*, « Borders of Multiple Visual Areas in Humans Revealed by Functional Magnetic Resonance Imaging », *Science*, n° 268, p. 889-893, 1995.

SERGENT, J., « An Investigation into Perceptual Completion in Blind Areas of the Visual Field », *Brain*, n° 111, p. 347-373, 1988.

SHALLICE, T., *From Neuropsychology to Mental Structure*, Cambridge, Cambridge University Press, 1988.

SIMMEL, M., « The Reality of Phantom Sensations », *Soc Res*, n° 29, p. 337-356, 1962.

SINCLAIR-GIEBEN, A.H.C. et D. CHALMERS, « Evaluation of Treatment of Warts by Hypnosis », *Lancet*, n° 2, p. 480-482, 1959.

SINGER, W., « Synchronisation of Cortical Activity and Its Putative

Role in Information Processing and Learning », *Ann Rev Physiol*, n° 55, p. 349-374, 1993.

SLATER, E. et A.W. BEARD, « The Schizophrenia-like Psychoses of Epilepsy. V. Discussion and Conclusions », *Br J Psychiatry*, n° 109, p. 95-150, 1963.

SNYDER, A. et M. THOMAS, « Autistic Savants Give Clues to Cognition », *Perception*, n° 26, p. 93-96, 1997.

SPANOS, N.P., R.S. STENSTROM et M.A. JOHNSTON, « Hypnosis, Placebo, and Suggestion in the Treatment of Warts », *Psychosom Med*, n° 50, p. 245-260, 1988.

SPRINGER, S. et G. DEUTSCH, *Left Brain, Right Brain*, San Francisco, W.H. Freeman, 1998.

SQUIRE, L., *Memory and the Brain*, New York, Oxford Press, 1987.

SQUIRE, L.R. et S. ZOLA-MORGAN, « The Neurology of Memory : The Case for Correspondence Between the Findings for Human and Nonhuman Primates », in J.A. Deutsch (ed) *The Physiological Basis of Memory*, 2nd ed, New York, Academic Press, 1983.

STARKMAN, M., J. MARSHALL, J. LA FERLA et R.P. KELCH, « Pseudocyesis », *Psychosom Med*, n° 47, p. 46-57, 1985.

STARR, A. et L. PHILLIPS, « Verbal and Motor Memory in the Amnesic Syndrome », *Neuropsychologia*, n° 8, p. 75-88, 1970.

STOERIG, P. et A. COWEY, « Wavelength Sensitivity in Blindsight », *Nature*, n° 342, p. 916-918, 1989.

SUNDERLAND, S., *Nerves and Nerve Injuries*, Édimbourg, Churchill Livingstone, 1972.

SUR, M., P.E. GARRAGHTY et C.J. BRUCE, « Somatosensory Cortex in Macaque Monkeys : Laminar Differences in Receptive Field Size », *Brain Res*, n° 342, p. 391-395, 1985.

SURMAN, O.S., K. SHELTON et T.P. HACKETT, « Hypnosis in the Treatment of Warts », *Arch Gen Psychiatry*, n° 28, p. 438-441.

SYMONS, D., *Du sexe à la séduction*, Sand, 1993.

SYMONS, D., in P. ABRAMSON et S.D. PINKERTON (eds), *Sexual Nature and Sexual Culture*, Chicago et Londres, University of Chicago Press, 1995.

TAUB, E., N.E. MILLER, T.A. NOVACK, E.W. COOK, W.C. FLEMING, C.S. NEOMUCENO, J.S. CONNELL et J.E. CRAGO, « Technique to Improve Chronic Motor Deficit after Stroke », *Arch Phys Med Rehabil*, n° 74, p. 347-354, 1993.

TOGA, A.W. et J.C. MAZZIOTTA, *Brain Mapping : The Methods*, New York, Academic Press, 1996.

TOVEE, M.J., E. ROLLS et V.S. RAMACHANDRAN, « Rapid Visual Learning in Neurons in the Primate Visual Cortex », *Neuroreport*, n° 7, p. 2757-2760, 1996.

TRANEL, D. et A.R. DAMASIO, « Knowledge Without Awareness : An

Automatic Index of Facial Recognition by Prosopagnosics »,
Science, n° 228, p. 235-249, 1985.

TREISMAN, A., « Features and Objects in Visual Processing », *Sci Am*,
n° 225, p. 114-126, 1986.

TREVARTHEN, C.B., « Two Mechanisms of Vision in Primates », *Psychol
Forsch*, n° 31, p. 299-337, 1968.

TRIMBLE, M.R., « The Gastaut-Geschwind Syndrome », in M.R.
Trimble et T.G. Bolwig (eds), *The Temporal Lobes and the Limbic
System*, Petersfield, Eng, Wrightson Biomedical, 1992.

TRIVERS, R., *Social Evolution*, Menlo Park, CA, Benjamin-Cummings,
1985.

TUCKER, D.M., « Lateral Brain, Function, Mood, and Conceptualiza-
tion », *Psychological Bulletin*, n° 89, p. 19-46, 1981.

TURNBULL, O.H., « Mirror, Mirror on the Wall-Is the Left Side There at
All ? », *Current Biology*, n° 7R, p. 709-711, 1997.

TURNBULL, O.H., D. CAREY et R. McCARTHY, « The Neuropsychology of
Object Constancy », *Journal of the International Neuropsychological Society*, n° 3, p. 288-298, 1997.

VAN DER BERGHE, L. et P. FROST, « Skin Color Preference, Sexual
Dimorphism and Sexual Selection : A Case of Gene Co-evolu-
tion », *Ethnic Racial Studies*, n° 9, p. 87-113, 1986.

VAN ESSEN, D.C., « Visual Cortical Areas », in W.M. Cowan (ed),
Annual Reviews in Neuroscience, Vol. 2. Palo Alto, CA, Palo Alto
Annual Reviews, p. 227-263, 1979.

WALKER, R. et J.B. MATTINGLEY, « Ghosts in the Machine ? Patholo-
gical Visual Completion Phenomena in the Damaged Brain »,
Neurocase, n° 3, p. 313-335, 1997.

WALL, P.D., « The Presence of Inaffective Synapses and the Circum-
stances Which Unmask Them », *Philos Trans R Soc Lond* [Biol],
n° 278, p. 361-372, 1977.

WALL, P.D., « The Painful Consequences of Peripheral Injury », *J Hand
Surg Br*, n° 9, p. 37-39, 1984.

WARRINGTON, E.K. et L. WEISKRANTZ, « Amnesic Syndrome : Consolidation or Retrieval ? » *Nature*, n° 228, p. 628-630, 1970.

WARRINGTON, E.K. et L. WEISKRANTZ, « Organizational Aspects of
Memory in Amnesic Patients », *Neuropsychologia*, n° 9, p. 67-73,
1971.

WARRINGTON, E.K. et L.W. DUCHEN, « A Reappraisal of a Case of Per-
sistent Global Amnesia Following Right Temporal Lobectomy – A
Clinicopathological Study », *Neuropsychologia*, n° 30, p. 437-450,
1992.

WAXMAN, S.G. et N. GESCHWIND, « The Interictal Behavior Syndrome
of Temporal Lobe Epilepsy », *Arch Gen Psychiatry*, n° 32,
p. 1580-1586, 1975.

WEINBERGER, N.M., J.L. McGAUGH et G. LYNCH, *Memory Systems of the Brain*, New York, Guilford Press, 1985.

WEINSTEIN, E.A. et R.L. KAHN, « The Syndrome of Anosognosia », *Arch Neural Psychiatry*, n° 64, p. 772-791.

WEIR MITCHELL, S., *Injuries of Nerves and Their Consequences*, Philadelphie, Lippincott, 1872.

WEIR MITCHELL, S., « Phantom Limbs », *Lippincott's Magazine*, n° 8, p. 563-569, 1871.

WEISKRANTZ, L., « Issues and Theories in the Study of the Amnesic Syndrome », in N.M. Weinberger, J.L. McGaugh et G. Lynch (ed.), *Memory Systems of the Brain : Animal and Human Cognitive Processes*, New York, Guilford Press, p. 380-415, 1985.

WEISKRANTZ, L., *Blindsight*, Oxford, Oxford University Press, 1986.

WEISKRANTZ, L., « Neuroanatomy of Memory and Amnesia : A Case of Multiple Memory Systems », *Hum Neurobiol*, n° 6, p. 93-105, 1987.

WEISKRANTZ, L., *Consciousness Lost and Regained*, New York, Oxford University Press, 1997.

WIESER, H.G., « Depth Recorded Limbic Seizures and Psychopathy », *Neurosci Behav Rev*, n° 7, p. 427-440, 1983.

WILLIAMS, G., *Adaptation and Natural Selection*, Princeton, NJ, Princeton University Press, 1966.

WILLS, C., *The Runaway Brain*, New York, Basic Books, 1993.

WILSON, E.O., *On Human Nature*, Cambridge, MA, Harvard University Press, 1978.

WINSON, J., *Brain and Psyche*, New York, Vintage Books, Random House, 1986.

WRIGHT, R., *The Moral Animal*, New York, Random House, 1994.

YANG, T., C. GALLEN, B. SCHWARTZ, F. BLOOM, V.S. RAMACHANDRAN et S. COBB, « Sensory Maps in the Human Brain », *Nature*, n° 368, p. 592-593, 1994.

YANG, T., C. GALLEN, V.S. RAMACHANDRAN, B.J. SCHWARTZ et F.E. BLOOM, « Noninvasive Detection of Cerebral Plasticity in Adult Human Somatosensory Cortex », *Neuroreport*, n° 5, p. 701-704, 1994b.

YOUNG, A.W. et E.H.F. DE HAAN, « Face Recognition and Awareness after Brain Injury », in A.D. Milner et M.D. Rugg (eds), *The Neuropsychology of Consciousness*, Londres, Academic Press, p. 69-90, 1992.

YOUNG, A.W., H.D. ELLIS, A.H. QUAYLE et K.W. DE PAUW, « Face Processing Impairments and the Capgras Delusion », *Br J Psychiatry*, n° 162, p. 695-698, 1993.

ZAIDEL, E., « Academic Implications of Dual Brain Theory », in D. Benson and E. Zaidel (eds), *The Dual Brain*, New York, Guilford Press, 1985.

ZEKI, S.M. « The Representation of Colours in the Cerebral Cortex », *Nature*, n° 284, p. 412-418, 1980.

ZEKI, S.M., « Functional Specialisation in the Visual Cortex of the Rhesus Monkey », *Nature*, n° 274, p. 423-428, 1978.

ZEKI, S.M., *A Vision of the Brain*, Oxford, Oxford University Press, 1993.

ZIHL, J., D. VON CRAMON et N. MAI, « Selective Disturbance of Movement Vision after Bilateral Brain Damage », *Brain*, n° 106, p. 313-340, 1983.

ZUK, M., K. JOHNSON, R. THORNHILL et D.J. LIGON, « Mechanisms of Female Choice in Red Jungle Fowl », *Evolution*, n° 44, p. 477-485, 1990.

Remerciements

Mes incursions dans le domaine de la neurologie au cours de ces dix dernières années ont été fascinantes, riches en rebondissements imprévus. Dans ce voyage, m'ont accompagné mes nombreux étudiants et confrères, les nombreux livres dont je me suis inspiré et le souvenir de mes anciens professeurs à Cambridge et en Inde. J'aimerais notamment remercier les personnes suivantes :

Avant tout, mes parents – Vilayanur Subramanian et Vilayanur Meenekshi – qui ont fortement encouragé mon intérêt précoce pour la science. (Mon père m'a acheté un microscope Zeiss quand j'avais dix ans et ma mère a alimenté ma passion pour la chimie en m'offrant le manuel de chimie inorganique de Partington et en m'aidant à installer un petit labo sous notre escalier.) Mon frère, Vilayanur Ravi, m'a appris à apprécier la poésie et la littérature qui ont plus de points communs avec la science qu'on ne le croit. Ma femme, Diane, a collaboré avec moi dans mon exploration du cerveau et m'a soutenu dans la rédaction de bien des chapitres de ce livre. Deux de mes oncles, Parameswara Hariharan et Alladi Ramakrishnan, ont encouragé mon intérêt latent pour la vision et la science du cerveau (j'étais encore adolescent quand le Dr Ramakrishnan m'a poussé à proposer un article à *Nature* qui l'a accepté et publié). Je dois énormément à d'anciens professeurs comme John Pettigrew, Oliver Braddick, Colin Blakemore, David Whitteridge, Horace Barlow, Fergus Campbell, Richard Gregory, Donald MacKay, K.V. Thiruvengadam et

P.K. Krishnan Kutty, ainsi qu'à divers confrères, amis et étudiants, tels Reid Abraham, Tom Albright, Krishnaswami Alladi, John Allman, Stuart Anstis, Carrie Armel, Richard Attiyeh, Elizabeth Bates, Floyd Bloom, Mark Bode, Patrick Cavanagh, Steve Cobb, Diana Deustch, Paul Drake, Sally Duensing, Rosetta Ellis, Martha Farah, David Galin, Sir Alan Gilchrist, Chris Gillin, Rick Grush, Ishwar Hariharan, Laxmi Hariharan, Steve Hillyer, David Hubel, Mumtaz Jahan, Jonathan Khazi, Julie Kindy, Ranjit Kumar, Margaret Livingstone, Donald MacLeod, Jonathan Miller, Ken Nakayama, Kumpati Narenda, David Pearlmutter, Dan Plummer, Mike Posner, Alladi Prabhakar, David Presti, Mark Raichle, Chandramani Ramachandran, William Rosar, Vivian Roum, Krish Sathian, Nick Schiff, Terry Sejnowski, Margaret Sereno, Mart Sereno, Alan Snyder, Subramanian Sriram, Arnie Starr, Gene Stoner, R. Sudarshan, Christopher Tyler, Claude Valenti, T.R. Vidyasagar, Ben Willams et Tony Yang. J'adresse également des remerciements à Miriam Alaboudi, Eric Altschuler, Gerald Arcilla, Roger Bingham, Joe Bogen, Pat Churchland, Paul Churchland, Francis Crick, Odile Crick, Hanna Damasio, Tony Damasio, Art Flippin, Harold Forney, William Hirstein, Bela Julesz, Leah Levi, Rama Mani, M.K. Mani, Charlie Robins, Irvin Rock, Oliver Sacks, Elsie Schwartz, Nithya Shiva, John Smythies, Lance Stone et Christopher Wills.

Je remercie également l'université de Californie à San Diego et le Center for Brain and Cognition pour le magnifique environnement universitaire qu'ils fournissent ; dans une enquête récente, le campus de San Diego est arrivé premier du pays dans le domaine des neurosciences. L'université a également la chance d'entretenir des rapports symbiotiques avec de nombreux voisins, dont le Salk Institute, la Scripps Clinic et le Neuroscience Institute, faisant de La Jolla une Mecque pour les neuroscientifiques du monde entier.

La plupart des recherches décrites dans cet ouvrage ont été menées à La Jolla, mais j'entreprends également des expériences avec des patients en Inde pendant mes visites annuelles là-bas. Je remercie l'Institute of Neurology, Madras General Hospital et le Tata Institute of Fundamental Research à Bangalore pour leur hospitalité.

Certaines des idées évoquées ici sont nées de discussions avec des étudiants et des confrères – Eric Altschuler (expériences sur les placebos et la somatoparaphrénie), Roger

Bingham (la psychologie évolutionniste), Francis Crick (conscience et qualia ; le terme de « zombi » pour la voie « comment » dans le lobe pariétal), Anthony Deutsch (analogie du cochon qui parle), Ilya Farber (sensations de mouvements du bras chez un patient en déni), Stephen Jay Gould (qui m'a parlé de l'idée de Freud sur les révolutions scientifiques), Richard Gregory (qualia, remplissage et miroirs), Laxmi Hariharan (diagnostic pédiatrique), Mark Hauser (la conscience des abeilles), William Hirstein (avec qui j'ai écrit un premier jet du chapitre 12), Esmeralda Jahan (l'art et le cerveau ; le déni), Ardon Lyon (les taches aveugles), John Pettigrew (le talent comme marqueur de la taille du cerveau), Bob Rafael (somatoparaphrénie), Diane Rogers-Ramachandran (l'expérience de la fausse piqûre), Alan Snyder (ressemblances entre les chevaux de Nadia et ceux de Vinci dans la partie consacrée aux idiots savants) et Christopher Wills (qui m'a aidé dans la rédaction d'un premier jet du chapitre 5).

Je tiens à exprimer ma gratitude pour mon agent, John Brockman, président de la Fondation EDGE, qui m'a incité à écrire ce livre et a tout fait pour jeter un pont entre les « deux cultures ». À l'instar du comte de Bridgewater qui a parrainé de nombreux livres de science grand public dans l'Angleterre victorienne, Brockman a joué un grand rôle dans la propagation de la science à la fin du XXe siècle. Merci aussi à Sandra Blakeslee et Toni Sciarra qui n'ont cessé de me harceler pour que je mène ce projet à bien et ont contribué à rendre ce livre accessible à un plus vaste public.

Enfin que soient remerciés mes patients qui se sont prêtés de bonne grâce à des expériences souvent longues et pénibles, en manifestant autant de curiosité que moi pour leur état. Mes conversations avec eux et notre correspondance m'ont parfois plus apporté que les savantes conférences de mes confrères.

Table des matières

Imprimé par Lightning Source France
1 avenue Gutenberg
78310 Maurepas

N° d'édition : 7381-1191-Y